あの日から起こったこと

大地震・原発禍にさらされた医療者たちの記録

2011 3.11

はる書房編集部 編
星野美穂・椎崎亮子・大根健一 構成

本書は、2011年11月から2012年2月にかけて行なったインタビュー、手記をもとに編集・構成したものです。所属や役職など、現在と異なる場合もあります。

あの日から起こったこと ◉ もくじ

2章 あの日、浪江・西病院でおこったこと

3章　あの日、わたしたちにおこったこと

1章　あの日、双葉厚生病院でおこったこと

＊２節から４節で扱う手記は、おおよそ寄稿者の記述に沿ってまとめています。一部事実と異なると思われる箇所も、そのときの状況を物語るものとして、手を加えず残しています。他の寄稿者の手記、あるいは１節の原稿とあわせ参照ください。
＊＊写真は双葉厚生病院の提供によるものです。

1◆患者を連れた未曾有の避難

【三月十一日金曜日】

午後二時〜午後五時　大地震発生

双葉厚生病院は、東京電力福島第一原子力発電所から三・九キロに位置する病院である。二〇一一年三月十一日、同病院は四月に予定されていた県立大野病院との統合に向け、準備も最終段階に入っていた。

その日の始まりはいつも通りだった。金曜日は外来応援診療日にあたるため、整形外科、皮膚科、小児科には福島医科大学附属病院（以下、福島医大病院）からの応援の医師が来ており、外来受診患者が多い日であった。慌しい午前中の外来が終了し、院内が少し落ち着いた午後二時四十六分、激しい揺れが病院を襲った。

揺れは縦揺れから横揺れに変化して、長く続いた。実際の記録は二分二四秒だったが、多くの人が「それ以上に長く感じた」と口にしている。

病院は激しく破損した。廊下には段差やゆがみが生じ、屋上の給水塔は壊れ、あちこちから水が漏れ出していた。渡り廊下の防火扉が閉まり、落下した壁が散乱し廊下は通行不能になっていた。

病室のなかも物が飛び散り、ベッドは向きが変わるほど移動していた。事務室やナースステーションの棚からもすべての物が落ち、床が見えないほどだった。

二度の大移動

幸い入院患者に大きな怪我をした人はいなかったが、余震に備えて外の駐車場へ避難させることになった。入院棟である旧館・第一管理棟は耐震診断をしておらず、どのくらいの震度に耐えられるかわからなかったからだ。

エレベータは使えない。三階の病室から人力で担ぎ下ろすしかない。担架の数が足りないため、布団やシーツの端を数名で持ち、狭い階段を使って降りた。医師、看護師、コメディカル、事務員などすべてのスタッフが力を合わせた。寒い日だったが、何度も階段を昇り降りして皆汗だくになった。あとで気づくと、そのときにぶつけたと思われるたくさんのアザが体にあった職員もいた。

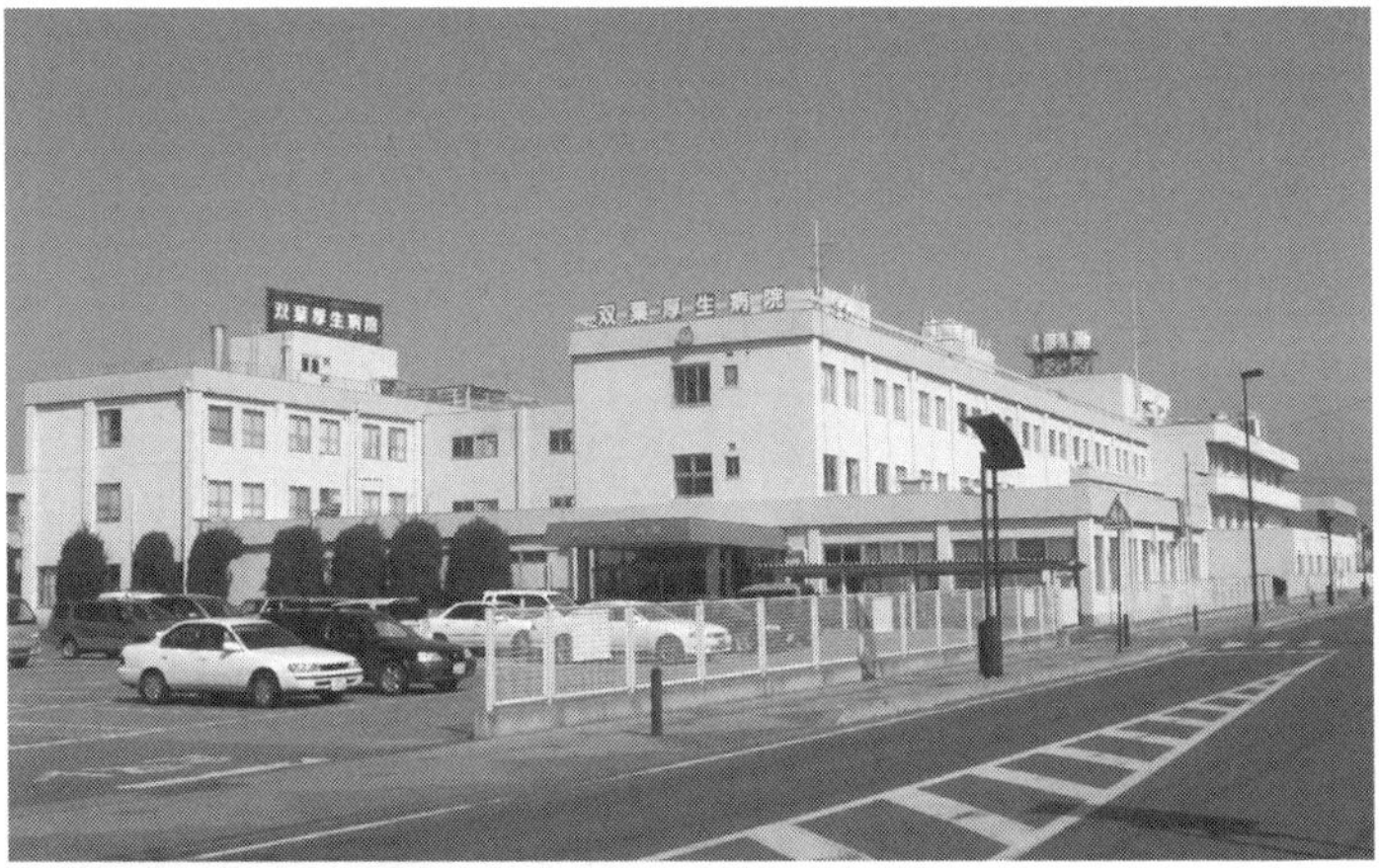

JA 福島厚生連双葉厚生病院
福島県双葉郡双葉町大字新山字久保前 100 番地
・診療科目：内科、小児科、精神科、神経科、心療内科、外科、整形外科、形成外科、心臓血管外科、産婦人科、眼科、耳鼻咽喉科、皮膚科、放射線科、リハビリテーション科
・病床数：一般 120 床／精神 140 床　　・職員 225 名（震災当時）
・付属・関連施設：ふたば訪問看護ステーション（職員 8 名）

このときの入院患者は一三六名。全員を搬出するまでに要した時間は、約三〇分ほどだった。

駐車場には、外来患者や付き添いの家族、町民なども避難していた。天気は曇り。気温は零度近い。避難の際には毛布なども持ち出し、患者にかけていたが、あまりの寒さにやがて患者から苦痛の声があがる。しかもみぞれ混じりの雨まで降ってきたため、新館棟一階の待合ホールに患者を移動させた。このときも担架やシーツを使い、人力で行なった。

ほっと一息つく間もなく、今度は津波が押し寄せて来ているという情報が入った。

職員何人かが屋上に走る。病院の前

防火扉が閉まり、また、ロッカーが倒れ通行不能になった渡り廊下（P.17「全体図」のB参照）

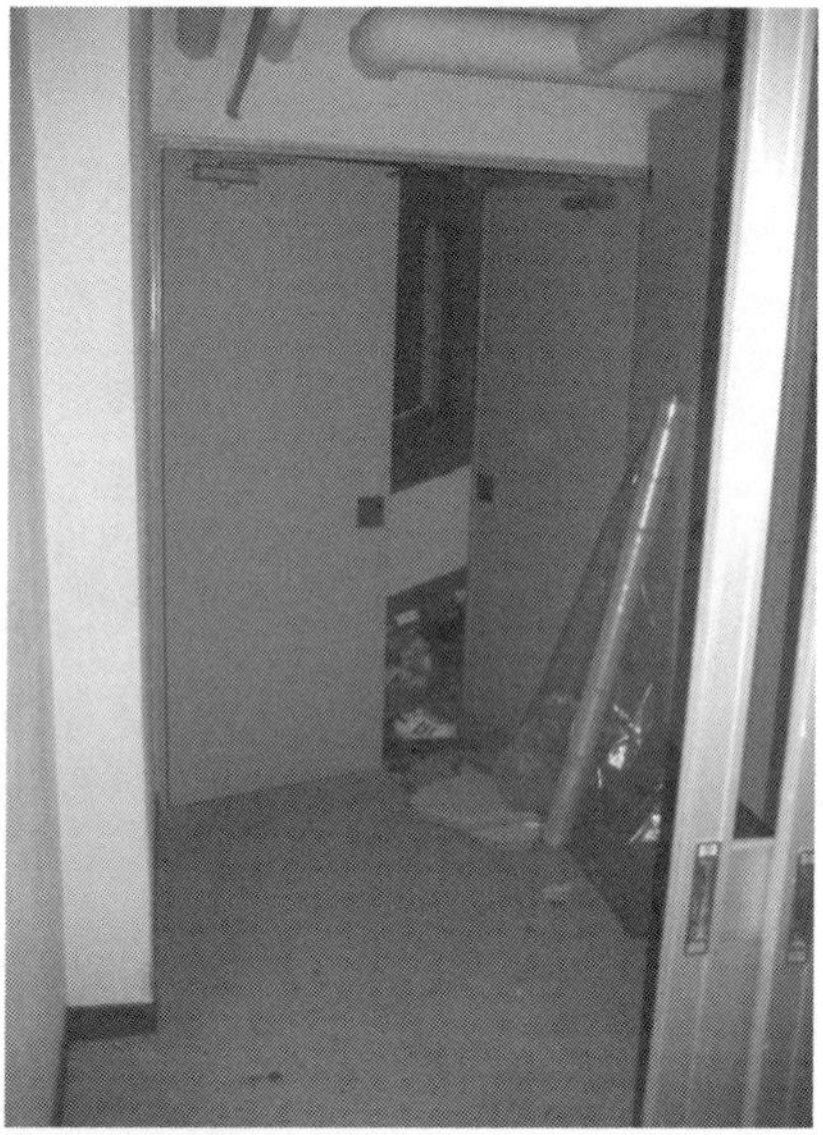

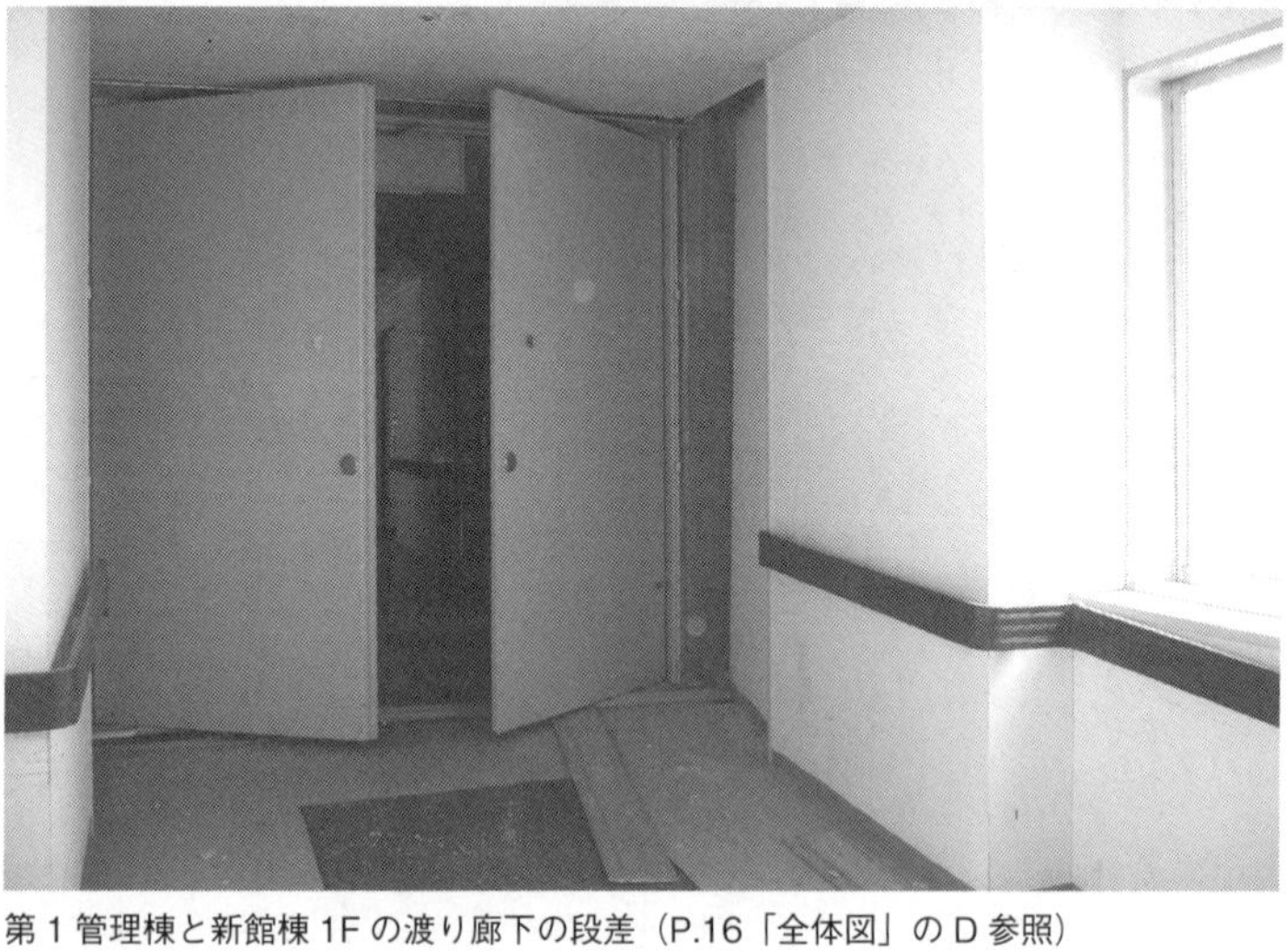

第1管理棟と新館棟1Fの渡り廊下の段差（P.16「全体図」のD参照）

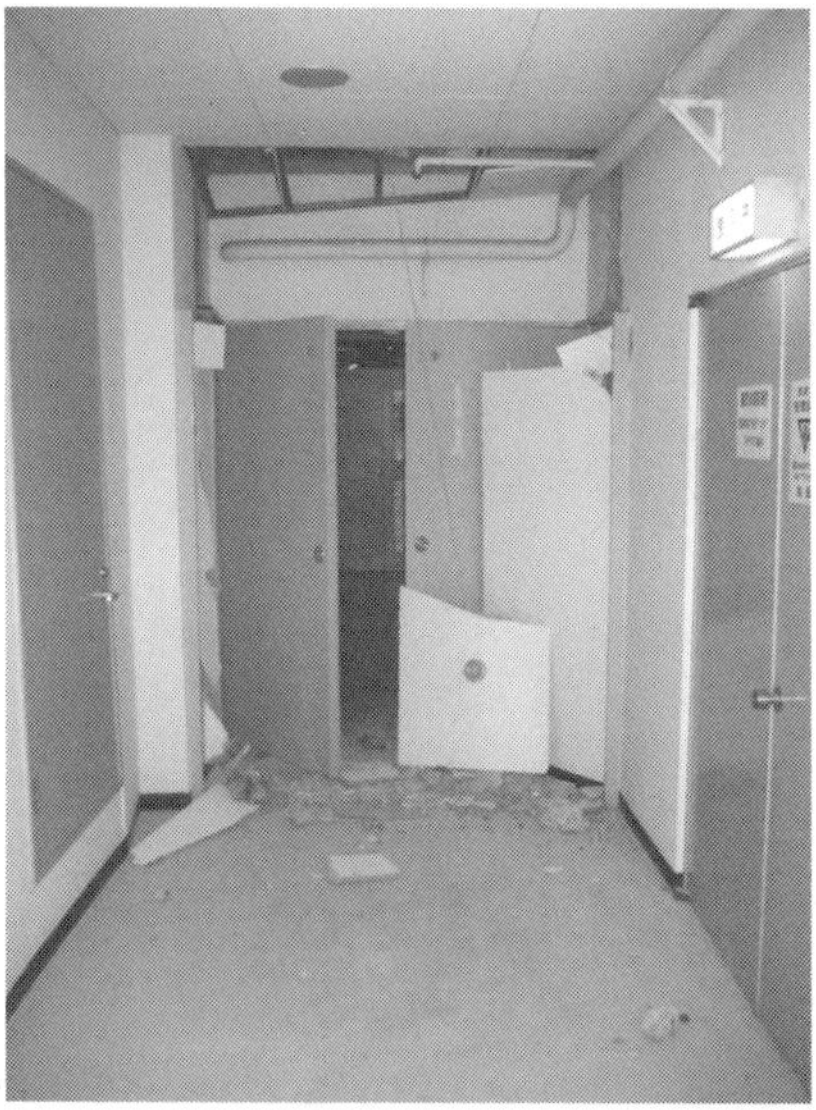

第１管理棟、1F の MRI 撮影室前——天井、両側の壁にかなりの損傷（P.17「全体図」の A 参照）

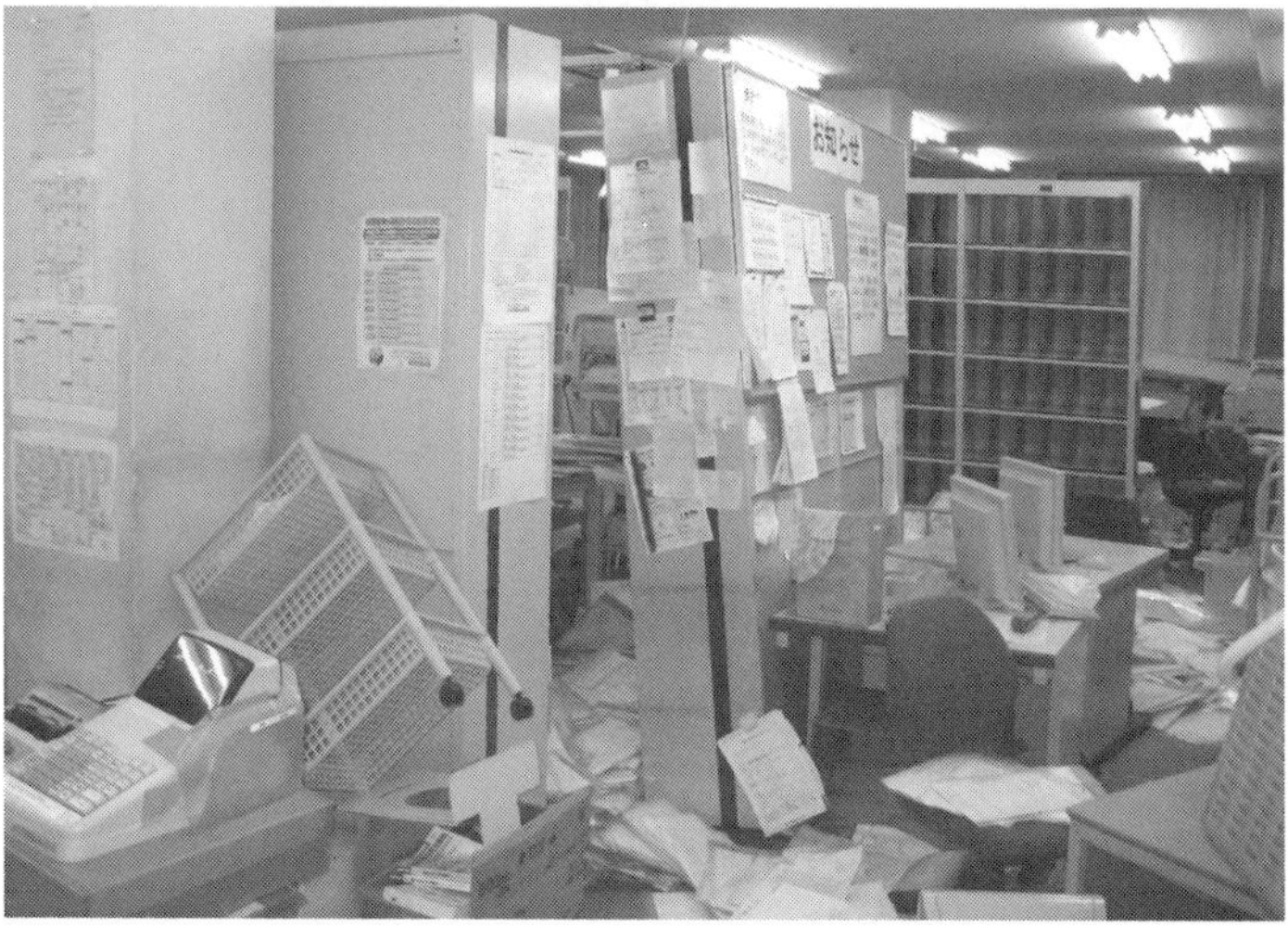

第１管理棟、1F の事務室内——足の踏み場もないほどにカルテが散乱

方七〇〇メートルにまで黒い波が迫ってきていた。

今度は精神科棟の二階の使っていない病室に患者を運ぶことになった。この日三度目の移動である。すでに職員は疲労困憊《こんぱい》状態であったが、誰ひとり文句をいう者はなく、力を振り絞って作業を続けた。

すべての患者を精神科棟二階に避難させ終わったのは、午後五時ごろであった（五四頁よりの病棟ごとの「退避（患者移送）」図を参照）。

泣きながら走って病院へ

この日、県立大野病院に出張していた職員もいた。大野病院と双葉厚生病院は、一ケ月後に統合合併を予定しており、その準備が着々と進められていたのである。大野病院で被災した七名の職員らは、すぐに双葉厚生病院に向かった。普段ならば車で一五分ほどの距離である。一台の車に同乗し、一番近い道で帰ろうと試みるも、途中の橋と道との間にできた段差が乗り越えられそうにない。そこで一度大野病院へ戻り、今度はそれぞれ別の車で双葉厚生病院を目指した。

このときのことを、看護師の前田洋子は、「道はところどころ陥没や亀裂があった。線路が落ちているところもあり、そのせいでひどく渋滞してした。いつ病院へ戻れるかもわからず、家族に携帯電話をかけてもつながらず、心配でたまらなかった」と振り返る。

双葉町内に入ると避難のための車がさらに増え、ほとんど動けない状態になった。そこで皆は

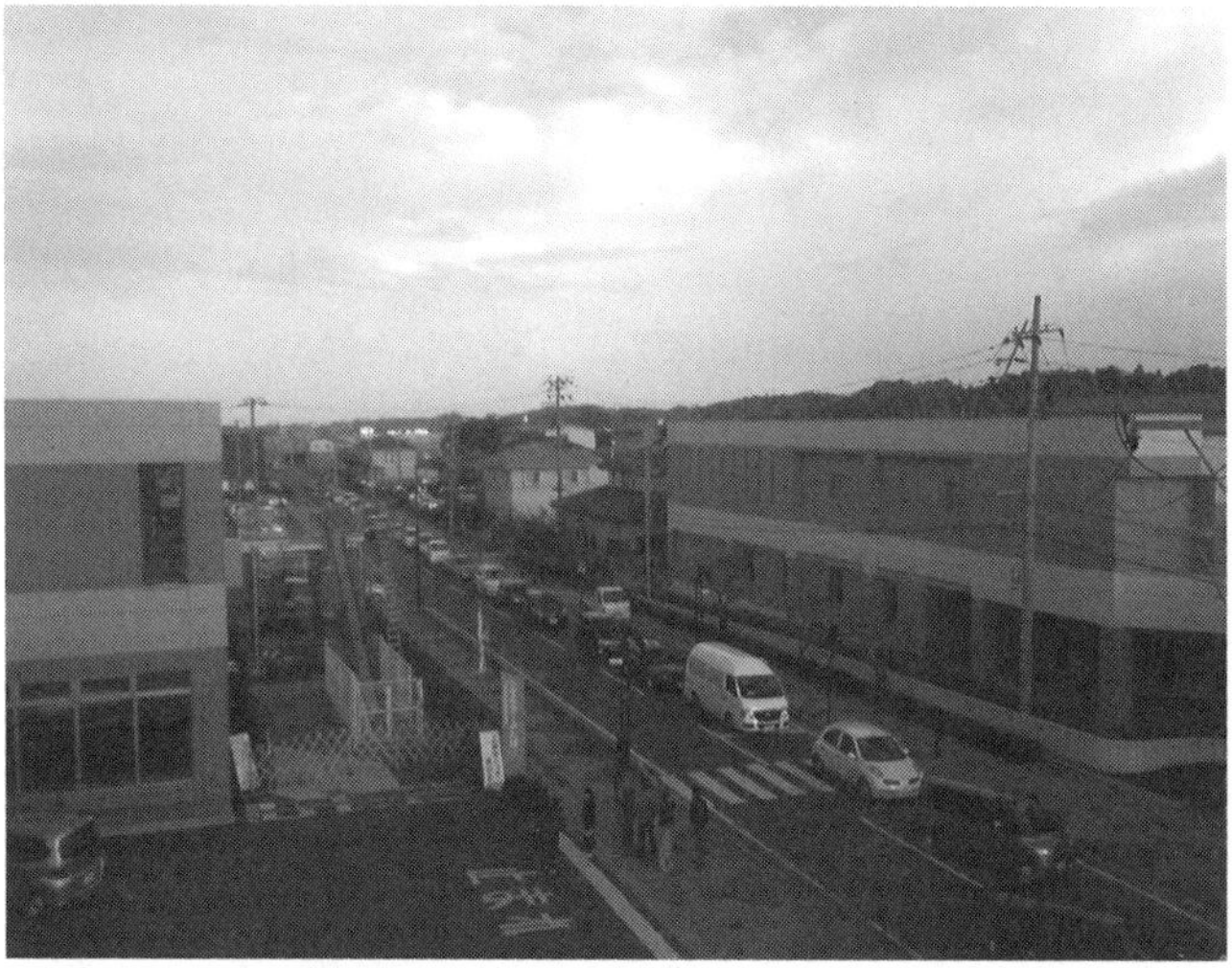

地震直後、国道６号線の交差点を前に渋滞する車の列（新館棟3Fから撮影）

車を捨てた。

何が起こっているのか。病院がどうなっているのか。家族は無事なのか。携帯も通じない。不安で泣きながら病院までの約二キロの道のりを走った職員もいた。彼らがようやく病院に到着できたのは、地震発生から二時間も過ぎた午後五時ごろのことだった。

午後五時〜深夜　救急患者受け入れ

双葉厚生病院では、新館棟外来待合室にマットレスや毛布を並べ、救急患者の受け入れ態勢に入っていた。重症者は内科の外来へ、軽症者はホールに寝かせることになった。

県立大野病院で応援診療を行なっていた福島医大整形外科の箱崎医師が立ち寄り、救急を手伝う旨を申し出た。箱崎医師は外科の藤田医師とともにトリアージを行なう。

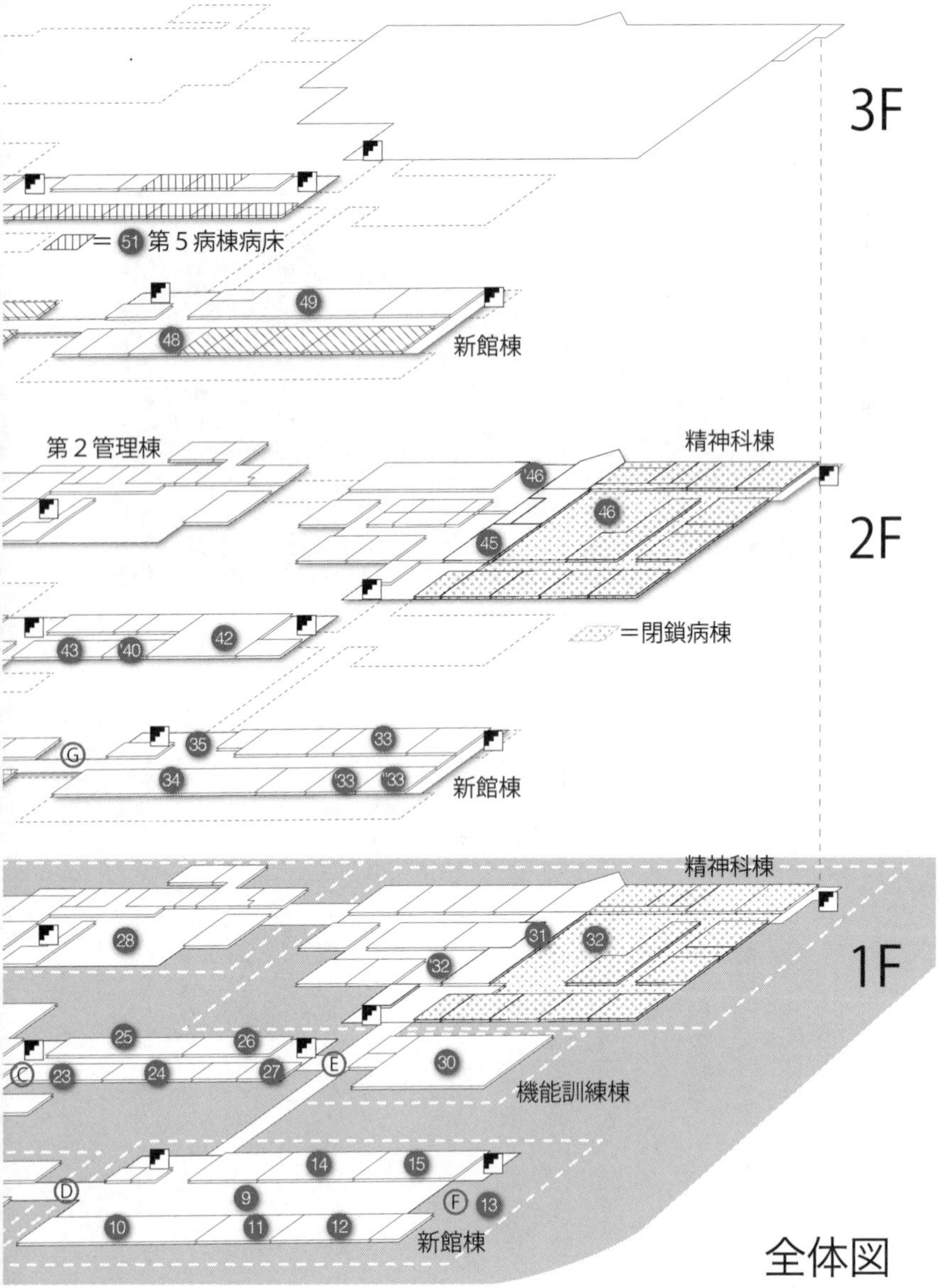
3F
51 第５病棟病床
49
48
新館棟
第２管理棟
精神科棟
'46
46
45
2F
43
'40
42
=閉鎖病棟
G
35
33
34
'33
"33
新館棟
精神科棟
28
31
32
'32
1F
25
26
C
23
24
27
E
30
機能訓練棟
14
15
D
9
F
13
10
11
12
新館棟
全体図

1　正面玄関
2　待合ホール
3　事務室
4　薬局
5　救急外来
6　外科外来
7　整形外科外来
8　内視鏡室
9　待合ホール
10　内科外来
11　皮膚科外来
12　小児科外来
13　新館棟玄関
14　耳鼻咽喉科外来
15　眼科外来
16　精神科診察室
17　検査室
18　MRI
19　CT
20　X線
21　厨房
22　ボイラー室
23　売店
24　理学療法室
25　ADL室
26　作業療法室
27　技師室
28　精神科作業療法室
29　訪問看護ステーション
30　機能訓練室
31　ナースステーション
32　食堂・デイルーム
33　手術室（1）（2）（3）
34　産婦人科外来
35　待合室
36　分娩室
37　産婦人科病棟病床
38　院長室
39　医局
40　当直室
41　職員食堂
42　大会議室
43　図書室
44　小会議室
45　ナースステーション（精神科病棟 2F）
46　食堂・デイルーム
47　第３病棟病床
48　救急用病床
49　ナースステーション（第３病棟）
50　ドック室
51　第５病棟病床
52　ナースステーション（第５病棟）
53　ICU

※震災による建物の損傷のひどかった場所をあらわす
A　MRI撮影室（X線TV室）前の壁および天井
B　渡り廊下、ロッカーが倒れ通行不能に
C　渡り廊下入口の壁が崩れる
D　第１管理棟と新館棟の渡り廊下、防火扉の不具合と、床に段差
E　第１管理棟から機能訓練棟への外廊下のドア付近
F　新館棟玄関前のアスファルトに亀裂
G　２F第１管理棟と新館棟の渡り廊下の床に段差
H　２F渡り廊下の壁が内側だけでなく外側も崩れる

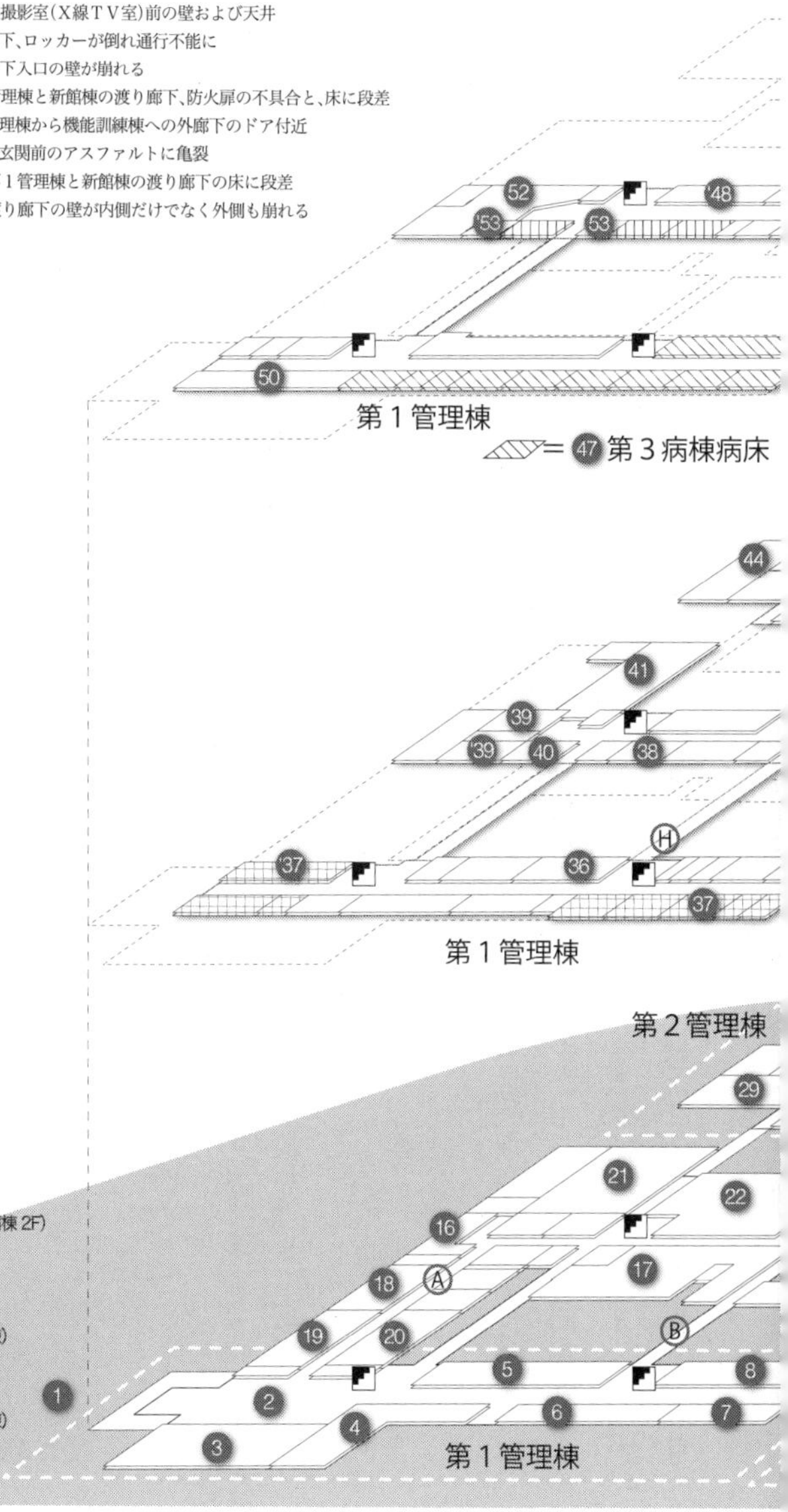

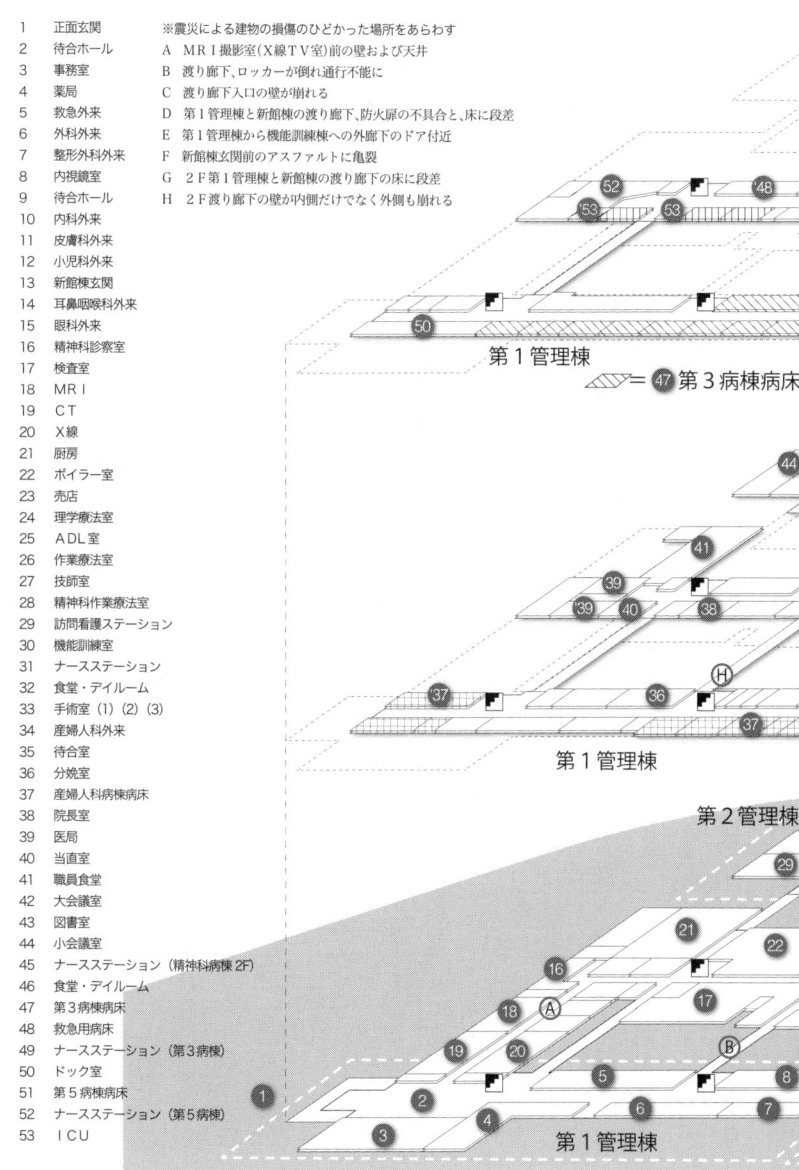

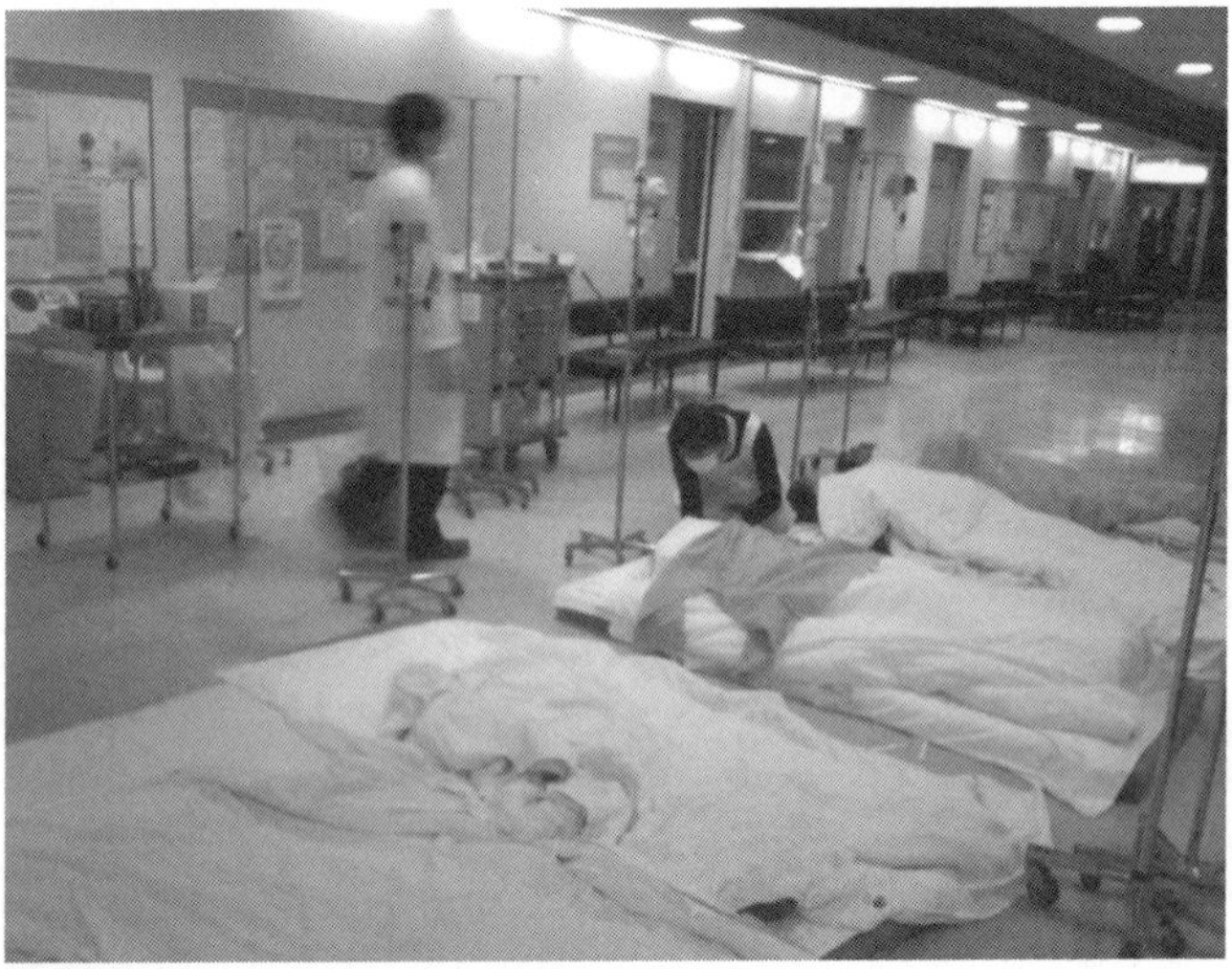

新館棟待合ホールに設えられた救急用のベッド

双葉厚生病院の内科医と、福島医大から応援にきていた整形外科の沼崎医師、皮膚科の川上医師が診療に当たるという流れがつくられた。小児は、この日初めて双葉厚生病院に応援にきた小児科の金子医師が担当した。また紙に連絡先を記入するため、事務員も配置した。それがカルテの代わりとなった。

午後五時過ぎから、外傷を受けた患者が次々に運ばれてきた。救急車のサイレンが聞こえると、医師と看護師数名が救急外来に走った。地震の影響でできた段差を避けるため時々ストレッチャーを持ち上げながら、患者を新館待合ホールに運んだ。

当初は転倒による怪我や建物崩壊による打撲、骨折などの患者が多かった。だが時間が経過するにつれ、津波に呑まれた患者が増えていった。津波に流され、全身泥まみれになり低体温状態の人。泥をかぶった黒い顔で「助かった」と繰り返す人。恐怖から錯乱状態に陥り、大声を上げて暴れる人もいた。低体温の患者には、ペットボトルにお湯を入れて湯たんぽにして体にあてがい、点滴をして経過をみた。というより、できることはそれしかなかった。

院内の電気は通っていたが、水やガスなどその他のライフラインは停止していた。そのため、点滴や薬の処方、簡単な処置しかできない状態であった。手術はむろん、検査もできず、人工呼吸器の数も限られていた。

骨盤骨折や消化管穿孔《せんこう》の疑いがある患者、溺水《できすい》による肺炎、呼吸不全《ふぜん》を起こした患者など四名の重症者には「処置をしない」という意味の黒のトリアージタッグをつけるしかなかった。災害救急現場でのトリアージは救命可能な患者が優先される。普段なら救命できるかもしれない患者に黒タッグをつけるのは、医師として苦渋の選択だったにちがいない。

看護師の志賀美和も黒タッグをつけられた患者を、ただ見ていることしかできず、「辛かった」と供述している。

病院が大混雑するほどの患者が押し寄せてくることはなかった。道路が寸断されていたことと、多くは津波に流されてしまい、からくも自力で津波から脱出できた人しか病院にたどり着けなかったと推察される。十一、二日の二日間の外来受診患者は五六名であった。

救急外来でのこうした活動の一方、病院幹部は重富秀一院長の指揮の下、一時間ごとに会議を設けて現状と今後の動きを確認した——重富院長は震災時、出張のため不在だったが、急遽帰院していた。精神科棟二階のナースステーションを本部として、各部署の長が一時間ごとに集まり、意思疎通を図った。特に看護部では、掲示板に連絡事項（いま病院に残っている看護師／今晩の勤務者／次の集まりの時間／伝達事項など）を書き出し、病院全体との情報共有化を図っていた。

二階産婦人科病棟　新たな命の誕生

産婦人科では、新たな命を生み出し、守るための闘いの最中であった。

手術室では帝王切開《ていおうせっかい》の準備が進められ、執刀医の加藤謙一医師はすでに手洗いを済ませていた。患者に腰椎麻酔《ようついますい》の針を挿入しようとしたその瞬間、地震が起きた。

激しい揺れに、看護師の一人が転倒した。加藤医師はもう一人の看護師とともに患者の腹部に覆いかぶさって守り、揺れが収まるのを待った。揺れは容易に収まらず、加藤医師らは断続的に襲ってくる余震の中、帝王切開を行ない、母体《ぼたい》・新生児ともに事なきを得た。母親と新生児は、産婦人科外来待合室に敷かれたベッドマットに寝かされた。院内の暖房が切れ、十分な暖がとれない中、新生児を低体温から守るために母親に赤ん坊を抱かせた。

陣痛《じんつう》が続いていたもう一人の産婦は、翌朝ドクターヘリで福島医大病院へ転院することになっていた。しかし予定した場所にヘリは現れなかった。やむなく病院に戻って帝王切開になり、出産後に、放射線による汚染を避けるため、母親と児、父親は加藤医師らとともに救急車で脱出。川俣町で複数の避難所を転々とさせられたのち、福島医大へ無事運ばれている。一連のいきさつは、加藤医師の手記に詳しい。

また、「安全な場所に行きたいので嫁と赤ん坊を退院させてほしい」と申し出てきた家族があった。のちにこの家族は東電関係者だったことが分かっている。福島第一原子力発電所では午後七時三分に緊急事態宣言を出していた。このとき、病院の職員らは何も知らずにいた。

【三月十二日土曜日】

未明　新潟DMAT到着

日付が変わった十二日午前一時ごろ、双葉厚生病院に四台の車が到着した。新潟のＤＭＡＴ(Disaster Medical Asistance Team：災害派遣医療チーム）が駆けつけたのだ。彼らは地震発生の直後に新潟を出発し、悪路を走破して双葉厚生病院に到着したのである。車には八名の医師が乗っていた。救急外来の対応にあたっていた木田利美看護師は、このときの気持ちを「安心と嬉しさで涙が出た。頼もしかった」と話している。

黒タッグの患者を前になす術をもたなかった病院スタッフたちにとって、ＤＭＡＴの登場はまさに「救いの手」であった。

ＤＭＡＴは双葉厚生病院の状況について情報収集し、三時前には黒タッグの重症患者四名のうち特に迅速な処置が必要な患者三名を乗せて福島医大病院に向け出発した。残り一名の重症患者

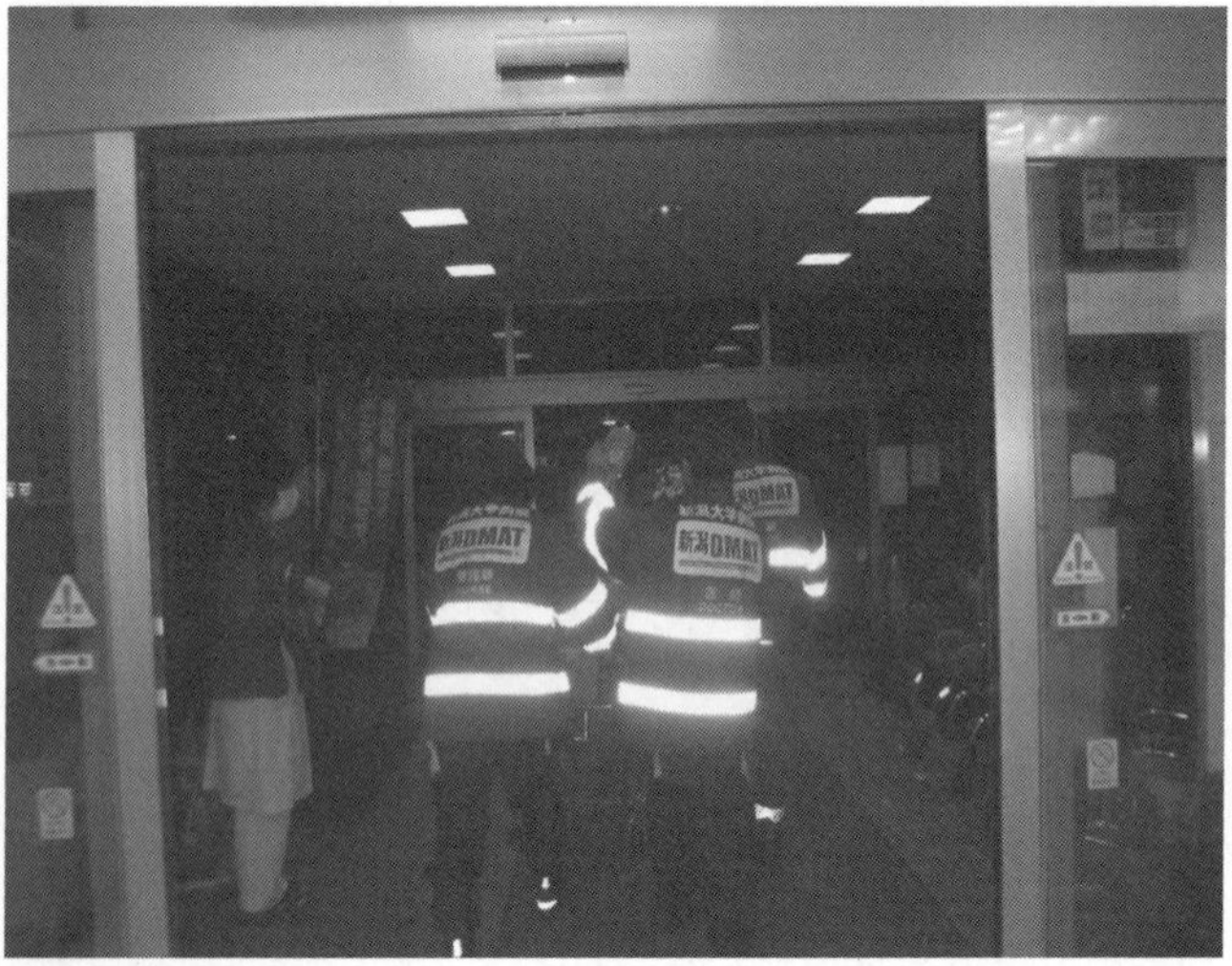

患者を移送するDMAT

も、その後別の患者とともにドクターヘリで福島医大病院に送られている。

余震は一晩中続き、ほとんどの職員が不安と患者の世話で仮眠もとれないまま夜が明けた。

午前六時ごろ　警察官来訪、総員避難勧告

院長が事務室前の待合ホールに職員を集合させた。本格的な被災者の救命活動が開始されることが予想されたため、重症患者が相次いで運ばれてきた場合に備えてどのような診療態勢を取るべきかを協議、職員の役割分担や日勤、夜勤などが決められた。

協議が終わった六時半ごろ、院内に入ってきた警察官と自衛隊の一団に、職員の間に異様な緊張が走った。自衛隊は通常の制服だったが、警察官は全員白い防護服を着ていたのである。

「なぜ、そのような装備が必要なのか？」多く

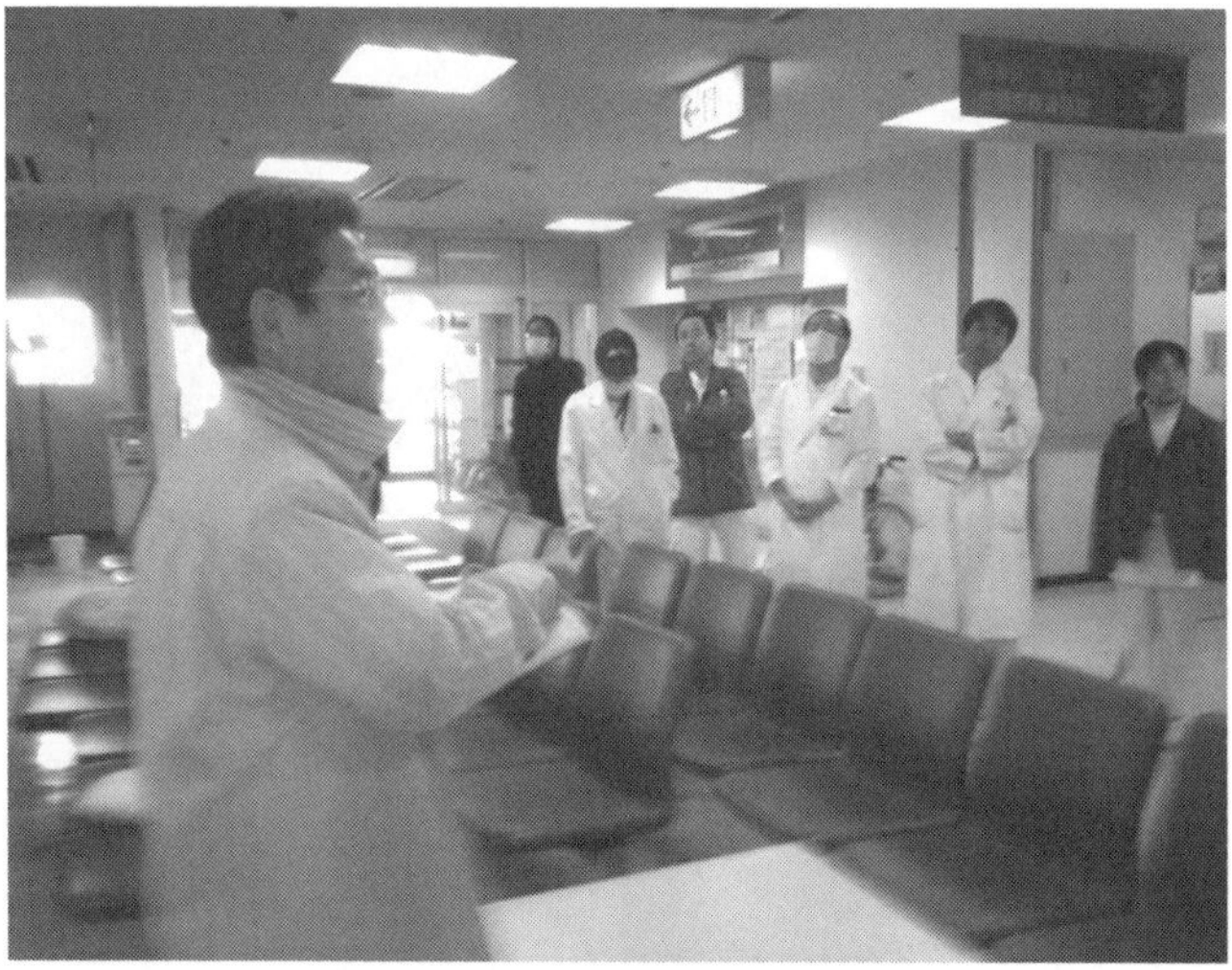
12日午前5時半頃、職員を前に話す重富秀一院長（画面手前）

の職員が違和感を覚えたと話している。

指揮官と思われる人物が重富院長に患者と職員を避難させるよう勧告した。しかし、なぜ避難が必要なのかの説明はなかったという。

午前五時四十四分に福島第一原発の一〇キロ圏内に避難指示が出されていた。だが病院職員でそれを知っている者はほとんどいない。「危篤状態の患者や人工呼吸器をつけている患者の避難は無理だ」と全員避難に反対する職員もいた。どれほどの危機的状況に自分たちが置かれているか認識できていなかったのである。原発の「安全神話」は疑いのないものだったともいえる。

テレビニュースでの「炉心溶融の可能性あり」との報道を受け、院長が「日本国首相の菅直人（当時）から退去命令が出た」と院外への全員避難を決断した。

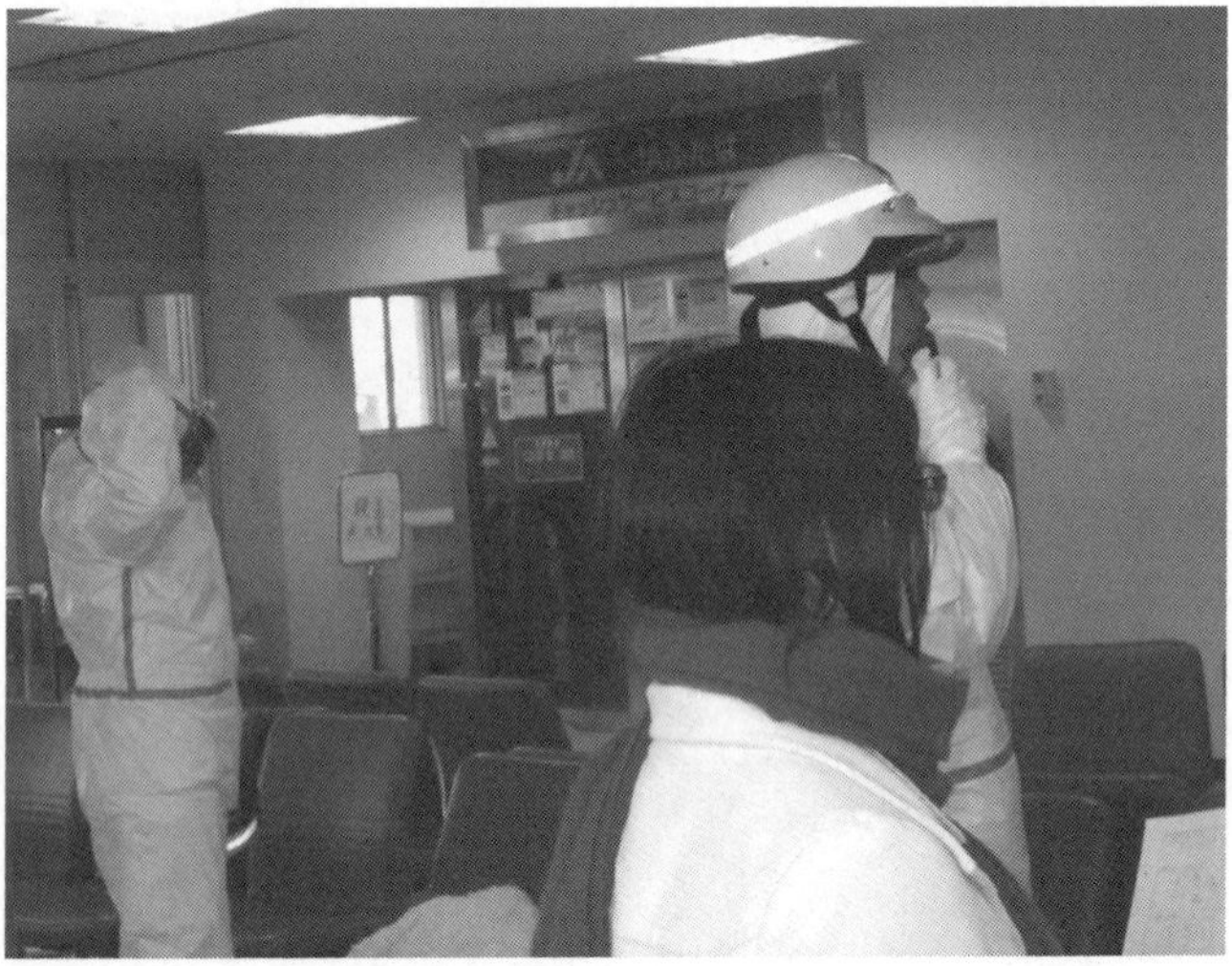

白い防護服を着た警官の突然の出現はその場に異様な雰囲気をもたらした

しかし、指示はその後いく度となく変更された。院外避難から、屋内退避へ。寝たきりの患者は残ることになった、いや、やはり全員避難だ——と。看護師をはじめとする職員は、指示が変更されるたびにそのための準備に走り回った。

前日、指揮系統もよく分からないまま、患者とともに右往左往した状況がまた繰り返されようとしていた——後出の手記を読むと、午前中から避難が始まる昼過ぎにかけての記述は人によってまちまちである。混乱の状況が、また緊迫の度を高めていく院内の様子がそこからうかがえる。

結局、自力移動可能な患者から避難させることになるのだが、このときひとつの事件が起きた（五七頁、「総員避難（患者移送）経路図（3月12日）」図を参照）。

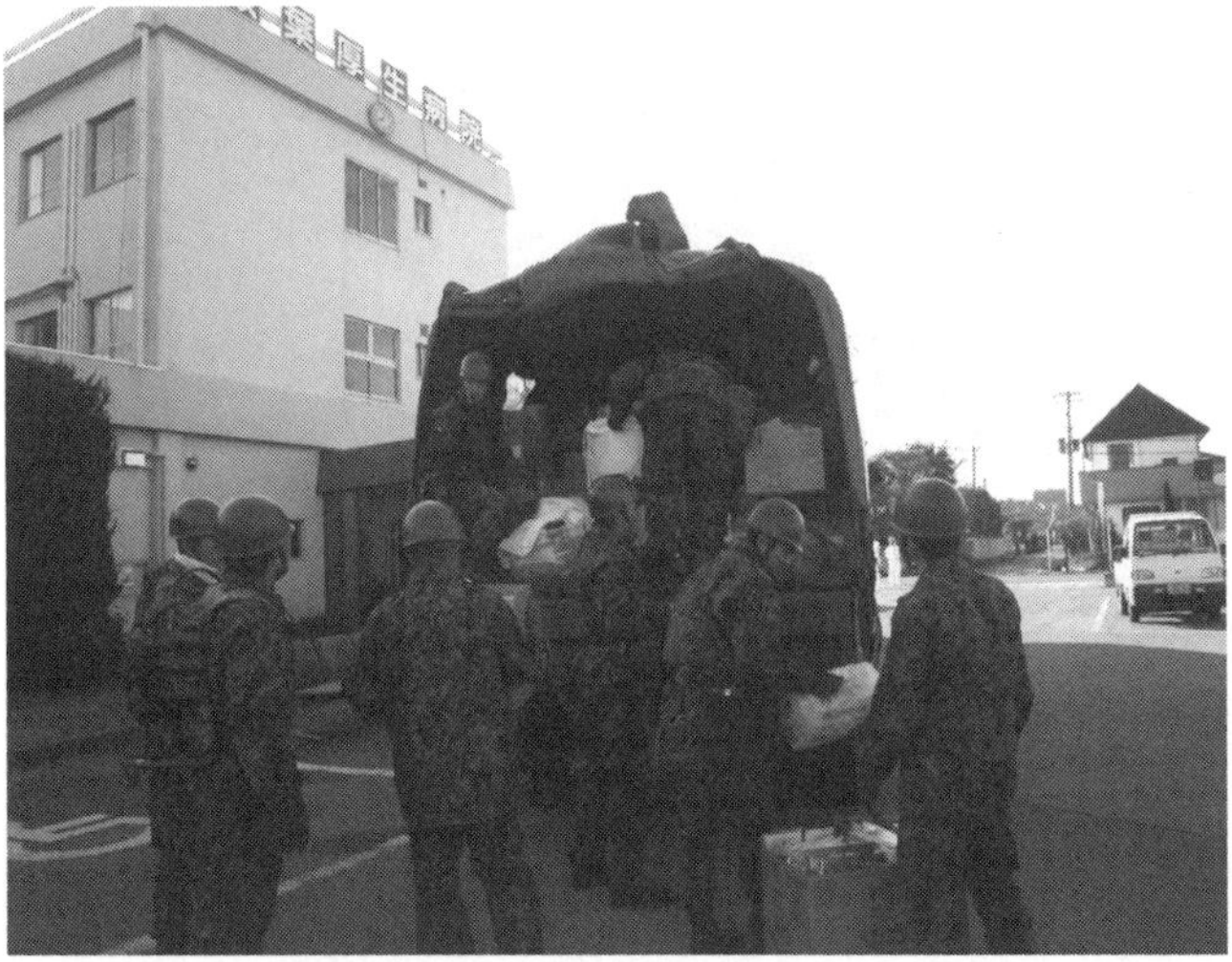

12日午前7時すぎ、緊急避難に備え、医薬品などの必要物資の積み込みをはじめる自衛隊員

午前八時半ごろ　患者だけ乗せたバスが……

二台のバスが避難のために差し向けられた。正面玄関前に止まった一台目のバスには一般科の患者と外来患者、そして精神科病棟の患者が乗車した。二台目のバスは病院の駐車場に止められなかったため、これに乗車する一般科と精神科の患者は、裏手にある精神科棟の出口から自衛隊のジープで移動して近くの六角茶屋という食堂の駐車場でバスに乗り換えることになった。

そのジープに乗り込む際に事件は起こった。二台のジープに精神科の患者が乗車し、最後に看護師が同乗しようとすると、自衛隊員から「これ以上乗れない。看護師がつかなくてもいいから車を出して」と同乗を遮られた。そのまま患者は六角茶屋でバスに乗り換え、職員が誰も乗らないまま出発してしまったの

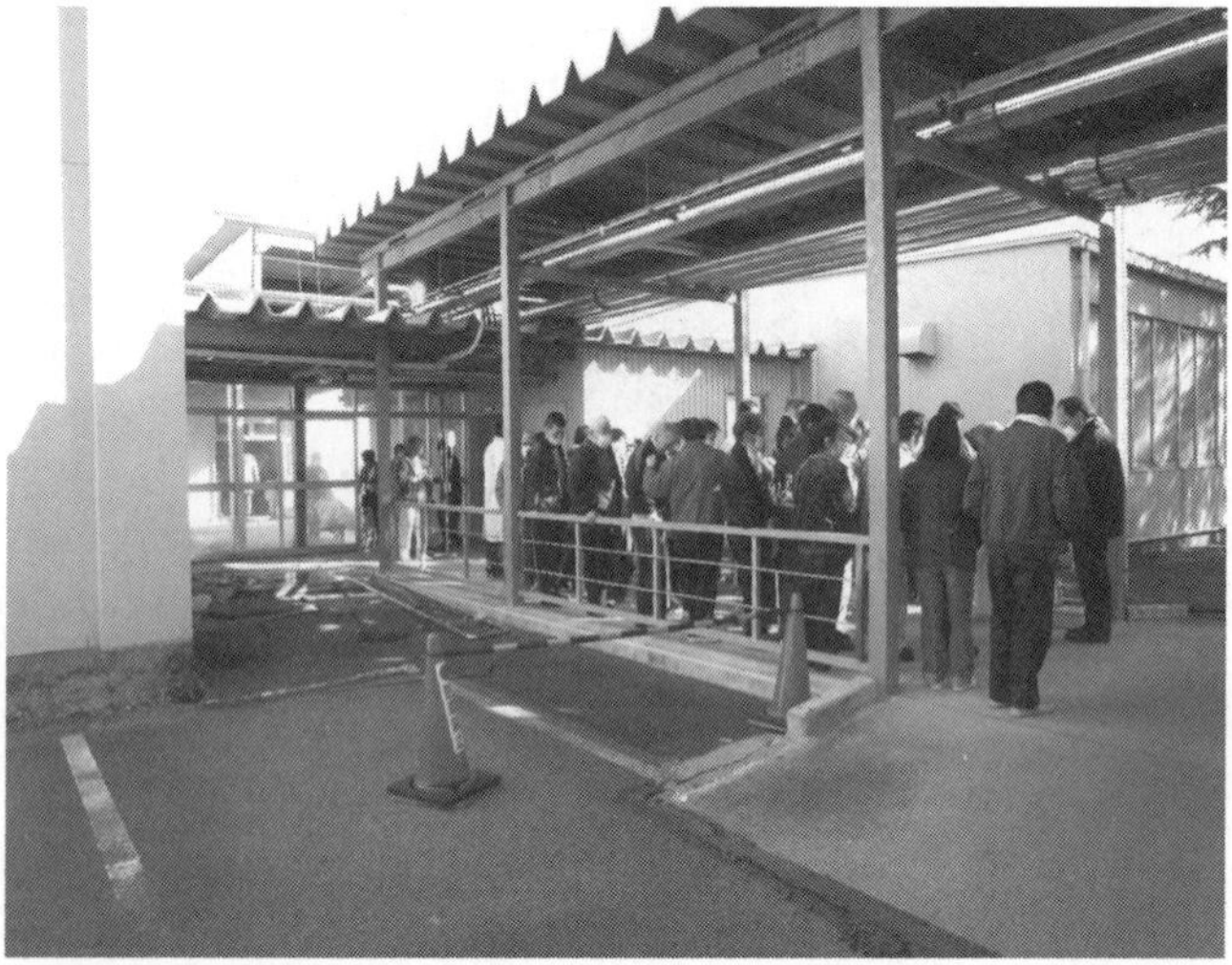

バスを待つ一般科（外来、産婦人科含む）と精神科の患者たち——機能訓練棟と新館棟との間の外廊下のところで

である。

「とにかく次のバスに乗ってあとを追わなければ」と精神科のスタッフは焦るが、バスは来ない。しかも屋内退避命令により病院内に閉じ込められてしまう。ちょうど第一原発で始まったベント（原子炉内の圧力を下げるために周囲に水蒸気を放出する非常手段、十時十七分頃から作業開始）のための屋内退避だったが、病院職員たちは知る由もなかった。

職員たちはこのとき、「皆同じところに避難する」ことを信じて疑っていなかった。しかしこの後、患者だけを乗せた二台のバスは行方がわからなくなってしまうのである。

十二時半　バスでの避難再開、川俣町へ

川俣バス避難組《R（ルート）－1》

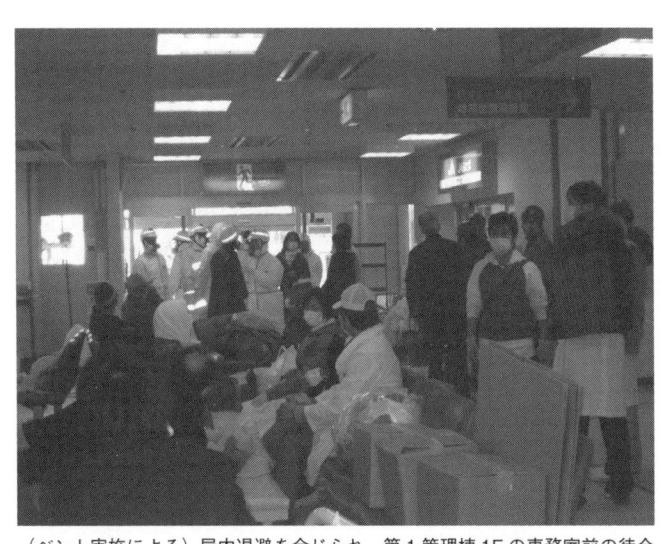

（ベント実施による）屋内退避を命じられ、第1管理棟1Fの事務室前の待合ホールで待機する職員、患者家族や町民

昼食を挟んで、ようやくバスでの避難が再開された。新たに回された四台のバスに患者五三名と職員七二名が分乗し川俣町に向かった（三〇頁、図参照）。

精神科の臨床心理士の松本貴智は、自分の車にカルテ・薬・飲食物・オムツなどを積んでバスのあとを追った。病院を出たところの国道六号線には車の気配がまったくなく、「まるでゴーストタウンのようだった」という。

しかし浪江町津島の手前のトンネル付近から道が混み始める。国道一一四号線は避難する町民たちで大渋滞していた。通常なら川俣までは一時間ほどだが、このときは五時間以上もかかった。

川俣に着いても、先行した二台のバスはどこにも見当たらなかった。

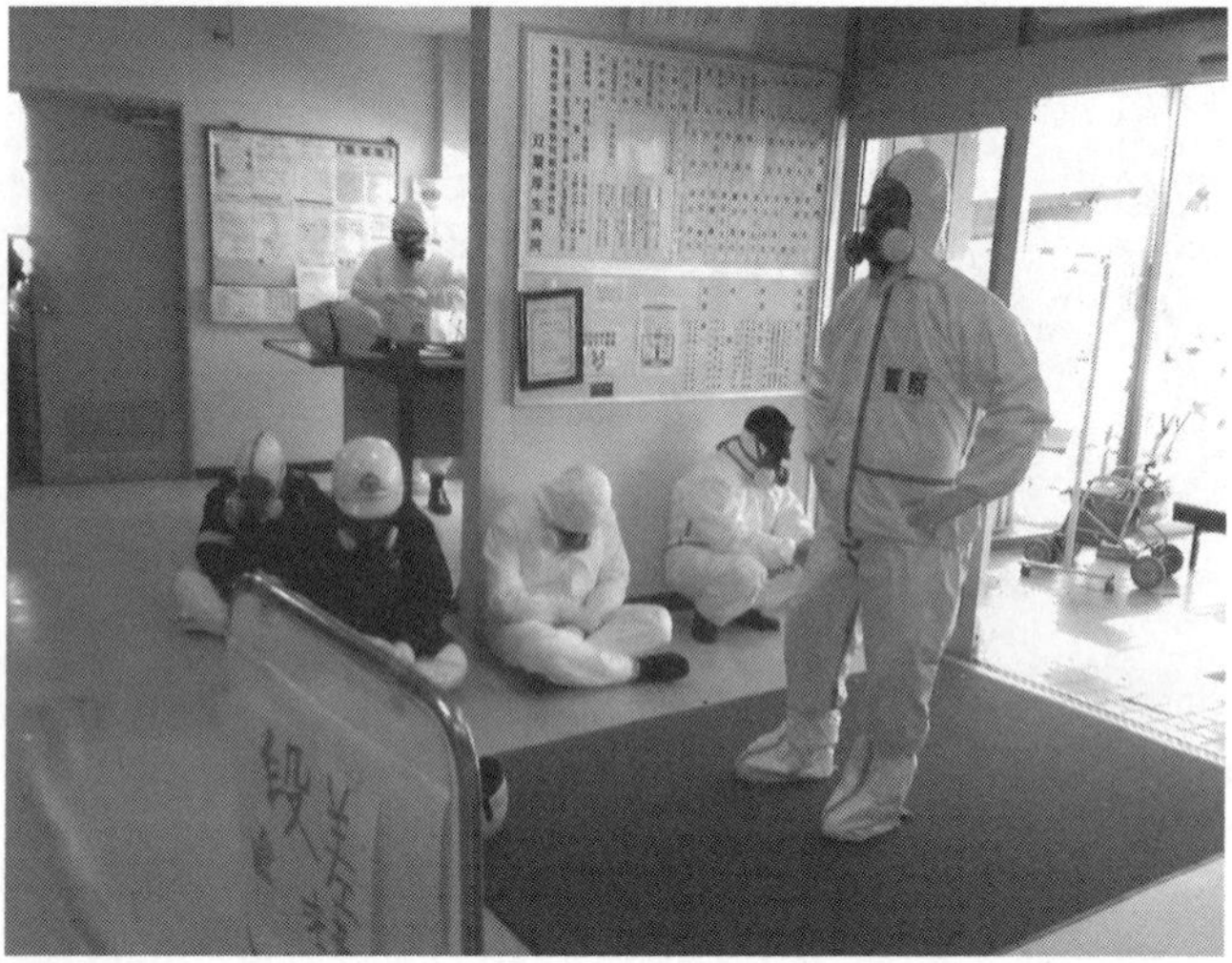

屋内退避時、正面玄関口に立つ警官。傍らでは他の警官が休んでいる

移動中に、後発のバスの患者を済生会川俣病院へ転院させることが決まったとの電話が入り、川俣到着後まず済生会川俣病院へ向かった。そこで患者八名を転院させ、一名が（家族と合流）避難となった。またその後、村上病院（六名）、済生会福島総合病院（五名転院と避難一五名）でも患者を受け入れてもらった――バスには精神科の患者もいたが、精神科のない病院への転院は難しく、職員が付き添い残ったとの記述もある。

残った職員六四名と患者一八名は、川俣の鶴《つる》沢《さわ》公民館に移動した。しかし、先行の二台のバスと、それに乗車した三五名の患者の行方はついにわからないままだった。

午後二時〜六時　自衛隊ヘリでの脱出と原発水素爆発

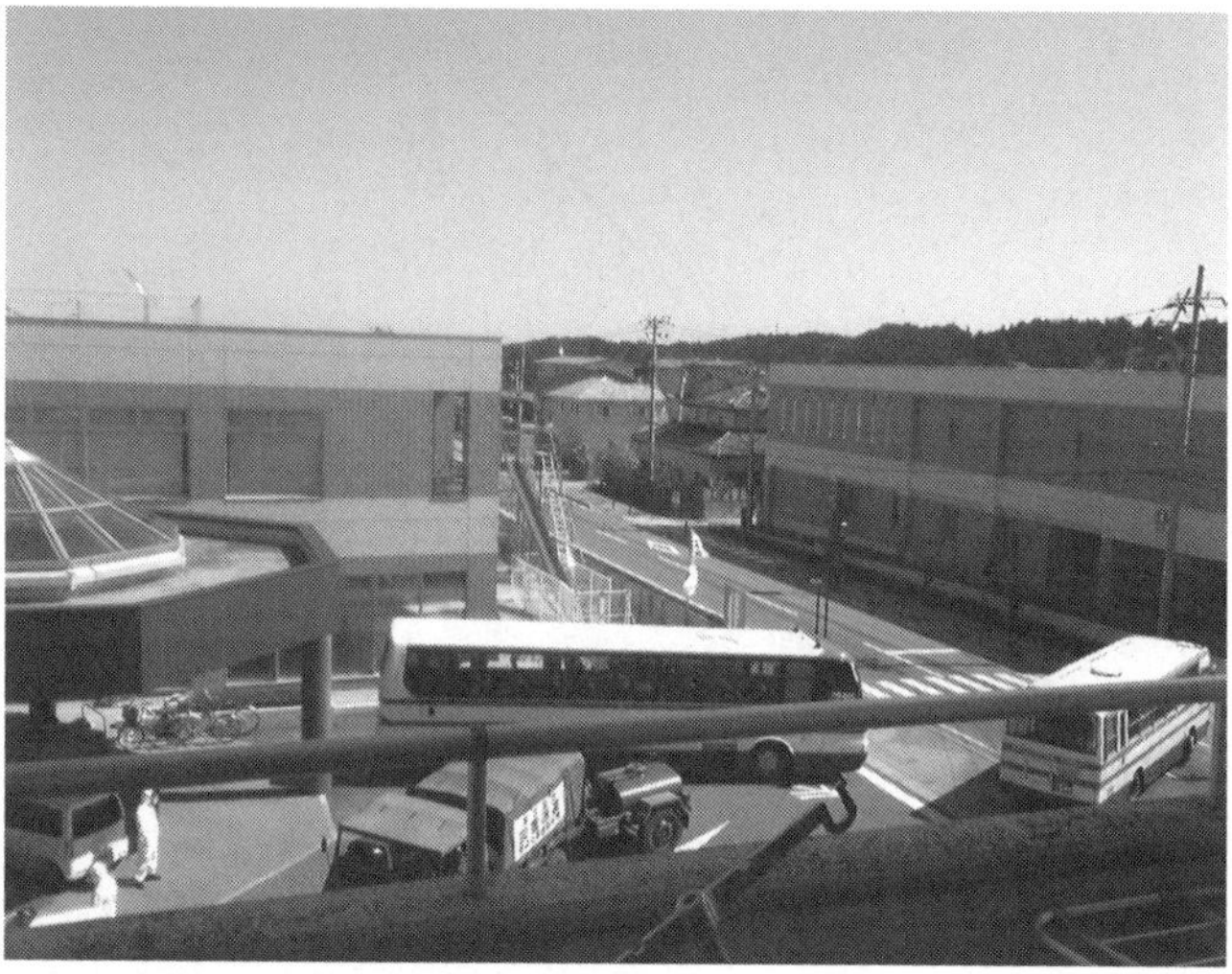

避難が再開され、川俣に向かうバスが動き始める

自力歩行が可能な患者、車椅子の患者などがバスで避難したあと、双葉厚生病院には寝たきりの患者四〇名と職員五五名が残されていた。重症度の高い患者をどのように避難させるか、このまま留まって事態の収束を待とう、という意見も依然として少なくなかった。

一本の電話が、福島県災害対策本部の田勢長一郎教授（福島医大）から重富院長宛てに入った。

田勢「そこで、何をしているのか（なぜ避難しないのか）」

重富「全然、状況が分からないでいる」

田勢「今、そこにいる状況ではない。すみやかに双葉を脱出せよ」

田勢教授は自衛隊のヘリ七機を、病院近くの双葉高校グラウンドに向かわせたという。

すぐさま「総員避難」の態勢に入った。午後

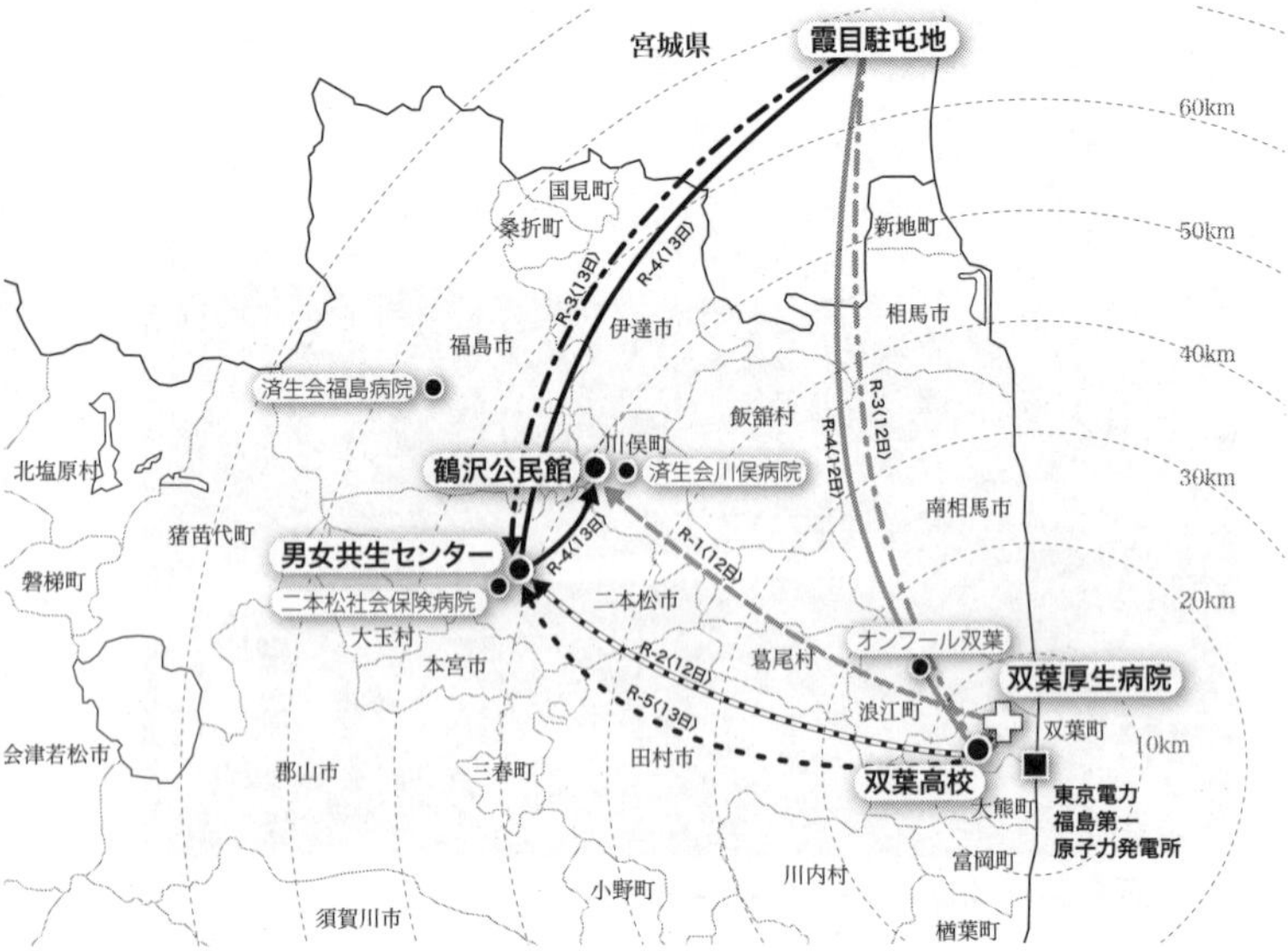

R(ルート)-1：〈12日〉双葉厚生病院 →→【バス】 川俣・鶴沢公民館

R(ルート)-2：〈12日〉双葉厚生病院 → 双葉高校 →→【ヘリ】 男女共生センター

R(ルート)-3：〈12日〉双葉厚生病院 → 双葉高校 →→【ヘリ】 陸上自衛隊霞目駐屯地 → 〈13日〉男女共生センター

R(ルート)-4：〈12日〉双葉厚生病院 → 双葉高校 →→【ヘリ】 陸上自衛隊霞目駐屯地 → 〈13日〉男女共生センター → 川俣・鶴沢公民館

R(ルート)-5：〈12日〉双葉厚生病院 → 双葉高校（泊） →→【ヘリ】 〈13日〉男女共生センター

二時すぎのことだった。

まず、精神科棟から新館棟の待合ホールに、すべての患者を集めた。ついで、病院から自衛隊のジープやトラックでヘリの発着場となった双葉高校まで、車で約五分の距離を運んだ。先に双葉高校に移動し、患者の受け入れを担当した職員もいた。

作業のさなか、突然爆発音が鳴り響いた。午後三時三十六分、福島第一原発の一号機が水素爆発したのである。

外に出ていた職員のなかには、福島第一原発のほうからもくもくと白い煙があがり、空から塵のようなものがふわふわと落ちてくるのを見た人もいた。屋内でも落下物が屋根を叩く物音を聞いたとの証言がある。何が起きたか正確に知ることはできなかったが、「原発に恐れていたことが起きたにちがいない」と確信した職員は多かった。

「もうだめかもしれない……」。深い絶望感と緊張感に包まれたまま、移送作業は続けられた。ヘリポートである双葉高

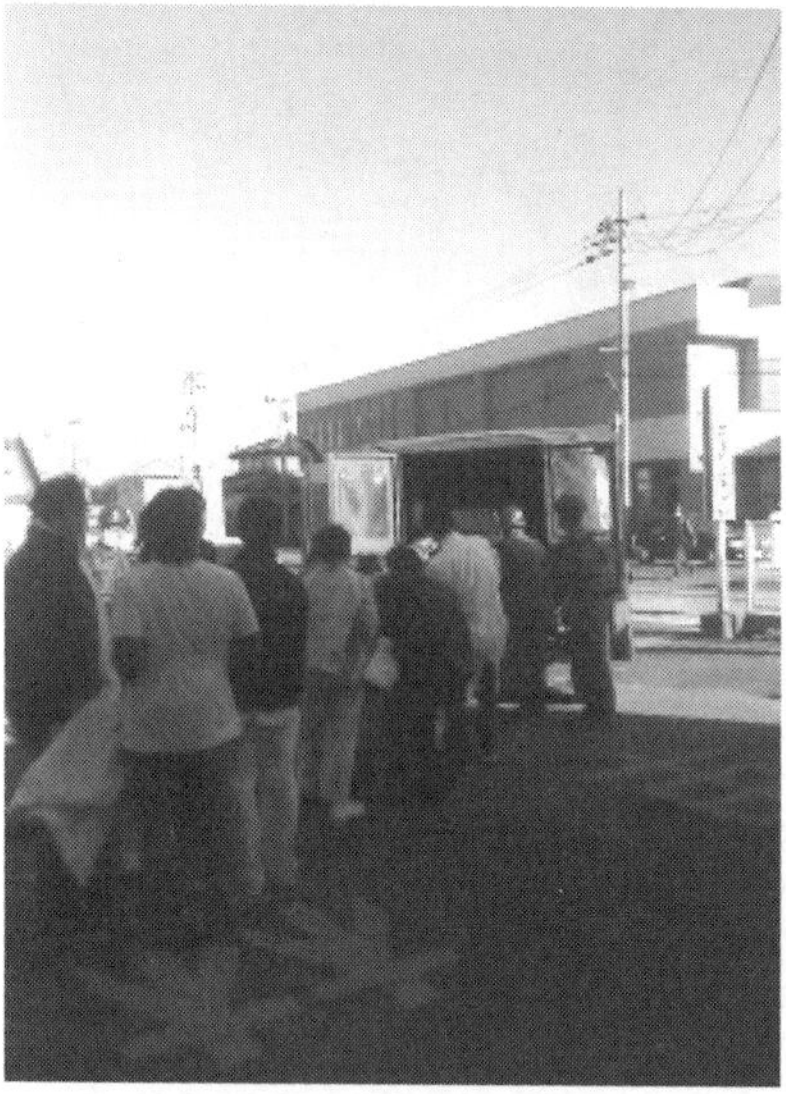
午後３時すぎ、自衛隊車両で双葉高校へ移動する患者・家族と、付き添う職員

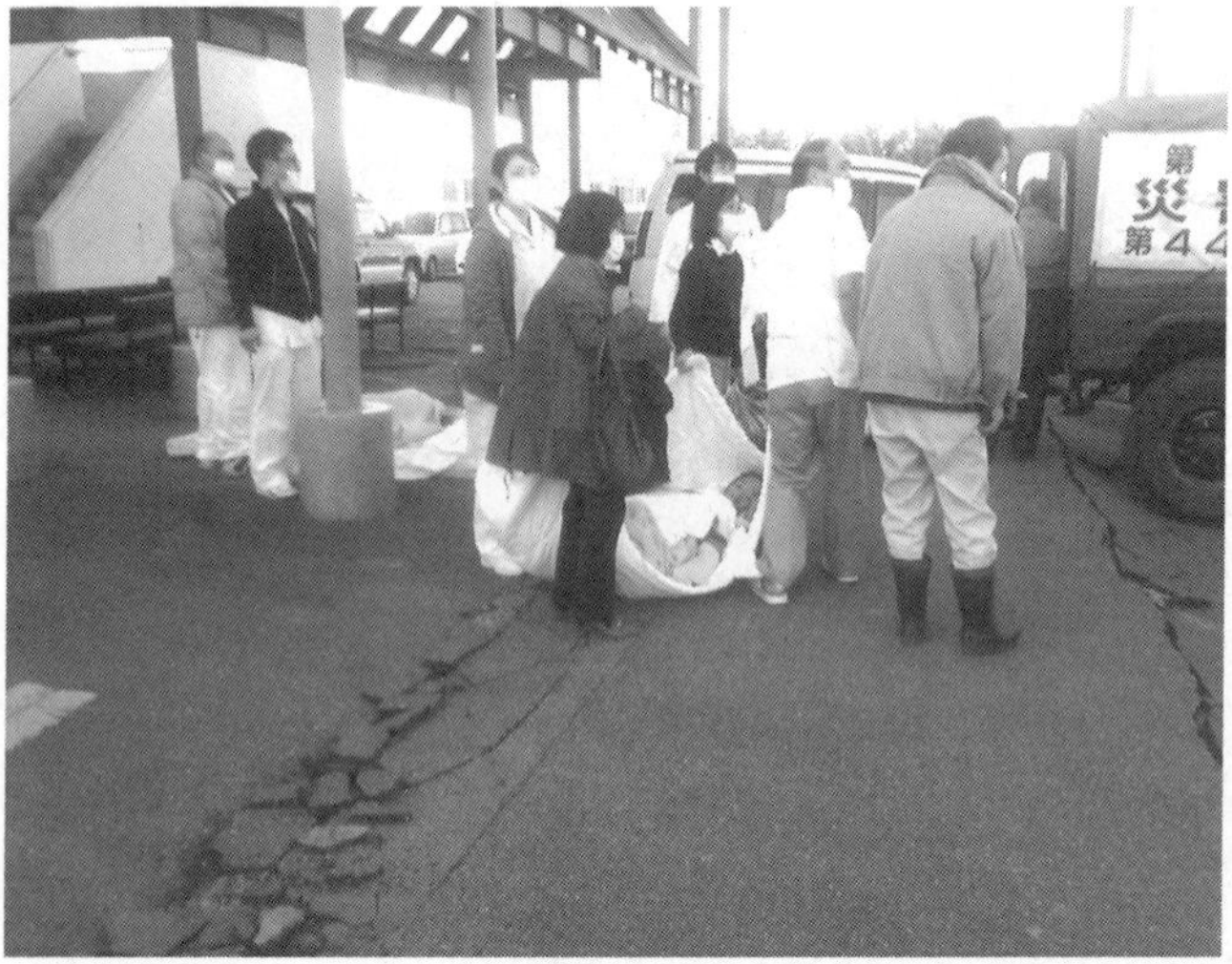

シーツにのったまま運び出される患者

校に患者・職員全員の移動が終わったのは午後四時を過ぎていた。

誰もいない高校で、警察の助けを借り、茶道室の鍵をこじ開けて畳敷きの部屋に患者を隙間なく並べた。だが、すし詰め状態に並べても全員を収容することはできなかった。自衛隊が体育館の鍵を開け、残りの患者を収用した。体育館には病院の向かいにある特別養護老人ホーム「せんだん」の入所者や職員、そして町民も避難してきていた。

それからじりじりとした思いで待つこと約二時間。自衛隊の大型双発機二機と中型ヘリ五機がようやくその姿を現したのは、空も暗くなりはじめた頃であった。

午後六時～深夜　ヘリ移送により二本松と仙台へ

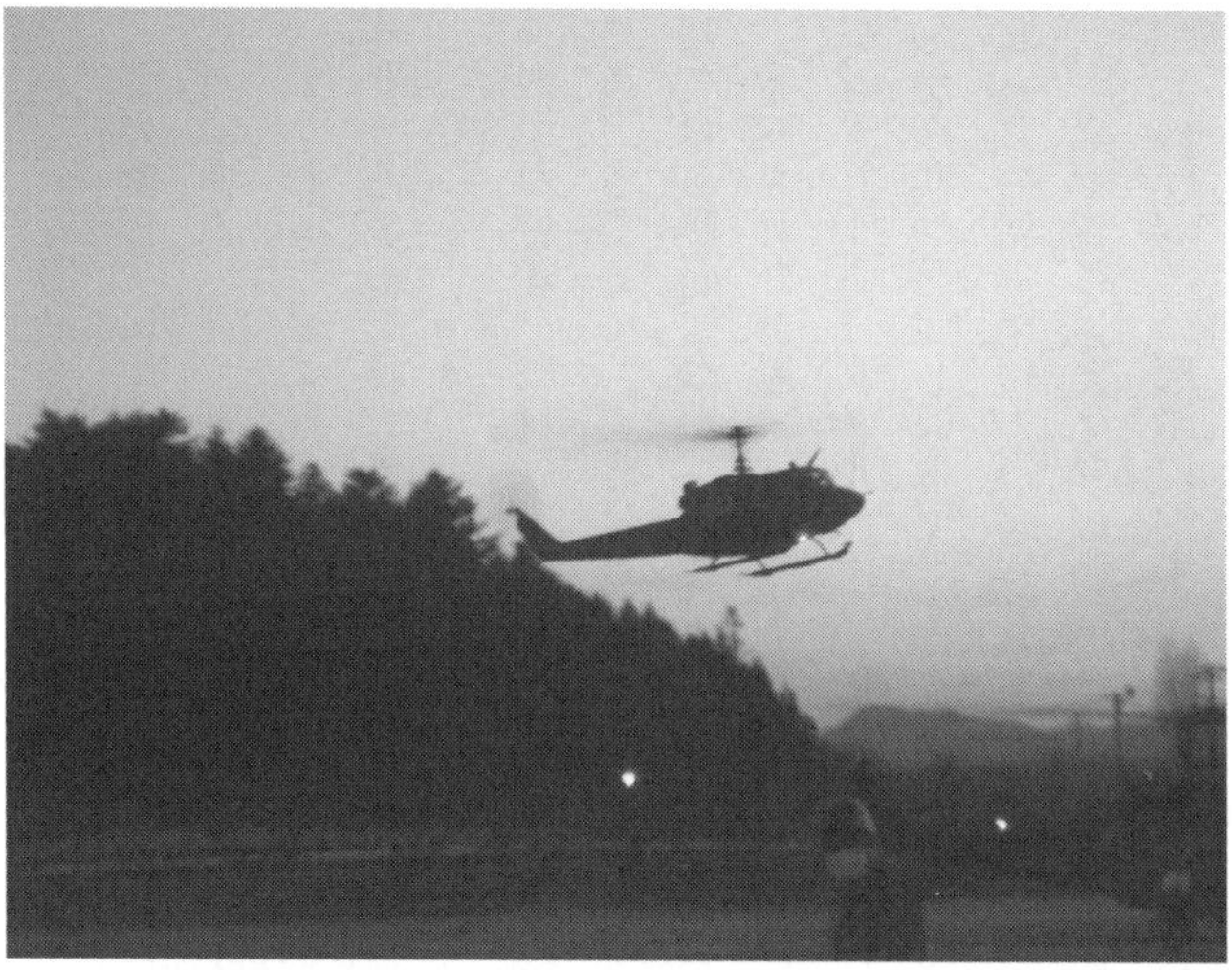

夕闇が迫るなか飛び立つヘリ

二本松ヘリ避難先発組《R（ルート）－2》

まず中型ヘリ三機に、重症度の高い患者と職員、三四名が分散して搭乗した。このヘリは、二本松に向かった（三〇頁、図参照）。二本松の小学校校庭のヘリポートから救急車で福島県男女共生センター（以下、男女共生センター）に移動。そこで後続の患者と職員を待つことになる。

仙台ヘリ避難組《R（ルート）－3、R（ルート）－4》

ところが後発のヘリ四機はなぜか仙台へ向かう。しかもうち一機は二本松へやってくると、二本松上空を三〇分ほど旋回、いったん着陸してから仙台に向かったという（三〇頁、図参照）。

ヘリに乗っていた検査科技師長の高木尚弘は、「ヘリはいつまで経っても二本松に到着せず、ようやく着陸したのは仙台の陸上自衛隊霞目《かすみめ》駐屯地（以下、霞目駐屯地）だった。『なぜ?』と思ったが何の説明もないまま、真っ暗なヘリのなかで一時間以上も待機させられていた」と話す。

この待機中に、一人の患者が死亡した。避難前から意識もなく危篤状態であった末期の肺がん患者である。霞目駐屯地で待機中に呼吸が止まり、林晃医師により死亡が確認された。

このほか二名の重症患者がヘリに乗っていたが、これらの患者は死亡した患者とともに霞目駐屯地から宮城野区にある陸上自衛隊仙台病院へ送られた。うち一名は仙台病院で翌日、やはり死亡している。

残った患者・職員は一人ずつ降りるように指示を受け、その場でスクリーニング検査を受けた。このとき初めて「自分は被曝《ひばく》しているのかもしれない」と気づき驚いた職員は多い。ただ、この場では被曝量について言及はされず、プレハブの建物に案内された。

案内された部屋は、だるまストーブが一台置いてあるだけの、真っ暗な広い部屋だった。床はコンクリートにタイルカーペットを敷いただけ。寝袋が数枚と毛布が一人につき一、二枚くらいしかなかった。しばらくして発電機で灯がつき、だるまストーブが二台になったがとても寒くて寝られる状態ではない。それでも患者のオムツを交換し休む。寒さで目が覚め、震える体をストーブで温め、また少し眠ることを繰り返していた。

その夜、その部屋に泊まったのは、入院の寝たきり患者八名、デイサービス利用者、町民など八〇名ほど。職員は重富院長はじめ医師・看護師など二五名だった。

早朝、医師の指示で患者に水分補給を行なう。口から摂取できない経管栄養《けいかんえいよう》の患者がほとんどで、経管栄養のチューブから注入した。ヘリでのフライトに備える。

午後十時半　救助のヘリはもう来ない

ヘリ避難双葉残留組《R（ルート）－5》

双葉高校グラウンドから七機目のヘリが飛び立ったのはすでにあたりがすっかり闇に包まれた午後八時三十分ごろだった。西山幸江看護部長をはじめ、残された双葉厚生病院の職員たちは寝たきりの患者を抱え次のヘリが来るのを待つが、仮設のヘリポートはシンと静まり返るのみ。「いつ次の迎えが来るのか」と近くにいる自衛隊員に聞いてもはっきりした答えは返ってこない。しばらくするとヘリポートすら撤収されてしまった。午後十時半になって、ようやくその日は迎えが来ないことを告げられる。

双葉高校に「せんだん」の入所者や町民など予定外の人々も避難してきたため、手配されたヘリだけではすべての人を乗せきれなかったのである。しかも、町民が先に乗り込んだため、入院患者が取り残される事態となってしまっていた。

高校に取り残されたのは入院患者一六名と病院職員九名、さらに「せんだん」の入所者および双葉町社会福祉協議会のデイサービスの利用者と社協の職員など三四名、計五九名であった。

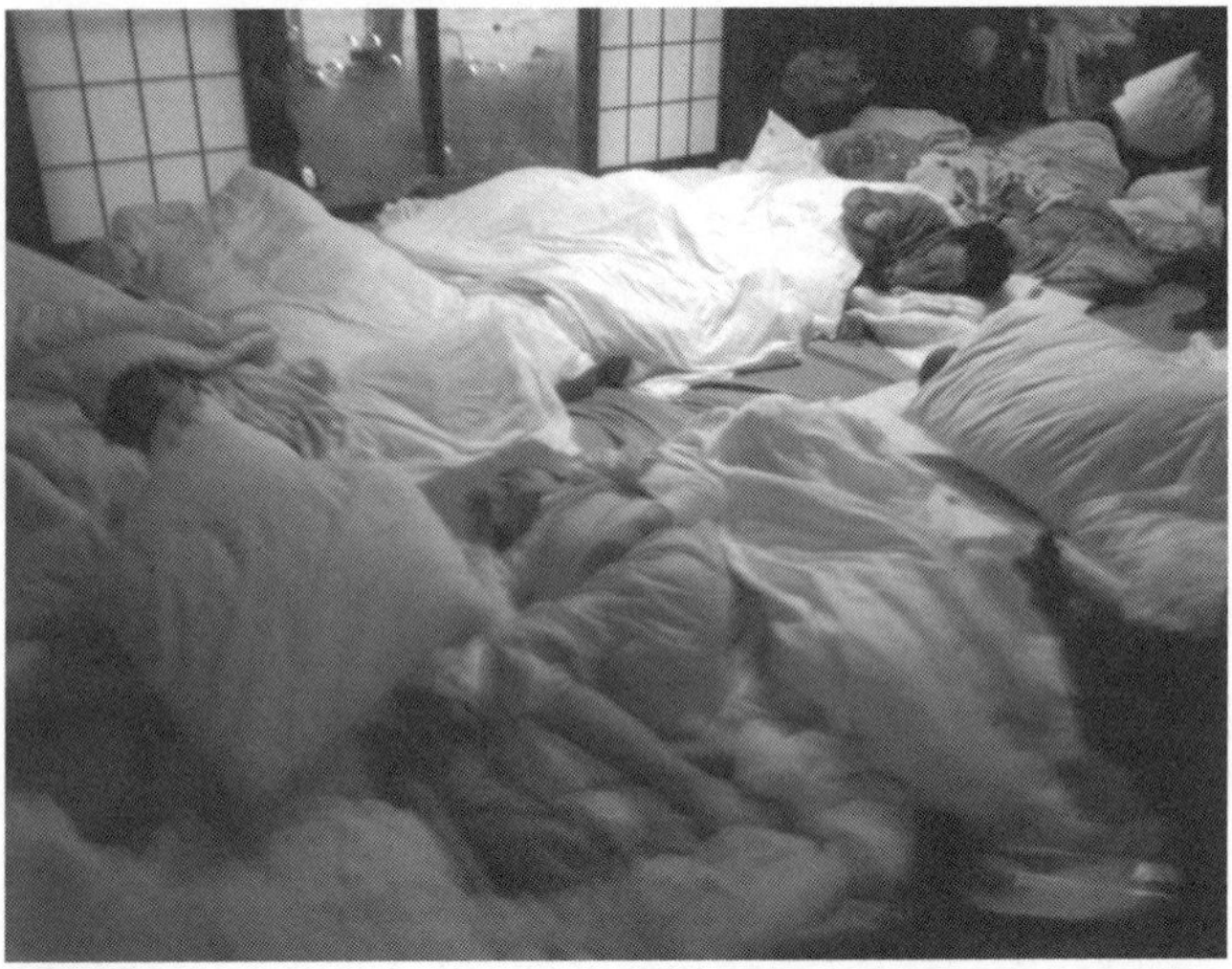

高校の茶道室内に敷き詰められた布団。室内に入れきれない人たちは体育館で夜を明かした

十三日午後四時　全員脱出を果たす

病院からとってきたわずかな水や菓子などを分け合い、自衛隊員が見つけてきたストーブを囲んで暖を取りながら夜を明かした。一時間おきに看護師は入院患者全員の呼吸状態を確認し記録をつけていたが、朝方一人の患者がひっそり息を引き取っていた。容体が悪かったにもかかわらず、取り残されてしまった重症の患者だ。

十三日九時ごろ、自衛隊員が「ヘリが来ます。用意してください」と告げた。午前と昼頃にまず飛んで、最後のヘリが二本松に到着したのは夕方の四時を過ぎていた（三〇頁、図）。

こうして双葉厚生病院の患者・職員全員が病院からの脱出を果たした。福島第一原発一号機の爆発から二四時間以上も経っていた。

[三月十三日日曜〜十六日水曜日]

十三日　二本松にてヘリ避難組が合流

大地震から二日。前日にヘリで二本松市の男女共生センターに到着していた草野医師ら職員は、患者のケアをしながら後続の患者や職員の到着を待っていた。といっても薬は別のところに運ばれてしまい、持っていた点滴をするくらいしかなかった。

ひとり重症の心不全の患者は、二本松に着いた晩に吸入していたボンベの酸素がなくなってしまった。翌十三日の午前中にその患者は死亡した。転院先が見つからなかった患者だった。ほかの重症患者数名（七名）は前日に二本松社会保険病院に送ることができていた。

やがて、仙台の霞目駐屯地で一泊

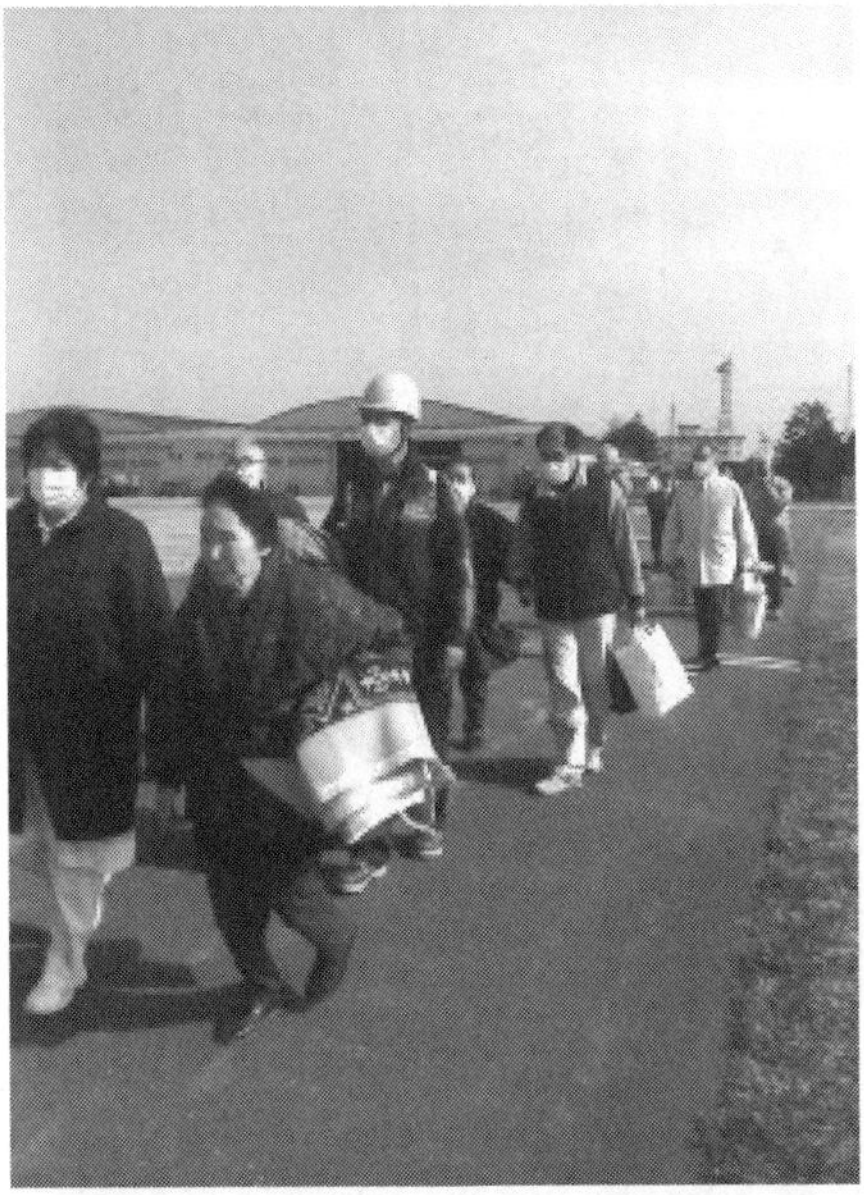

13日霞目駐屯地、ヘリへと急ぐ患者・家族、町民、病院職員ら

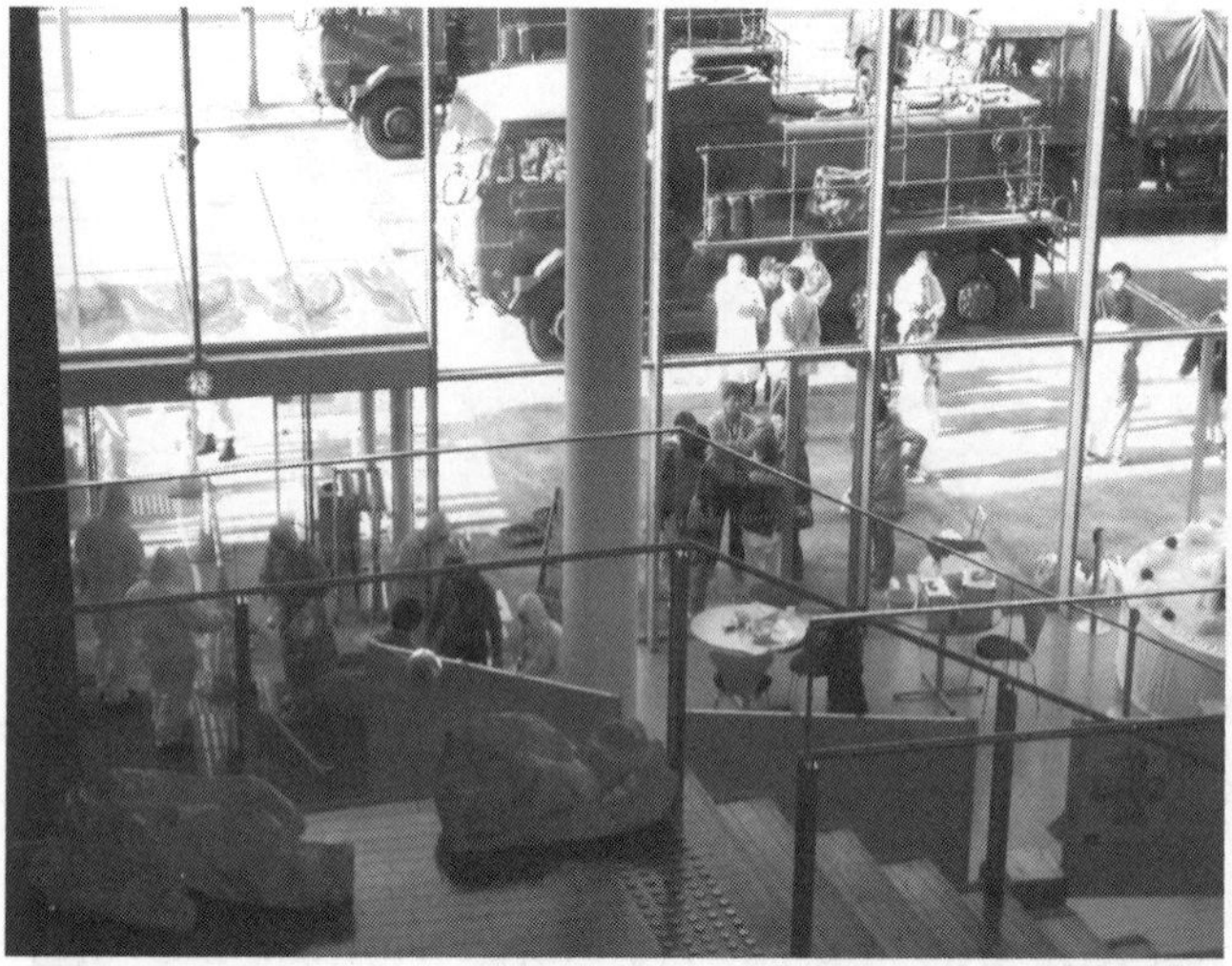

屋内から見た県男女共生センターの入口――入口の防護服を着た一団はDMATおよび県の職員（検査官）

した患者や職員が数機のヘリで運ばれてきた。一機目のヘリで到着した人々は、到着後すぐに放射線量の測定を受け、シャワーで除染《じょせん》後そのまま男女共生センターに入った。双葉に残留していた西山看護部長らのグループも続いた。

だが、仙台から午後遅くに到着した重富院長をはじめとする一行が中に入ろうとしたときのことだ。入口でＤＭＡＴの医師から「ここは汚染区域となったため、外からの立ち入りはできない」と言われ、入所を突如拒まれた（このときの経緯は、後出の志賀美和看護師の手記を参照）。「いったんセンター内に入ったら出られない……」。重富院長一行は仕方なく川俣の鶴沢公民館に向かうことになるのだが、この出来事は中にいた者に大きなショックを与えた。

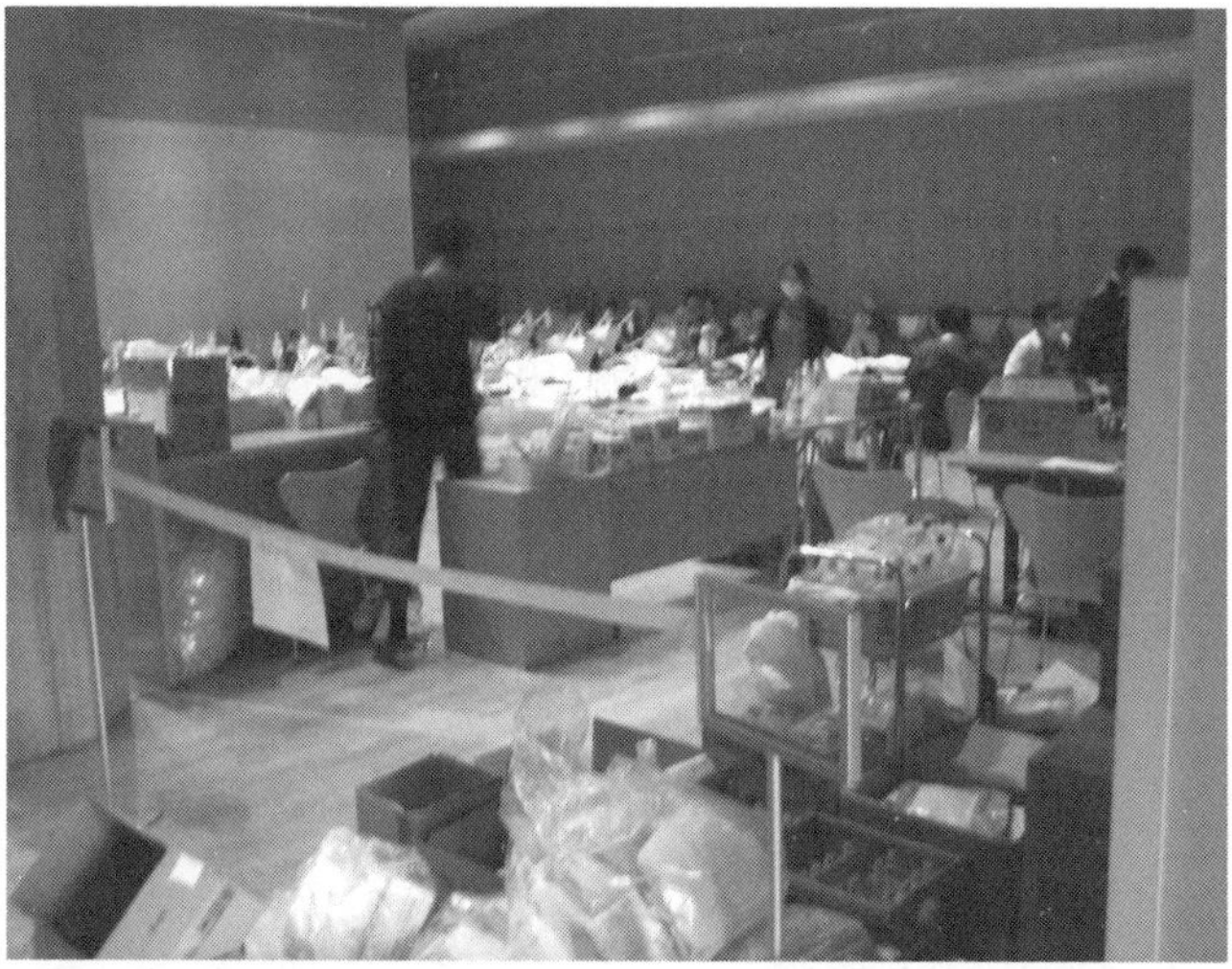

男女共生センターの1Fは患者用スペースとして使われ、ローテーションを組んだ職員が患者の様子を見てまわった――画面中央から左にかけて、高く立っているのは椅子を重ねゴム手袋でしばってつくられた点滴台である

前日、同じように入口では県の検査官が放射線測定を行なっていた。入所する前に草野医師をはじめとした職員と患者全員が検査を受け、皆被曝はしているが深刻なレベルではないと言われ、必要に応じ（患者は屋内にいたためかほとんど被曝していなかった）シャワーで除染していた。一部線量が高く出た者は、除染後、再び検査を受けたのである。

寝耳に水のような「汚染区域」の設定、隔離に近い扱いに、戸惑いや不安を覚えずにいられなかっただろう。

除染に伴い、身につけていたコートやセーターなどの洋服や、持ち出したかばんなどを泣く泣く捨てた人は少なくなかった。

放射線量測定とその混乱

十三日にセンターの内部が「汚染区域」に指定され、突然入口が封鎖されから、患者を近くの病院に転院させるため外に出すのも一苦労となった。外からの立ち入りはできないので、救急隊員は中へは入れない（入ってこないで入口近くで待機していた）。入口では例のＤＭＡＴが患者一人ひとりの放射線量をチェックし、除染が必要な場合にはその場で着替えさせ、さらにシーツで覆った患者を救急隊が運んだ。

中には目を背けたくなるような光景もあったという。ある重症患者は、センターの入口で仰向けにされ、防護服を着た医師が挿管《そうかん》（呼吸を確保するために口から気管に管を入れること）し、その場で裸にされ水をかけられた。その様子を目撃した者は「そこまでやる必要があるのか」と強い憤りを覚えたと語っている。

一方で、検査する人が替わると、チェックの仕方も異なるように感じられた場面もあった。何が基準になっているのかよくわからない状態だったとの話がある。

これは、双葉厚生病院の職員が二本松を去ってからのことであるが、除染が必要とされる行政上の基準値が変更になり、一万三〇〇〇ＣＰＭ（ＣＰＭは一分間に計測される放射線の数。人体の被ばく量を把握するために、通常シーベルトに換算して用いる）から一〇万ＣＰＭまで引き上げられている。その際参考にされたのは、国の原子力安全委員会による基準値の見直しであった。原子力安全委員会は見直しにあたって、「暫定的に除染のためのスクリーニングレベルを一万三〇〇〇Ｃ

ＰＭとしていた」と断りながら、一〇万ＣＰＭは「国際原子力機関（ＩＡＥＡ）がマニュアルにおいて規定した除染基準」「健康に影響を及ぼす量ではなく、スクリーニングの目的を十分に果たすことができる」と説明している。指示を出す専門家のほうでも試行錯誤のごとき状態にあったと考えると、そのときのスクリーニング現場の状況が少し見えてこないだろうか。

除染が必要な放射線量をめぐって起きた、こうした混乱の波を、双葉厚生病院の人々はもろにかぶってしまったといえる。

そしてその最も大きな波をかぶり、被曝のストレスに極限までさらされたのが男女共生センターに留め置かれた職員たちだったのではないか。その心理は、川俣で二本松・男女共生センターの職員のことを案じていた者たちにも窺い知れないものがあったのではないかと思う。

川俣バス避難組の解散

男女共生センターへの入所をあきらめ鶴沢公民館に向かった重富院長一行は、十二日にバスにより避難していた渡部重康事務長たちに迎えられた。

ここで重富院長から「われわれは、これからは避難民として過ごす」という宣言がなされた。双葉厚生病院の職員はこれ以上患者への関わりは行なわず、現在捜索している第一陣のバスの患者も警察や自衛隊などに任せると説明した。

だが、二本松の男女共生センターにはまだ患者と職員が残っている。重富院長の宣言を聞いた

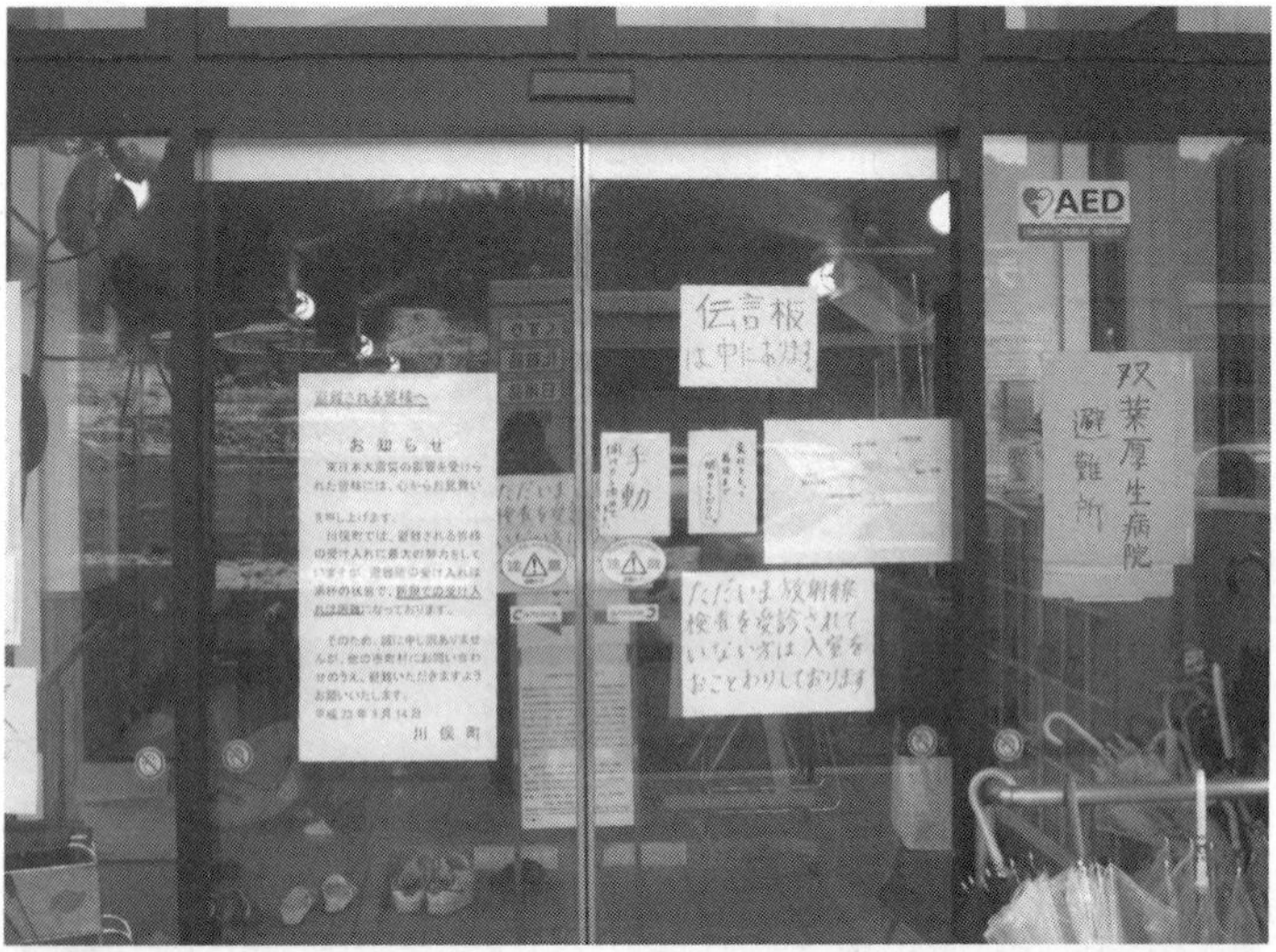
AED
伝言板
は中にあります
双葉厚生病院
避難所
お知らせ
川俣町
手動
ただいま放射線
検査を受診されて
いない方は入室を
おことわりしております

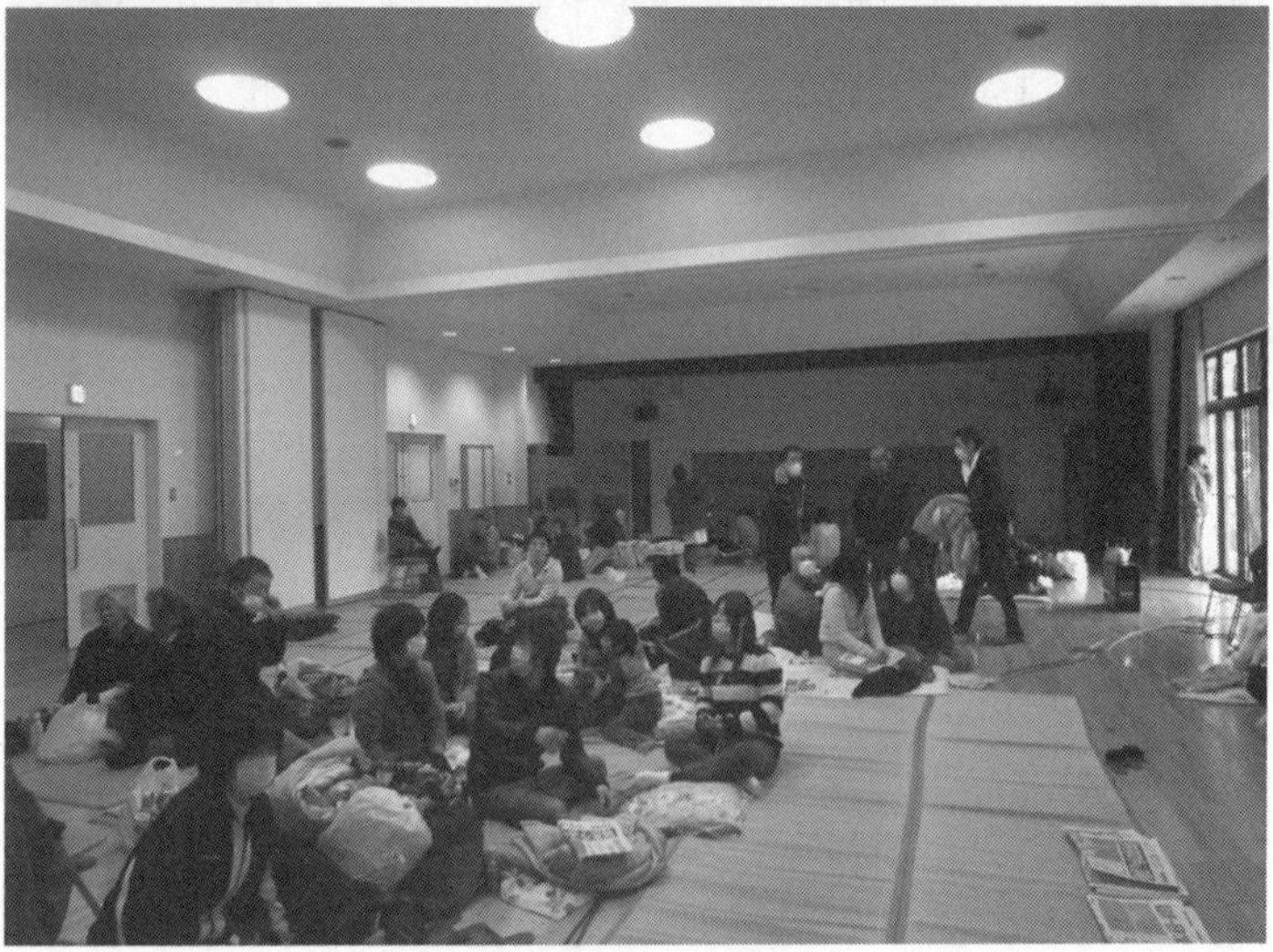

川俣・鶴沢公民館は当初、双葉厚生病院関係者の避難所として用意されたが、周囲の避難所から溢れた人たちが集まってきていた

渡部事務長は、避難してきた病院の車に点滴や薬剤、衣服などを乗せて男女共生センターに送った。

家族のもとへ行く手段がある者は行ってもいいという話になったが、その手段がなく残る者も多かった。また医療従事者としての使命感から、その場に残った者もいた。結局、三六名が立ち去り、三六名が残った。

続く二本松組の試練

このとき、二本松の男女共生センターの職員は、どんな状況にあったのか。最後の試練とも思われる事態を前にしていた。

看護師は、西山幸江看護部長を中心に四交代制を組み、一時間おきの巡回など昼夜問わず患者の看護にあたった。また、一緒に移動してきた「せんだん」の入所者にも体調を崩す人が大勢出始めた。医師らは患者とともにそうした人たちの回診を行ない、状態把握や処置の指示を出すかたわら、自身のネットワークを使い、患者らの転院先を懸命に探した。当初、避難先での患者の移送は福島医大の田勢教授が手配してくれているものと期待していた。しかし、その連絡はついに入らなかった。

それでも少しずつ患者の転院先が決まり転院していった。なお、移送には、静岡県から出動してきていた救急部隊があたってくれた。これは横山泰仁病院統合担当部長が安達地方広域行政組合消防本部に協力を要請したことによる。

近隣のクリニックを飛び込みで回り不足していた医療物資（点滴材料やケア用品）を調達してくる職員らもいた。職種はもはや関係なく、一人ひとりが自分に与えられた役割を果たそうとしていた。

患者二九名（そのほか「せんだん」の入所者七名）の転院に三日かかっている。これは、送り届けにあたっては医師ないし看護師が救急車に同乗し、行った先で患者の容体を口頭またはコピー用紙にメモしたものを渡すなどして伝え、引き返すのを繰り返さなければならなかったこと、さらに運ぶ先が次第に遠方になるなどの理由があった。思った以上に手間と時間を要したわけである。

時間の経過とともに職員の疲労の色はいよいよ濃くなっていた。まだ家族の安否もわからない職員もいて、心配しながら仕事を続けていた。皆、一刻も早い業務からの解放を願うようになった。

食料事情も良くなかった。十三日から十五日までの三日間、朝おにぎりが届くだけ。ある日、トマトの箱が届けられ、「今日はトマトが食べられる」と皆が集まり喜んで箱を開けたら、おにぎりがぎっしり詰まっていて、がっくりしたということもあったという。

そうした中、十四日の夜、行方不明になっていたバスの患者が見つかったとの知らせが入る。

翌十五日にはすべての患者の転院が完了するはずであった。誰もが「ようやく自分たちも家族のもとへ行くことができる、家族を探しに行ける」とほっとしていた晩の出来事であった。その上、患者たちは被曝している可能性があるため、すべて二本松で受け入れるかもしれないというのである。職員の間に衝撃が走った。

職員、特に若い看護師たちはショックを隠せなかった。「ようやく帰れると思ったのに」、「せっかく除染したのにまた被曝してしまう」と泣き出す者、「私たちはどこまで自分を犠牲にしなければならないのか」と怒りを爆発させる者もいた。

西尾照美看護師はそのときのことを、

「行方不明だった患者さんたちはどれだけ高濃度の被曝をしているかわからないという情報だったため、被曝に対する大きな恐怖を感じてしまった。それなりの装備がほしいと訴えたが無理と言われ、患者さんと自分自身のどちらを取るかという狭間に立たされた」

と話す。

心が折れ、現場を離脱する者が続いた。

行方不明の患者たちとの再会

十二日以降行方が分からなくなっていたバスの足取りは以下の通りである。

一般科と精神科の患者を乗せたバスは、なぜか双葉郡浪江町の特別養護老人ホーム「オンフール双葉」で患者らを降ろした。オンフール双葉は原発から二〇キロ圏内にあったが、入所者・職員ともに避難できず取り残されてしまっていた。

それがわかったのが十四日の夜のことである。すでに福島に戻っていた重富院長らのもとに、県災害対策本部から連絡が入ったのだ。

川俣町内の避難所を隈なくまわり行方不明の患者らの行方を探していた職員たちはすぐにでも迎えに行きたいと訴えるが、その許可は下りなかった。

十五日になり、患者を二本松の男女共生センターに移動させるらしいという情報が入る。すぐに川俣から精神科の職員四名がカルテと薬を持参して二本松の応援に向かう。だがその日、男女共生センターに患者は来なかった。別の場所へ移されてしまったのだ。

十六日の朝になって、患者たちは、放射能汚染を調べるため相双《そうそう》保健所に行き、那須甲子青少年自然の家（福島県西白河郡）に立ち寄ったあと、いわき光洋高校（福島県いわき市）に移動したらしいとわかった。そのため、精神科職員らは那須といわきの二手に分かれて患者の捜索に出た。

いわき光洋高校には、西山看護部長と渡部幾世精神科病棟師長が向かい、そこで一八名の精神科患者を確認。

「体育館の二階にあがると見慣れた患者さんの姿が見えた。そのときは本当にほっとして涙があふれた」と渡部師長は振り返る。

患者らは一緒に避難した一般科の患者や、ほかから避難してきた一般の人たちの世話になっていたという。三日間薬を飲んでいなかった患者のなかには、興奮状態や緊張状態になっている患者もいたが、みな双葉厚生病院の職員の顔をみるとほっとした表情を浮かべ、なかには泣き出す者もいた。

患者らは翌日、東白川郡塙《はなわ》町の塙厚生病院、福島市内の村上病院、会津美里《みさと》町の高田厚生病院に転院となった。

一方、那須甲子青少年自然の家に向かった賀村恭子副看護部長と佐藤照美精神科認定看護師は、一名の患者を発見した。この患者はすでに退院予定も決まっていた患者だったため、すぐに家族のもとに送り届けられその場で退院扱いとなった。

実は、この事件の顛末には後日談がある。行方不明とされた精神科の患者がオンフール双葉に運ばれたとの情報が十二日の午後二時頃にはすでにもたらされていたのだ。元双葉厚生病院の職員でそのときは浪江町の老人施設に勤めていた者がオンフール双葉に避難した際に、双葉厚生病院の精神科の患者たちを発見、そのことを知らせに病院にやってきてくれていた。すぐに職員を行かせ、確認後、そのことを川俣に向かったグループに知らせる手はずになっていたという。しかし、その知らせが川俣の職員のもとに届くことはなく、それを指示した職員も知らせが届かなかったことを知らされていなかった。

また、川俣では産婦人科の患者の安否や所在を追う中で、産婦人科患者六名が自衛隊車両で精神科の患者と一緒にオンフール双葉に運ばれているのを同じく十二日の夕方の時点で摑んでいたという。しかし、産婦人科の患者たちがそこを立ち去ったあとも精神科の患者らがなお留まっているとは考えなかった。

ひとつの歯車のくるいがどんどん事態を思わぬほうへやった経過がこれらのことから分かる。

＊　＊　＊

こうした事態が二本松で起きていた頃、川俣に（重富院長の宣言後も）まだ留まっていた職員たちは患者の行き先のリスト作成や、スタッフの安否確認に追われていた。避難の途中で患者を他の医療機関に転院させたり、避難所から緊急移送した患者も多く、情報が散逸し、確認に時間がかかった。

十六日、川俣に残っていた彼らも鶴沢公民館を引き上げることになった。

一方、十五日に最後の患者の転院を予定通り終えた二本松・男女共生センターでは、その日の夕方に解散となったが、その後も十九日まで何人かの職員が残った。

地震直後の患者の大移動にはじまり、ぎりぎりのタイミングでの避難、職員の被曝、川俣と二本松との組織の分断、そしてまさかの患者行方不明事件と、過酷な一週間はようやく終わったのである。

［三月十七日以降の動き］

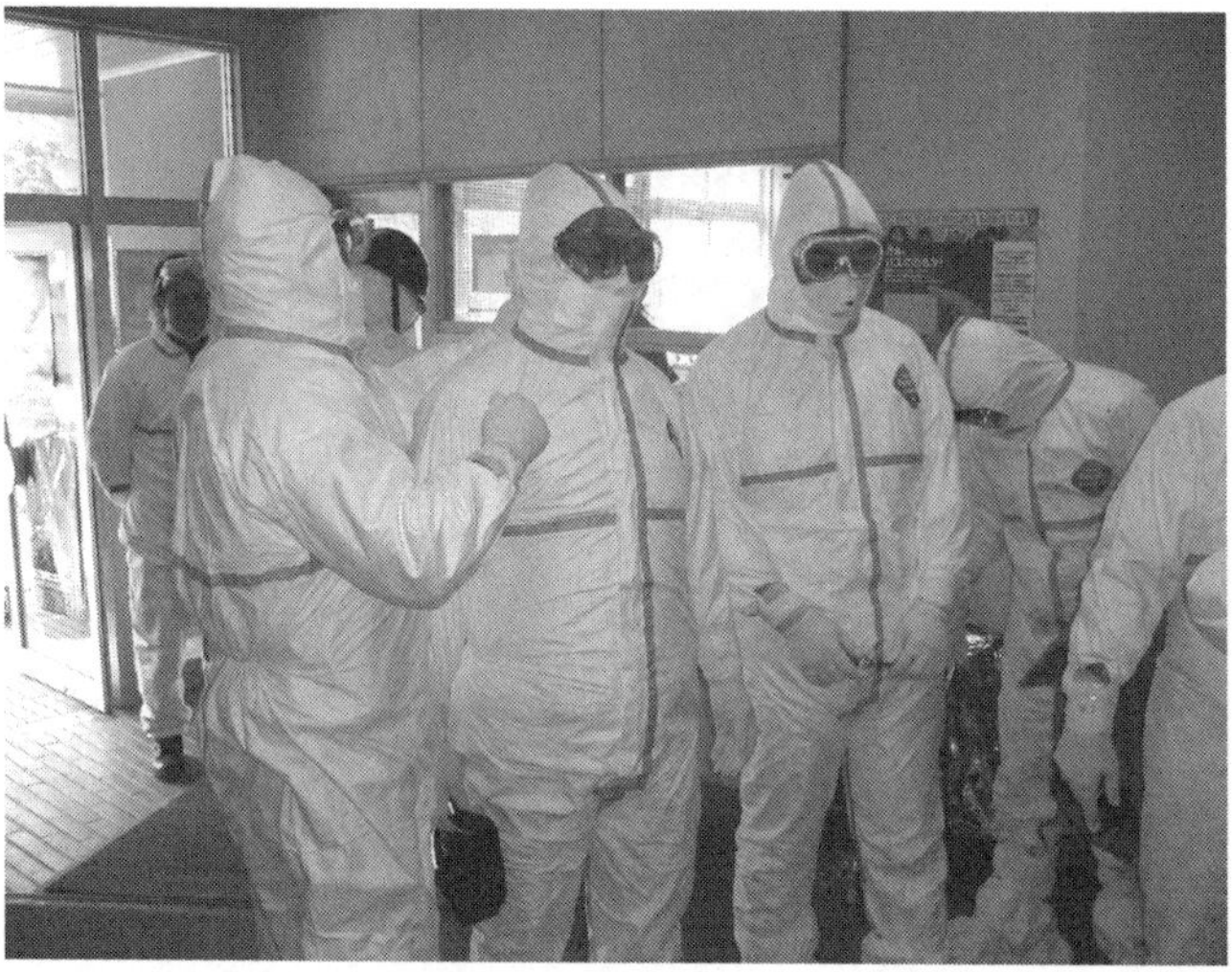
3月24日の立ち入りの際の様子。防護服を着たのは病院職員

双葉厚生病院災害対策本部を発足

十七日には、鶴沢公民館からJA福島教育センターに場所を移し、「双葉厚生病院災害対策本部」が発足。患者・職員の安否消息確認作業が本格化した。十八日、男女共生センターに残っていた職員も移動してきた。

二十四日、九名の職員が双葉厚生病院へ行き、当面必要な書類や医事のシステムサーバー、事務所で使用していたパソコンなどを持ち出した。防護服を着用しての危険を伴う作業であったが、その後の事務処理、患者からの問い合わせに大いに役立ったという。

四月　一〇〇名が退職

三月下旬からは職員の今後の意向調査が行なわれた。病院から提示された選択肢は、「辞めるか、続けるか」の二者択一であった。働き続

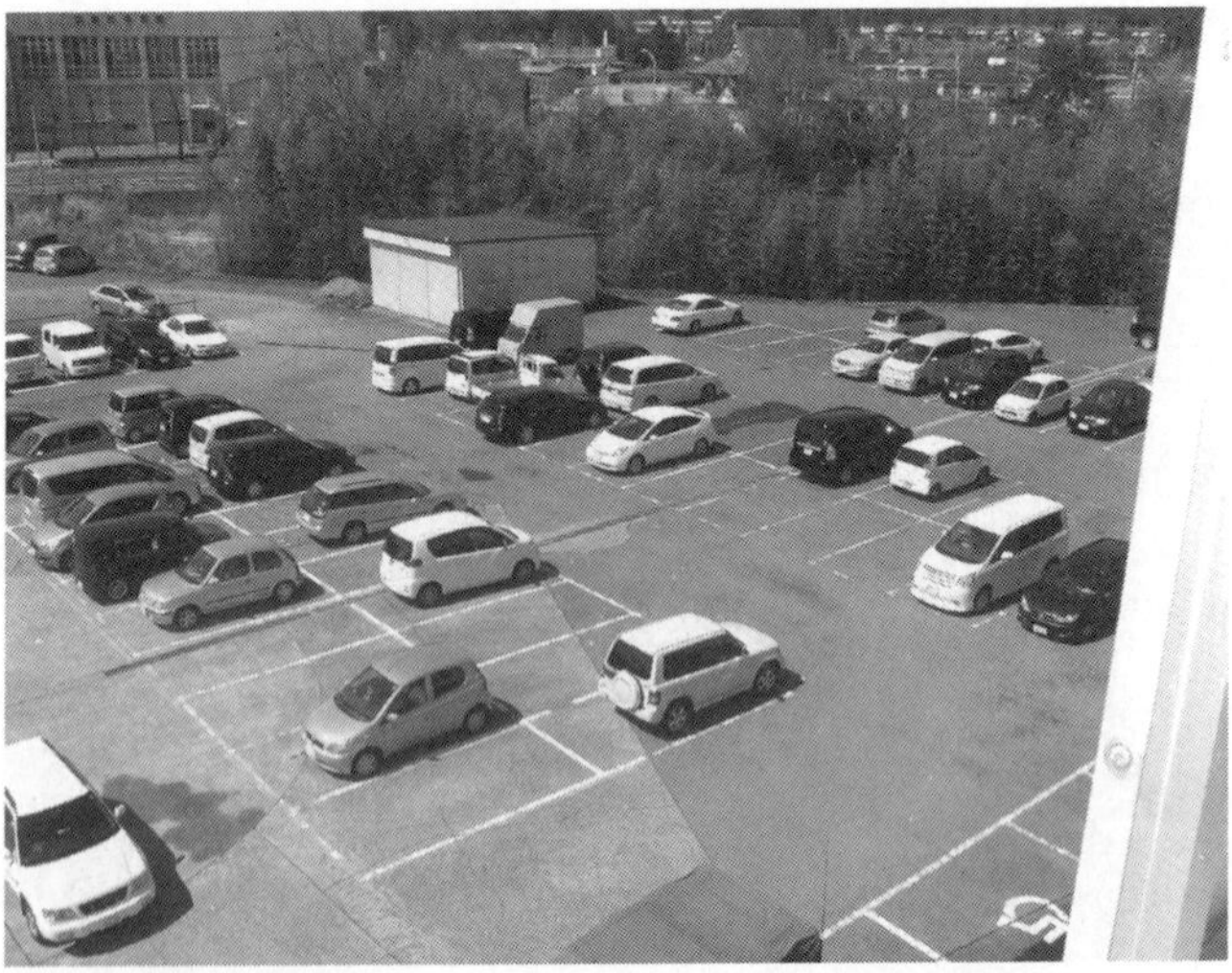

正面玄関前の駐車場には乗り捨てられたままの車が残っていた

ける場合は、福島県内の厚生連関連の病院に勤めることになる。勤務希望提出期限は四月十一日。短期間で今後の進路を決定しなければならなかった。

小さな子どもをもつ職員は、放射能の影響を考え、県外避難を選び退職を決めた者が多かった。

働きたくとも、さまざまな理由で離職に至る職員も少なくなかった。泣きながら辞めますと電話をかけてきたベテラン看護師に、賀村副看護部長は「もっともっと一緒に仕事がしたかった」と話しながら電話口で一緒に泣いたと語っている。

震災前に在職していた職員は、臨時も含め二三三名。三月から四月でそのうち一〇〇名が退職した。多くの職員は悩みぬいた末に、文字通り泣く泣く退職を決めた。

勤務継続を決めた一三三名の職員は、四月から希望する病院で勤務することになった。四月十一日までは特別休暇、四月十二日からは有給休暇扱いとなった。職員のなかには勤務継続を決めたものの、心理的なショックから抜け出せず四月十二日以降も休みをとる者も少なくなかった。

六月　三ケ月ぶりの一時立ち入り

六月には、双葉厚生病院への一時立ち入りが行なわれた。避難の際は着の身着のまま、白衣にコートを羽織っただけで病院をあとにしたため、貴重品や私物がそのまま残っていたのである。

各病院に散った職員に立ち入り要望を確認し、六月二十二〜二十五日の四日間で八十数名の職員が病院に立ち入った。防護服を着用し、警戒区域に突入。震災から三ケ月以上を経たとはいえ、途中の道には何箇所も検問が設けられており、津波に流された車や漁船がそのまま残されていた。院内も三月十一日当時のままで、物が散乱していた。

今回の災害において、双葉厚生病院の職員のなかで一名だけ死亡者がいた。産休中、自宅で津波の被害にあった。三月末、死亡が確認された。

七月三十日　〝戦友〟との再会

七月三十日、双葉厚生病院親和会総会が飯坂温泉で行なわれた。三月十一日の震災は突発的な出来事であり、心の準備もなく突然同僚と別れることになってしまっていた。その心にあいた穴を少しでも埋めるために一同集まりたいという声が多数あがっていた。あの数日の苦難を共にした〝戦友〟との再会である。

親和会総会には退職者も含め、約一五〇名が集まった。

総会は午後六時に開始。重富院長がスライドを使って三月十一日を振り返り、その後、職員同士のつきぬ話は延々朝方まで続いた。三月十一日の震災当時の想いを誰にも話せず、各々が心に抱え込んでいたままだった。けれどここで思う存分話せたことで気持ちにけじめがつき、新たな職務に向き合えたと話す職員もいた。

もちろん、あれだけの大災害。しかも人災ともいうべき原発事故で生活・人生が一変してしまったのである。物理的時間と心の時間のギャップはなかなか埋まらないだろう。

震災でついえた夢、残った苦難の道

特に双葉厚生病院と県立大野病院の統合を目前にして、それが頓挫してしまったことは、職員一同の心に断ち切れない想いを残した。病院統合は、双葉厚生病院の生き残りをかけた大事業であったばかりか、双葉群で暮らす住民の長年の悲願でもあったのだ。

双葉郡は人口一〇万人当たりの医師数が全国平均の半分以下。地方の医師不足の実態を表す典型的な土地であった。脳外科や循環器科の疾患が疑われるケースでは、受け入れ可能な病院まで救急車で一時間以上もかかる、まさに医療過疎地だった。福島県とＪＡ福島厚生連、さらに双葉郡内の八町村の意見がようやくまとまり、安心して暮らせる双葉にしようと地域の多くの人が関わり、病院職員も一丸となって計画を進め、実現まであと一歩というところでの大震災。そして原発事故によりすべてが失われてしまった。

その準備のために、多くの職員が労を惜しまなかったと横山泰仁病院統合担当部長は無念の思いを強くにじませる。病院統合の実務折衝に当たった一人の横山氏は、統合の決着を見届けぬまま、この二〇一三年の三月に退職となる。

「この地域の死亡率を下げられる」「自分たちの手で患者さんを助けることができる」。そんな夢を抱き、必死の思いで準備をしてきたからこそ、すぐに気持ちを切り替えられない職員は多い。

あの日から、まもなく二年が経とうとしている。……あの日、あの場所に双葉厚生病院があったこと、そこで暮らしていた人々がいたことを忘れてはならない。

●第３病棟・第５病棟退避（患者移送）経路図（３月 11 日）

第３病棟と第５病棟の患者は、自力で歩くことのできる患者は数名で寝たきりの患者も多く、担架を使い、またシーツの四隅を持って、車椅子の患者は車椅子ごと、リレー式に移送し、Ａ階段とＢ階段から階下へ降ろされている。それぞれ①と⑬の駐車場にしばらくとどまったが、寒さもあり新館棟の⑨の待合ホールに移され待機。間もなく「津波」との知らせを受け、Ｃ階段を経て精神科棟の２Ｆへまた運ばれた。

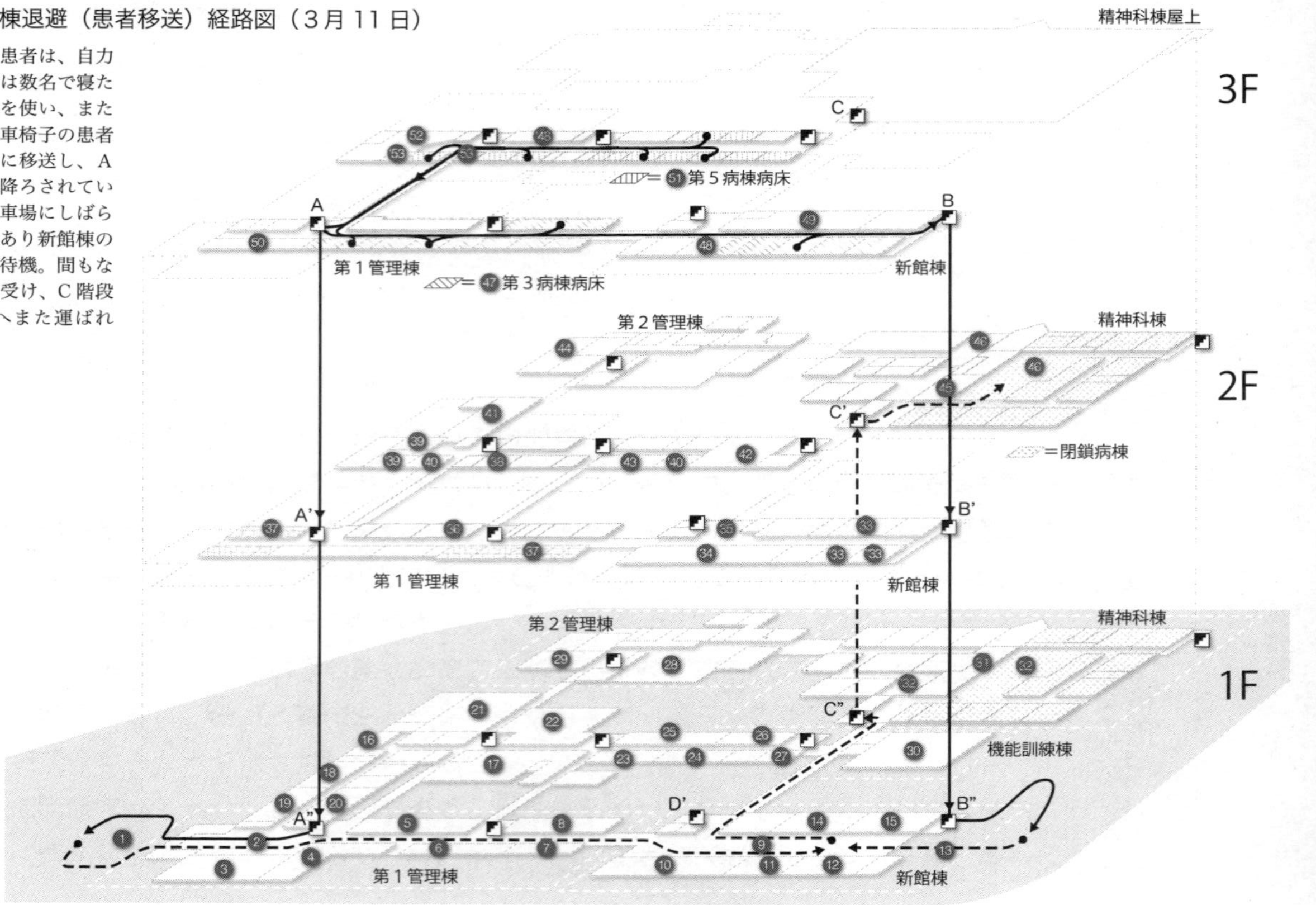

●精神科病棟退避（患者移送）経路図（3月11日）

精神科の患者55名の一部は㉘の精神科作業療法室にてリハビリ中であった。

地震後、精神科作業療法室にいた患者は第1管理棟の玄関近くの駐車場に、精神科棟の1Fにいた患者たちは、歩ける者は非常口から外へ、寝たきりの患者は精神科棟と機能訓練棟のあいだの通路から駐車場へベッドごと運ばれた。

患者をひとまとめにしようということで、第1管理棟の玄関近くにいた患者と職員は建物を抜け、病棟の患者が集まっている精神科棟と機能訓練棟前の駐車場を目指した。そこで、全員が一緒になると㉚の機能訓練棟室内へ移動、間もなく津波の知らせを受け、精神科棟2Fに患者たちをC階段から上げ避難させた。

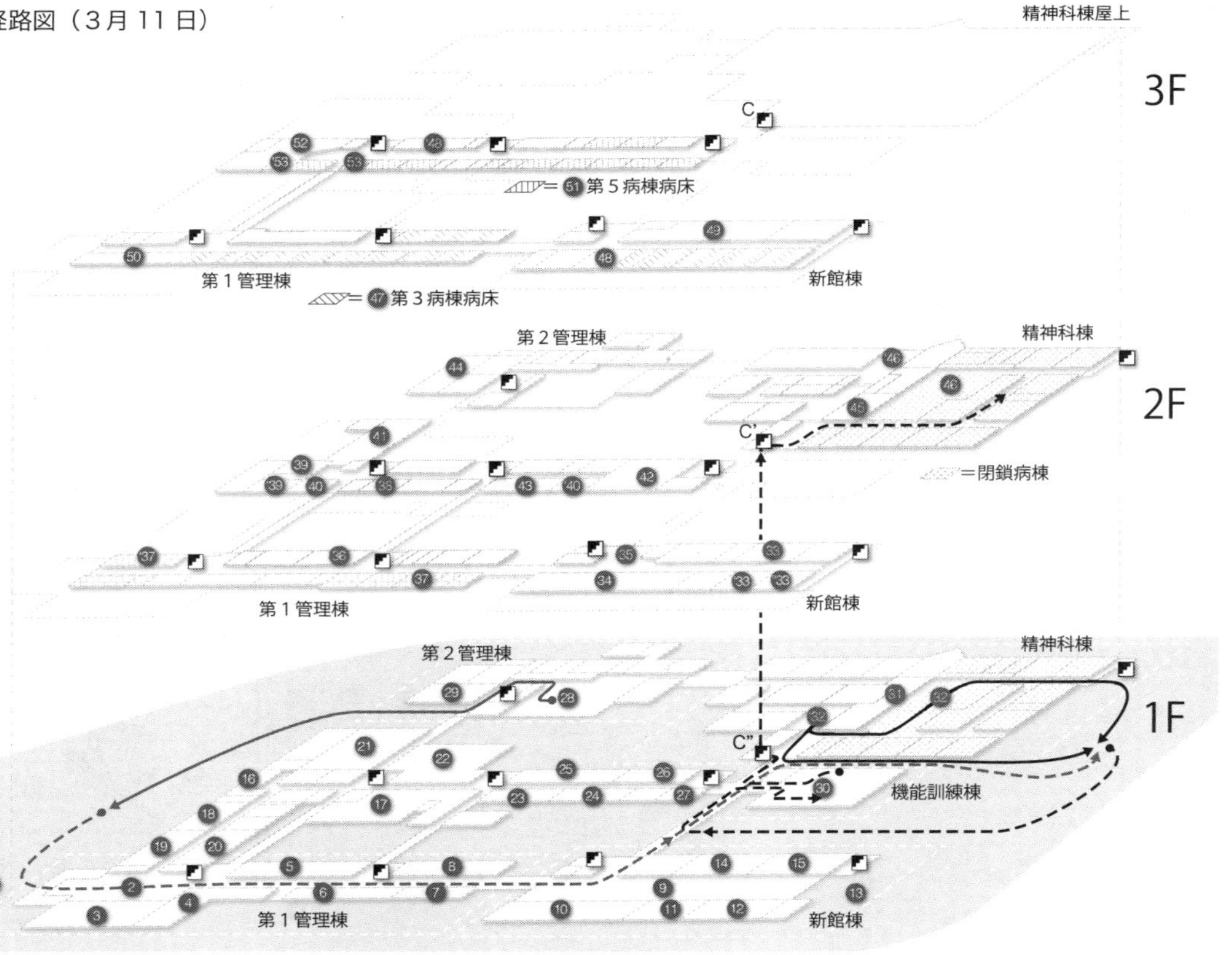

●２Ｆ　産婦人科病棟退避経路図（３月 11 日）

第１管理棟２Ｆの産婦人科病棟㊲の患者は、地震後、新館棟１Ｆの待合ホール⑨に誘導された。しばらくすると屋外に退避していた他の科の患者も集まってきたが、津波の情報がもたらされ、急遽患者を精神科棟の屋上までＣ階段を使い誘導した。しばらく様子をうかがい、安全が確認されたところで、新館棟２Ｆの産婦人科外来前の待合室㉟に再び退避。第１管理棟の病棟㊲には戻らず、そのままそこで一晩を過ごした。

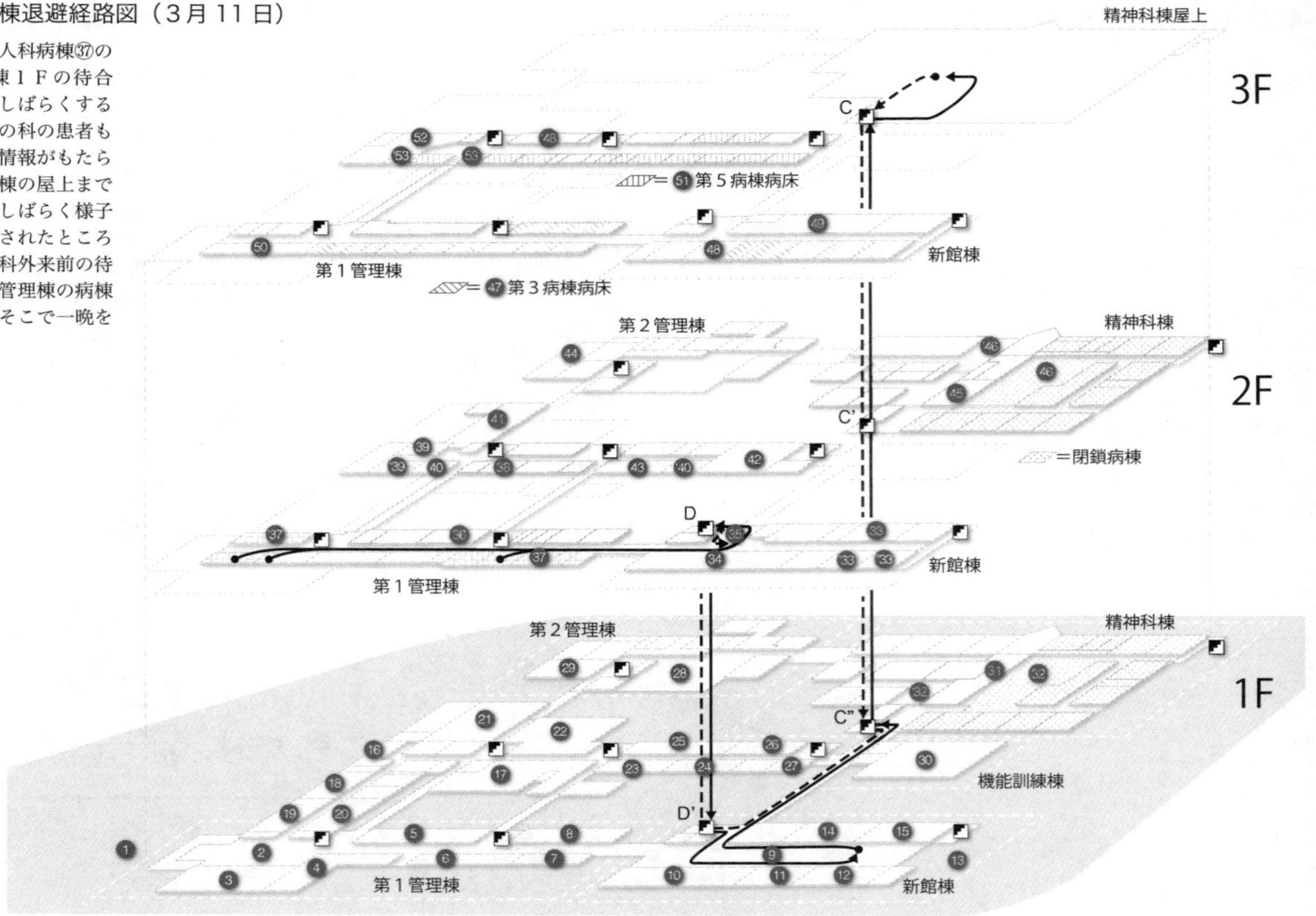

●総員避難（患者移送）経路図（3月12日）

午前8時すぎから避難の用意が始まる。最初に避難したのは、産婦人科と一般科の患者の16名、精神科の歩いて移動できる患者19名であった。患者を乗せた2台のバスは8時半から9時頃に川俣方面へ向かうとの情報のもと出発した。その後、第一原発一号機のベント開始による屋内退避もあり、避難はいったん中断し再開されたのは昼を過ぎた頃であった。

早朝から、再三にわたり避難と避難中止の指示が出され、そのたびに患者と患者を運ぶ職員は新館の待合ホール⑨と精神科棟の1F㉜を行き来していた。

避難が再開されると、まず患者53名と職員72名がバス4台で川俣方面へ向け出発、ついで重症患者40名と55名の職員が自衛隊の車両などでヘリポートが設けられた双葉高校へ運ばれることになった。

3時36分一号機が水素爆発――このとき、病院ではまだ職員が最後の患者移送作業にあたり、双葉高校にはヘリを待つ患者と患者に付き添う職員がいた。

病院からの総員の退避を確認したのは4時すぎであった。

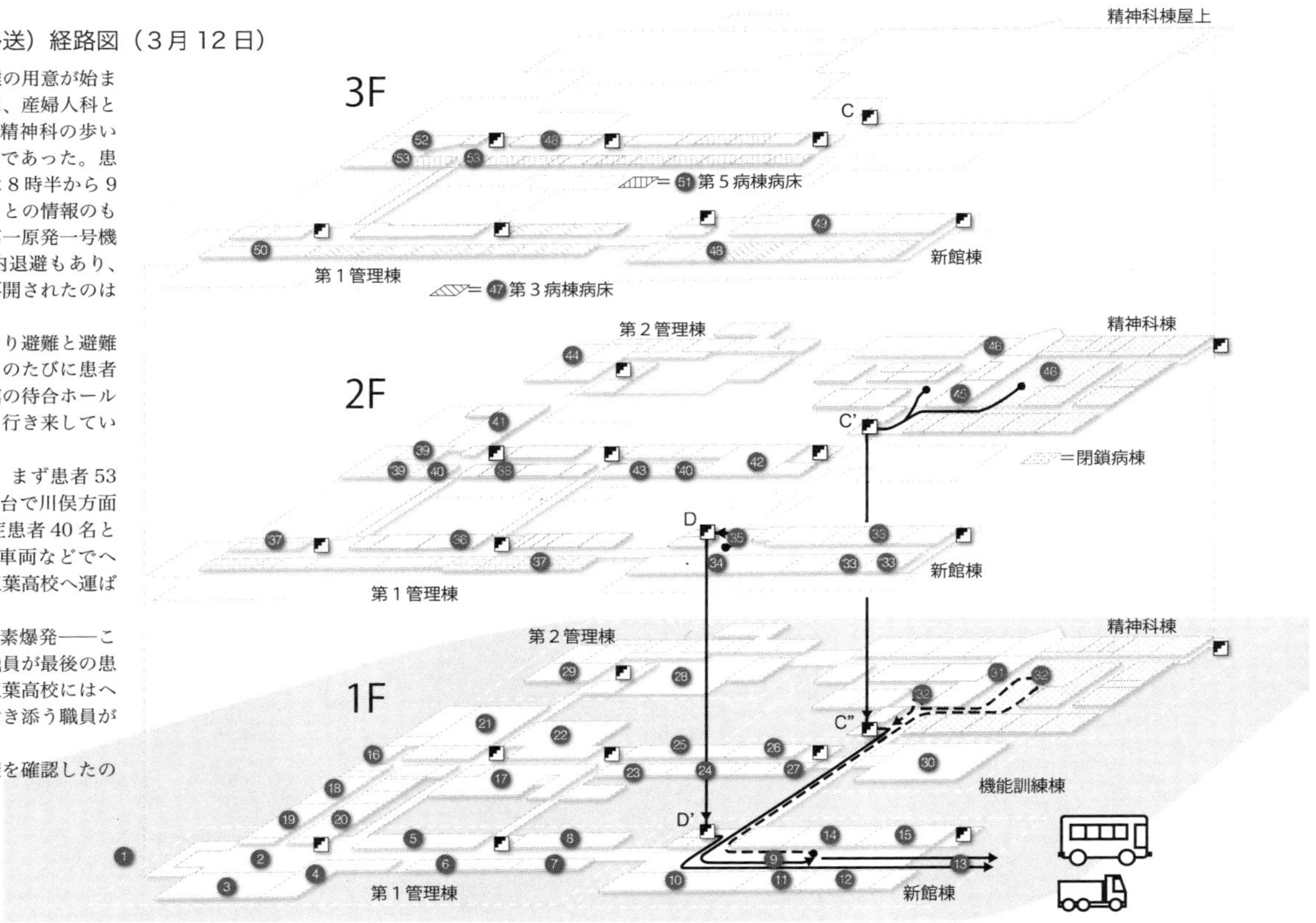

2◆バス6台での大移動

R-1

双葉から川俣・鶴沢公民館へ

精神科患者におこった出来事

渡部幾世

◉看護師　◉勤務歴：三三年　◉震災時職位：精神科病棟師長　◉現在：塙厚生病院心療科病棟師長　◉家族構成：義母、夫、一男一女（長女は福島県内、長男は他県在住）　◉一九五七年生まれ

患者と手をつないで外へ

地震発生時、私は精神科作業療法室で患者たちと作業中だった。収まることなく繰り返し襲ってくる大きな揺れ。建物の古さが、揺れを増幅しているようだった。

「おっかねぇ！」

叫ぶ患者。作業療法士と二人、すぐに患者全員を一ケ所に集め、皆で手をつなぐ。高齢者が多いので足元に注意しながらゆっくりと誘導する。「大丈夫だよ」と声をかけながら、これはいつもの地震ではないと感じていた。

第一管理棟（旧館）・正面玄関の外に出ると、すでに他の職員や患者が避難してきていた。作業療法士に患者たちを頼み、私は病棟へ走った。病棟の患者はすでにデイルームに集められ、安全は確保されていた。全員を看護学院側の駐車場に誘導した。正面玄関の外で待機する患者も新館棟の駐車場へ誘導し、精神科の患者を一ケ所に集めた。寝たきりの患者はベッドのまま。寒さがひどく、毛布や布団をできるだけ外に出して患者たちをくるんだ。

一般科の患者も次から次に誘導されてきた。やがて雨が降ってきたので、精神科の患者をそばの機能訓練室内に移動させたとき、津波がくると情報が入った。車椅子やベッドの患者を職員総出で精神科の二階に移動させた。

患者の誘動で病棟を駆け回りながら、自宅にいる体の不自由な夫と高齢の義父母のことが思い浮かんだ。大丈夫だろうか……怪我をしていないだろうか……。しかし、今は患者の安全確保が責務だと自分を叱咤して仕事を続けた。

外来には津波被害者が次々と来院し、病棟は入院患者の看護に追われていた。夕食は災害食を食べてもらい、スタッフの要員を確認して夜勤態勢を整える。患者が眠れず不安で不穏になることも想定し、準夜三名、深夜三名体制とした。他のスタッフは休んでもらうこととしたが、実際

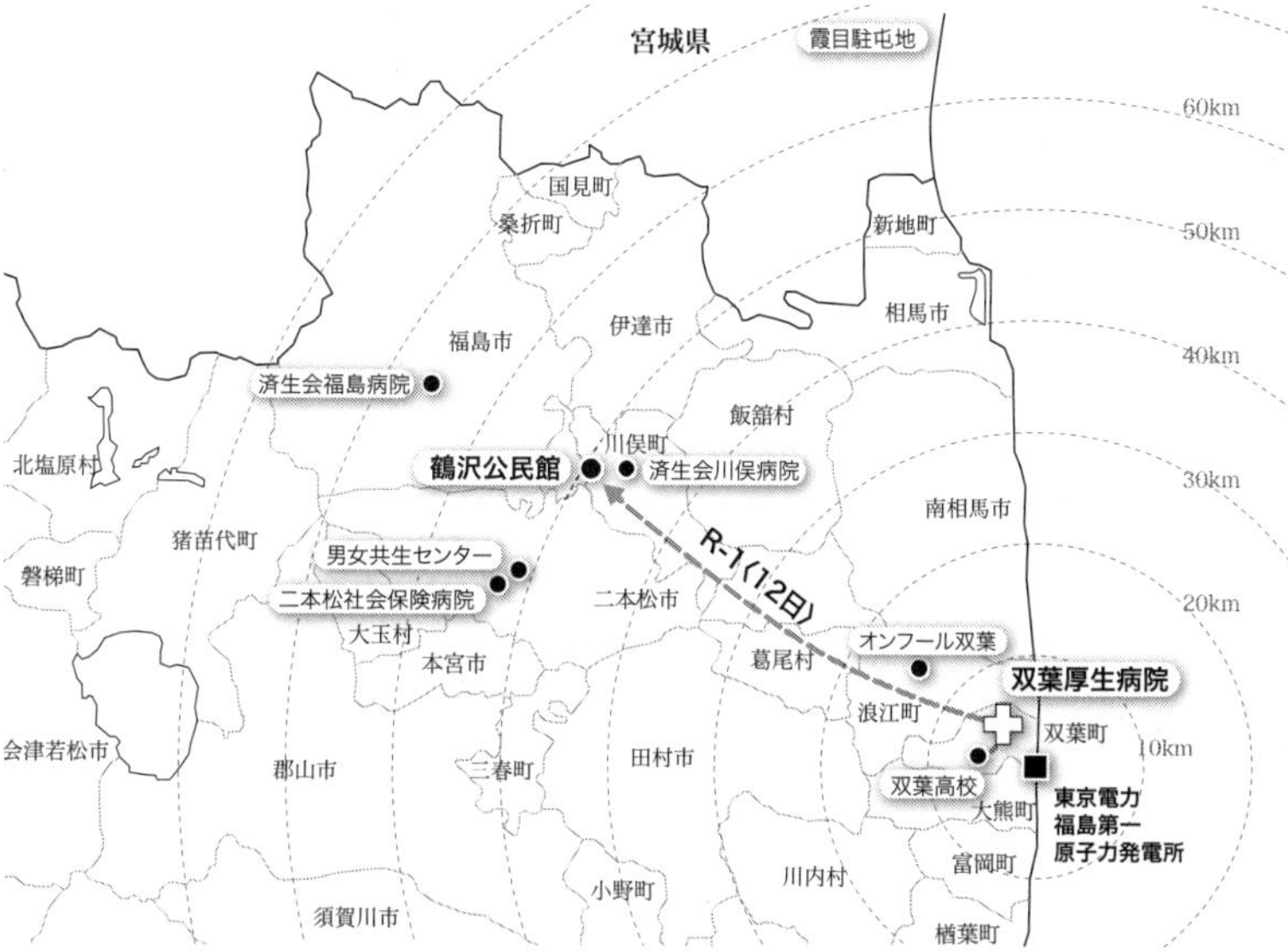

R(ルート)-1:〈12日〉双葉厚生病院 →→【バス】川俣・鶴沢公民館

にはほとんど休めなかった。

精神科の患者は、車椅子を含む寝たきり患者が一八名、歩ける患者が三七名、外泊中が一名の計五六名だった。床に敷かれた布団の上で横にならずに座ったまま夜を明かす患者や、落ち着かずに何度もトイレに通ったり、スタッフと話をしつづける患者も多かった。

家族の無事を確認できないまま

自宅の近いスタッフはいったん戻っていいと告げるが、帰るスタッフは少なかった。私も家族が気になっていたが、いったん帰ると職場に戻れないのではと思い、帰宅はやめた。

夜遅く、娘が訪ねてきた。子どもたちが心配でいったん帰ったのだが、浪江町

の請戸の託児所に預けた下の子の所在が不明だというのだ。請戸は海のすぐそばである。泣き顔の娘に、

「大丈夫。きっとどこかに避難しているから、気をしっかりもって」

と送り出した。言いながら自分自身にも言い聞かせていた。夫と義父母は中学校に避難しているらしいとのこと。すぐにでも飛んで行きたかったが、一度避難所に行けば大丈夫だとまた自分に言い聞かせた。

一睡もできなかった。病棟内は物が倒れて雑然としていたが、今後のことも考え、カルテや薬を患者ごとにまとめておくことにした。子どものいるスタッフ、妊娠中のスタッフなどみな不安がある中での業務である。本当に申し訳ない。

一人のスタッフが電話口で涙を流していた。家が津波で流されたが、家族は無事だったとのこと。私の肩に泣きついてきた。私も涙が出た。行方不明の孫の顔が浮かぶ。外来はまるで戦場のようである。本当にとんでもないことになってしまった。しかしこのときは、原発のことなど考えもしなかった。ひたすら今必要な看護に徹する以外になかった。

「看護師は乗らなくていい、車を出して」

明けて十二日朝七時。妊娠中のスタッフを帰し、精神科スタッフは一七名。水は出ず、患者の食料は二日分はオーケー。休診日なので外来は急患のみ対応する、と決めたところに、突然自衛

隊と警察官が現れて状況は一変した。原発に問題が起きたといって建物の外に出ることを禁止されたのだ。

いつ、どこに避難するのか。どうすれば患者を安全に移動できるのか。患者の家族への連絡はどうすればいいのか。いろいろな問題が一気に押し寄せた。

まず歩行可能な患者から先にバスで二八八号線を移動することになった。バスには食料や水も乗せ、職員は自家用車に相乗りでバスの後ろをついていくという。持参するカルテ・薬・食料・オムツ類などを担当を決めて準備したがなかなか避難指示が出ないので、早めの昼食を患者たちにとってもらうことにする。食事は、おにぎりとみそ汁、お粥《かゆ》もあった。経管栄養食も早めに注入を開始する。

午前十一時ごろ、緊急避難の命令が出た。

「五分で避難しなさい」

という言葉に、一気に混乱が広まった。自衛隊・警察誘導の下、一台目のバスには一般科の入院患者と外来患者を乗車させた。

次のバスに乗せるために、一般科の患者と精神科の患者を二台の自衛隊ジープに乗車させる。看護師が名簿を手に、一人ひとりチェックし、最後に自分が乗ろうとすると自衛隊が、

「もうこれ以上乗れない。看護師がつかなくてもいいから」

と車を出してしまったというのだ。報告を受けて愕然《がくぜん》とした。次のバスには必ず乗るよう指示

する。

ところが、次のバスがなかなかこない。患者を乗せたバスは、移動を始めてしまった。行き先は「二八八号線を上った」「浪江町津島の活性化センターに向かった」と二通りの情報が流れる。

ようやく来たバス二台に歩行可・車椅子使用の一般科の患者と精神科の患者を乗せ、私も乗り込んだ。このバスの後を、精神科のスタッフが、カルテ・薬ほか準備した物資を乗せて乗用車で追いかけた。

ものすごい渋滞の中、津島であたりを見回したが、先に避難したバスは見つけられない。バスの中では、患者受け入れ可能な病院を知らせる電話が入ってきた。よく繋がったと思う。しかし誰をどこへ受け入れてもらうか、看護師だけで判断するしかなかった。

済世会川俣病院で、各病院へ送る患者を振り分け、スタッフの車と済世会のバスを使い運ぶことになった。まず、済世会川俣病院に精神科患者四名を預けた。村上病院精神科には六名。済世会福島総合病院に精神科患者一名を送った。状況が理解できず、「嫌だ、双葉に帰る」とバスから降りようとしない患者もいて、本当に大変な作業だった。

午後七時過ぎ、残った九名の精神科の患者（と九名の一般患者）とともに川俣の鶴沢公民館に到着。車で移動してきたスタッフも合流。最初、電気がつかず真っ暗だったが、少しして使えるようになった。なんとなくほっとしたが、最初の二台のバスに乗った患者の所在は依然不明だった。師長としての自分の責任を痛感し、余震の続く中、この夜も一睡もできなかった。ただひとつ幸

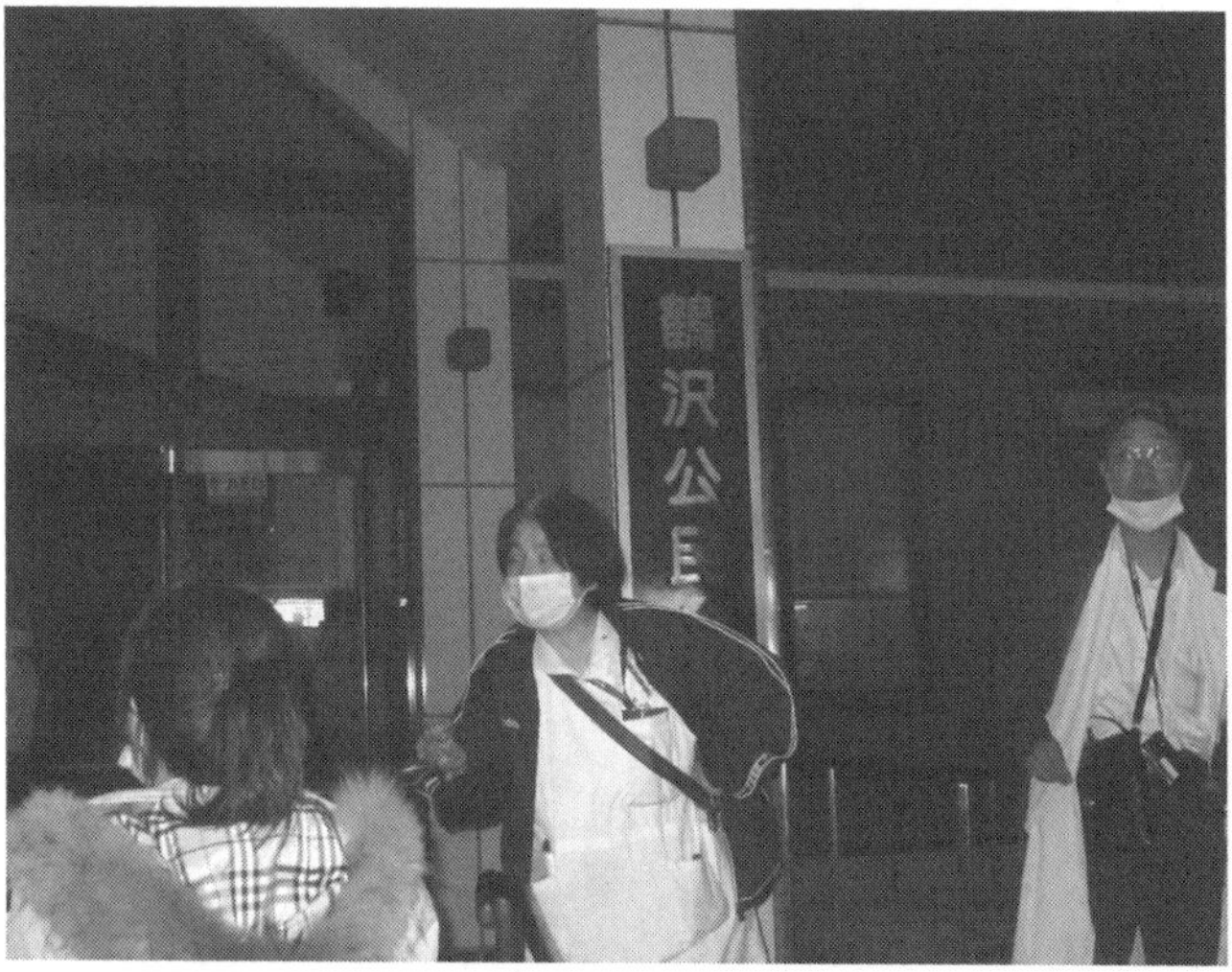

川俣・鶴沢公民館に着いた直後と思われる

いだったのは、この日の午前中に、孫の無事が確認されていたことだった。夫や義父母とはまだ連絡がとれなかった。

取り残された？行方不明の患者たち

十三日朝には、おにぎり一個の配給があった。足りない分は病院から持参した食料でなんとか間に合わせる。

患者家族への連絡および患者移送先リストの作成、スタッフの安否確認および連絡網作成。山ほど作業があった。精神科の患者の家族は、名簿に自宅の電話番号しか記載していない家族が多かった。

一方、行方不明になったバスの患者たちを探して、川俣町の避難所を一つひとつ歩き回ったがどうしても見つからない。

十四日になって、避難所を徘徊《はいかい》していたとこ

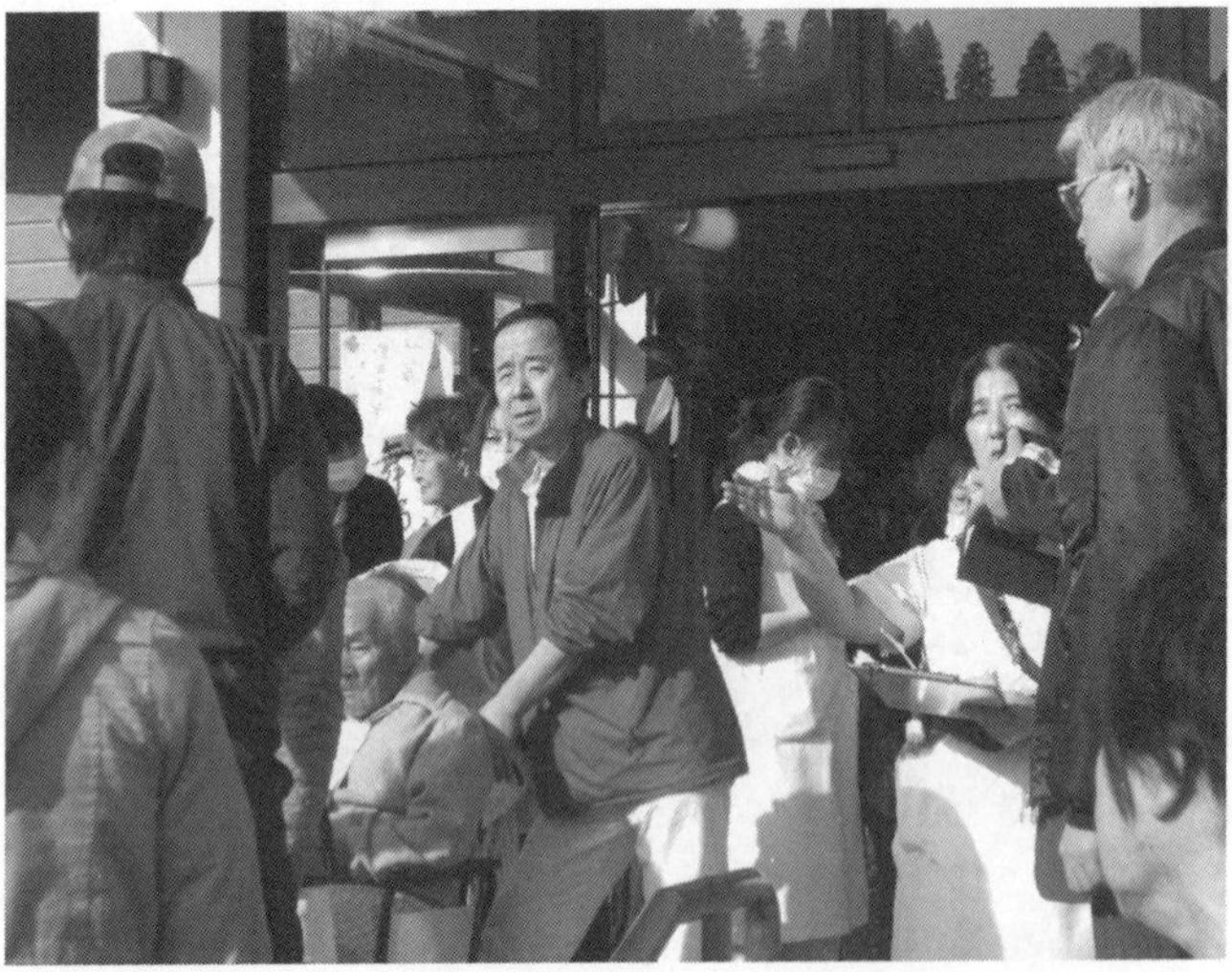

13日午後、スクリーニング検査を待つ患者・家族、案内にあたる職員

ろを発見された患者がいた。一人が見つかったことで、もしかしたらばらばらになってしまっているのではないかという不安がよぎった。

午後七時ごろ、行方不明の患者たちが、浪江町の特別養護老人ホーム「オンフール双葉」に取り残されているらしいという情報が入った。すぐにも迎えに行きたいが、原発の方向へ戻ることになるため危険だと許可が下りなかった。

十五日朝、再度迎えに行くことを申し出るがやはり許可は下りない。夕方になって、オンフールの患者が二本松の男女共生センターに移されるらしいと情報があった。夜、私を含め四人が、カルテと薬を持参して二本松へ向かった。

患者たちは、三日間食べていないかもしれない。薬も飲んでいない患者がどのような状態でいるのかとても不安で、その夜も眠れないまま夜を明かした。しかし患者たちは二本松にやってこなかった。

泣き出す患者も

十六日朝、患者たちが、那須甲子青少年の自然の家に移動するとの情報が入る。しかしすぐに、今度はいわき光洋高校に運んだとの情報が入った。二手に分かれて出かけ、私はいわき光洋高校に向かった。体育館の二階に患者たちの顔を見つけたとき、涙があふれてきた。精神科一八名の患者全員がいた。泣きだす患者もいた。一緒にいた一般科の患者が、歩行困難な患者に手を貸してトイレの介助など世話をやいてくれていたのだ。周りの人たちからは、

「双葉厚生病院の人たちを恨んだ。こんなかわいい人たちを患者さんだけにして」

「なぜ昨日のうちに迎えにきてくれなかったのか、早く迎えにきてほしかった」

と言われた。どんなふうに思われても仕方がない。患者だけにしてしまったことは事実なのだから。でも、わかってほしかった。決して患者たちを忘れていたわけでなく、ずっと探して、心配していたことを。本当に無事でよかった。

具合の悪かった三人をいわきの泉保養院へ受診させた。医師三人が速やかに診察してくださった。夜遅くに精神科看護師の佐久間勝充さんと青山弘和さんが応援に来てくれた。翌日には移動に備え、外来看護師の志賀美和さんが来てくれた。

十七日午後一時ごろ、見つかった精神科の患者とともにバス二台に分乗して塙厚生病院と、

（村上病院経由で）高田厚生病院に向かう。患者たちのそばにいてくださった方々に何度も何度もお礼を言いながらいわき光洋高校を後にした。

心ならずも義父母を埼玉へ送り出す

家族のことは、できるだけ考えないようにしていた。無事に避難しているだろうと思うことでしか、仕事に集中できなかった。

夫は、四四歳のときに脳出血により右半身麻痺《まひ》と言語障害をもつようになった。身体障害二級、要介護三である。義父は九二歳、義母は八五歳。地震直後は三人で家の裏庭に出たそうだ。近所の人が寒さを心配してストーブを出してくれて、それで暖をとっていた。その後、中学校へ避難。

十二日、三人は双葉町の避難から取り残され、知人の好意で葛尾村《かつらおむら》などに行き、転々としたが十五日、私の実家の家族と合流して福島へ移動していた。

十七日、双葉町が埼玉に避難するとの情報が入る。このあとＪＡ教育センターのある福島市に移動し、引き続き残務の対応に当たるつもりだった私は、家族と合流し一緒に生活をすることはしばらく困難と判断。役場に勤める親戚に、高齢の義父母の埼玉への移動を依頼する。埼玉に住む夫の妹家族に、少しの間お願いできないかと考えたのだ。

十九日、埼玉アリーナ行きのバスに乗った義父母を見送り、私と夫は福島へ向かった。その日から教育センターでの生活が始まった。夫は、職場の計らいで私とともに生活することになった。

ベッドの上で久しぶりに眠られた感じがした。

テレビをふと見ると、義父母がバスに乗り込み埼玉に向かう姿が映し出されていた。高齢の義父母をバスに乗せることに抵抗がなかったわけではない。でも今はどうしようもない。テレビの義父母を、夫と二人、涙を流しながら見送った。

辞めていくスタッフへの思い

教育センターでの最初の仕事は、スタッフの状況把握と患者家族への連絡だった。

二十四日からスタッフの意向調査を始めた。皆悩んでいる。当然のことだろう。新しく住む所が決まったスタッフから、勤務地を決定していく。辞めて遠くへ行くスタッフも多く、寂しいが仕方がない。私自身も、厚生連に残ることに無理はないのか思い悩むが、今はまずスタッフのことを考えなければならない。自分のことは、二の次だ。

二十九日、仕事を休んで、同僚とその夫の車に同乗させてもらい、病院へ車をとりにいった。町内は道路も家もすごいことになっていた。亀裂、陥没、大きな段差。瓦礫《がれき》が散乱しており、見るも無残。十二日に避難してくるときよりひどいと感じた。

病院の駐車場には車がたくさん残っていた。盗難が多いと言われていたので不安だったが、私の車は無事で、ガソリンも満タンのまま。エンジンもすぐにかかった。同僚とはそこで別れ、娘の家へ行き貴重品を持ち出す。それから自分の家に急ぎ、貴重品と車椅子を持ち出した。家の中はガラスが割れ、物が倒れ、窓も閉まらず、台所へは入れなかった。玄関の戸は完全に閉まらず、そのまま家を離れるしかなかった。

帰る途中で防護服を脱ぎ、洗車して福島に午後一時過ぎに到着。車と貴重品を取り戻したことで気持ちにも余裕ができた。

三十日、済世会川俣病院に転院させていた精神科患者を、すべて高田厚生病院に移すことが決まる。三十一日、患者の移送に付き添う。これで何とか、精神科の患者は落ち着いたかな、と思った。

四月一日。十一時三十分から事務所で新年度の仕事始め。津波で亡くなったスタッフのために黙とうを捧げた。行方不明だった育児休暇中のスタッフの遺体が確認されたのは、二日前だった。

八日、教育センターでの仕事も終わった。これで仲間とも離れるのが寂しい。私と夫は、娘家族とともに、石川町のアパートに引っ越すことになった。いろいろな人たちに助けられて、新生活を始めることができた。

これからは家族ずっと一緒で

義父が体調を崩したのは三月二十七日だった。そんな中、義父母は義妹の家を出て、埼玉加須《かぞ》市《し》・旧騎西《きさい》高校の避難所に移ってしまった。昼間義父母だけになるのが寂しかったようなのだ。これは夫も私も想定外だった。避難所に行かせるために埼玉に送ったわけではないのに。

義父は四月八日に入院し、四月二十一日に他界した。義妹から知らせを受けたとき、私は娘の夫と双葉を訪ねた帰りだった。その二十一日昼前に、二〇キロ圏内は警戒区域となり、以降立ち入りができなくなるとされていたための双葉訪問である。

埼玉行きのバスのニュースの映像で、手を振っていた義父の姿が最後になってしまった。ごめんなさい……。四月二十二日、埼玉に行った私たちに義母は言った。

「じいちゃんは、若いやつらに捨てられたってずっと言って死んでいったんだ。家に帰りたい、帰りたいって泣いていたんだ」

ショックだった。あの状況下では、夫と義父母の三人を抱える勇気は私にはなかった。少しの間だけ、実の娘のところに身を寄せてほしいと思っていた。その後、義母を呼び戻し、七月から棚倉町《たなぐらまち》のアパートで夫と私の三人暮らしを始めた。

義母は精神的に不安定だったのか、時々思い出したように大きな声で話しだしたり、急に泣きだしたりした。三月十一日のことを、自分たちだけで避難を続けたことを、何度も何度も話す。そのたびに、私は自分が職場優先したことを責められているようで辛かった。

新しい職場では、初めての内科外来ということで、初めは何もわからず大変だったが、温かく迎えてもらった。

双葉にはもう帰れないだろう。被災したことで、家族と常にそばにいたいという思いも強くなった。仕事と、家庭とさまざまに思い悩み、何かまだ中途半端な気持ちでいる自分がいる。

R-1

震災体験とは、絆とは

松本貴智
◉臨床心理士　◉勤務暦：四年　◉震災当時職位：リハビリテーション科職員　◉現在：白河厚生総合病院リハビリテーション科　◉家族構成：実母、妻と一男　◉一九七三年生まれ

とんでもないことが起きている

あの地震が発生した三月十一日午後、私は「患者」として双葉厚生病院の皮膚科にいました。午後二時三十分から粉瘤《ふんりゅう》（皮下の良性腫瘍《しゅよう》）の切除術を受ける予定になっていたのです。しかし、時間通りに皮膚科を訪れると、そこには誰もいませんでした。五分ほど遅れて到着した皮膚科医師と担当の看護師は「病棟の回診が予定外に時間がかかった」と説明してくれましたが、この五分の遅れが私にとって、些細《ささい》ではありますが、ある種の幸運だったのだと思います。

手術開始は午後二時四十分頃でした。私は上半身裸になり、手術台の上でうつぶせになりました。医師がメスを手にしようとしたその時、最初の揺れを感じたのです。医師が私を手術台から落ちないように支えてくれた数秒間は「地震ですね」などと落ち着いて会話をしていられました。しかし、すぐに手術室全体が激しく揺さぶられ、看護師は転倒し、棚や机に置かれていたものは散乱しました。

立ち上がることのできないほどの激しい揺れが収まると、私はシャツを着て、皮膚科を飛び出しました。自分が今までに経験したことのない、何かとんでもないことが起ころうとしていることを直感的に感じたのです。

院内はパニック状態になっていました。火災報知機が鳴り響き、破裂した水道管から水が溢れ出ています。スタッフや外来患者、動くことができる入院患者は避難のために駐車場に向かって走りました。

駐車場で事態が落ち着くのを待つ間にも断続的な余震が続きます。院内にはまだ身動きの取れない入院患者やそこに付き添うスタッフが多数残されていました。余震は一向に収まる気配もなく、病棟に残された患者の移動に取りかかることになりました。

事態が十分に把握できていない段階での移送でしたから、一度駐車場に連れ出した患者さんを「津波が来るかもしれない」ということで精神棟に戻すなど、二度手間、三度手間となりがちで、スタッフの疲弊を倍加させたようにも思います。ただ、あの状況ではそれもやむをえない判断であったとも思います。

このように患者移送に奔走していた最中、病棟三階のベランダから海岸方向に目を向けたとき、巨大な黒い塊が海岸線を呑み込んでいるのを目視して、私は手術室で感じた直感が間違っていなかったことを理解したのです。

目にした街の光景

患者さんの避難やスタッフの控え室の確保などが完了すると、今後の動き方について重富院長から指示があり、午後九時ごろにようやく落ち着くことができました。

実はこの時点でもまだ自宅の電話や妻の携帯電話はつながらず、その不安を紛らわせるために他のスタッフとともに技師室の片付けに没頭しました。他のスタッフも同じ気持ちだったのかもしれません。一時間ほどで部屋は元通りになりました。医療従事者として、とりあえず今、自分が果たすべき役割がなくなったことを確認して、私は自宅に向かいました。

当然渋滞しているであろう国道六号線は避け、旧国道から浪江町の自宅に車を走らせました。橋が破壊され、ブロック塀が倒れ、家屋が倒壊している場所があったため、通常なら一五分程度の帰路に一時間を費やしました。ただ、途中で妻の携帯と電話がつながり、家族の無事を確認できたことで、ひとまず安心しました。

たどり着いた自宅の母屋は瓦が落ち、納屋は斜めに傾いていましたが、妻と子どもの無事な顔を見られただけで十分でした。私は再び車に乗り込むと病院に戻りました。病院に着いたのが午後十一時過ぎ。自宅には一〇分もいなかったのだと思います。

病院ではすでに多くの患者さんが就寝し、スタッフも交代で休憩を取るなど、落ち着いた雰囲気を取り戻しつつありました。看護師と協力して精神科患者の様子を見ながら、私も病棟で待機しました。三時半から四時にかけて三〇分ほど仮眠をとることができました。

高まる院内の緊張

十二日の朝五時、精神科患者には一斉にオムツ交換が行なわれ、私も手伝いました。朝食の介助も行ない、通常ではあまり経験できない仕事の新鮮味を実感していた頃、原発の情報が入ってきました。情報は断片的にしか届きませんでしたが、時間が経つにつれ、状況が切迫していることが伝わってきました。

水素爆発の危険性もあるということがわかった八時過ぎ、私は自宅に電話しました。すぐに避難するよう伝えたのです。

家族と一緒に避難したいという気持ちが込み上げました。このまま家族と会えなくなるのではないかという不安が頭の中に広がったのです。もちろん、患者さんや仲間のスタッフを病院に置いたまま自分だけ避難するという選択肢は、私にはありませんでした。その後、家族は無事に浪江町の津島へと避難することになります。

病院では午前中のうちに避難の準備を終えていましたが、輸送用の車が到着しなかったため、待機せざるをえません。その間に屋内退避の指示が出されたことで、院内の緊張感は一気に高まり、スタッフの動きも慌ただしくなりました。

十一時くらいになって、ようやく自衛隊の車二台と大型バス一台が到着し、第一陣として自立歩行が可能な一般科の患者さんや精神科病棟の患者さんが避難することになりました。

自衛隊員に「スタッフは同乗しなくて大丈夫ですか」と問うと「大丈夫」と返答されたので、

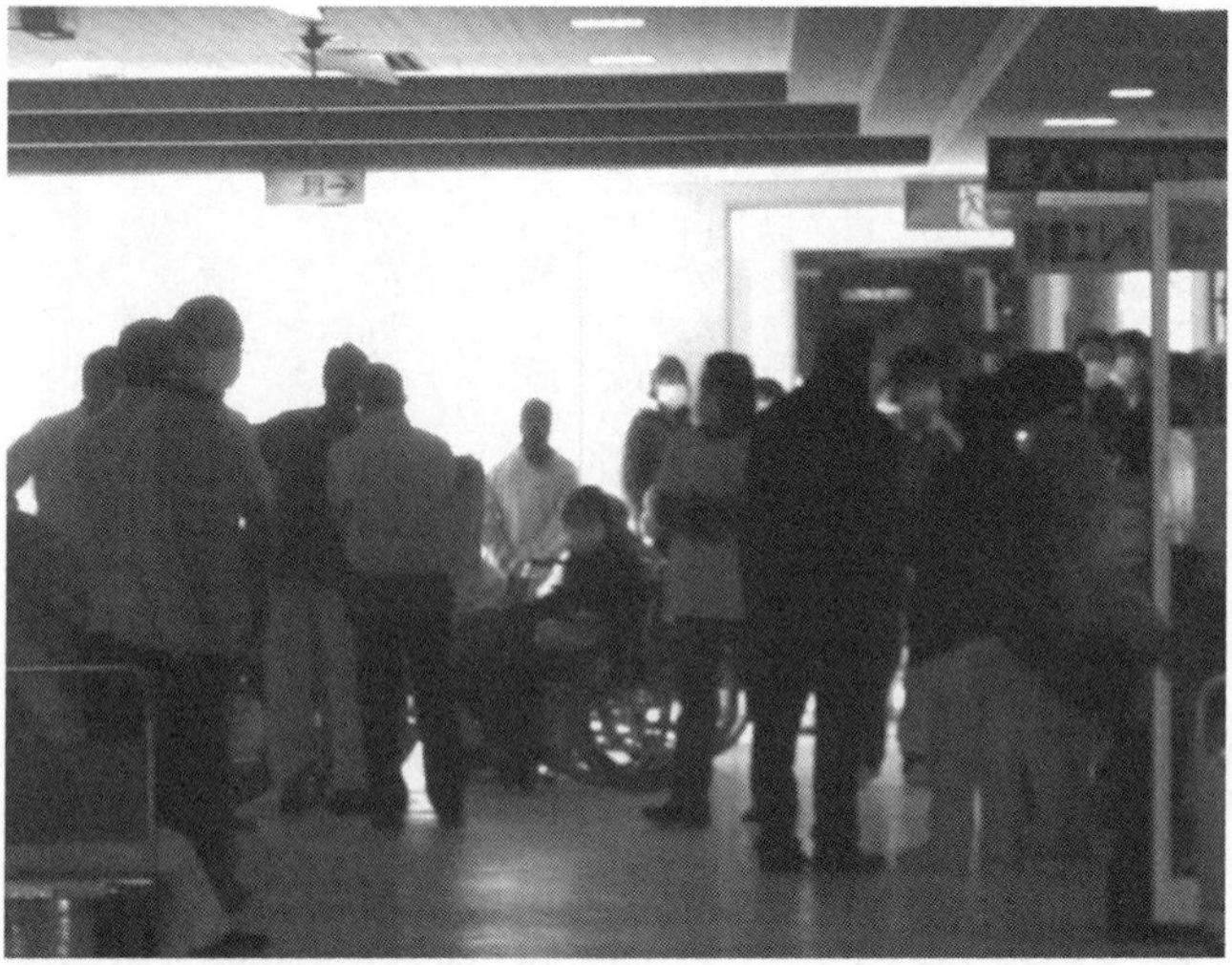

12時半頃、新館棟の待合ホールには避難するバスを待つ人たちが集まっていた

第一陣にはスタッフは加わりませんでした。避難場所がどこなのかはわかっていませんでしたが、皆が同じ場所に避難すると信じて疑いませんでした。

川俣・鶴沢公民館にたどり着くまで

第一陣が出発したあと、屋内退避を続けていた私たちは、正午過ぎに大型バスで移動することになりました。避難場所については知らされず、ただ「バスの後をついていてくればいい」と指示されたのみでした。

大型バスは国道一一四号線を福島方面に向かい、津島の手前のトンネル付近でたいへんな渋滞に巻き込まれました。なかなか前進できない車の中で、バスに乗っていた渡部幾世師長から電話が入りました。精神科患者の一部を済生会川俣病院などへ転院させることが決まったとの

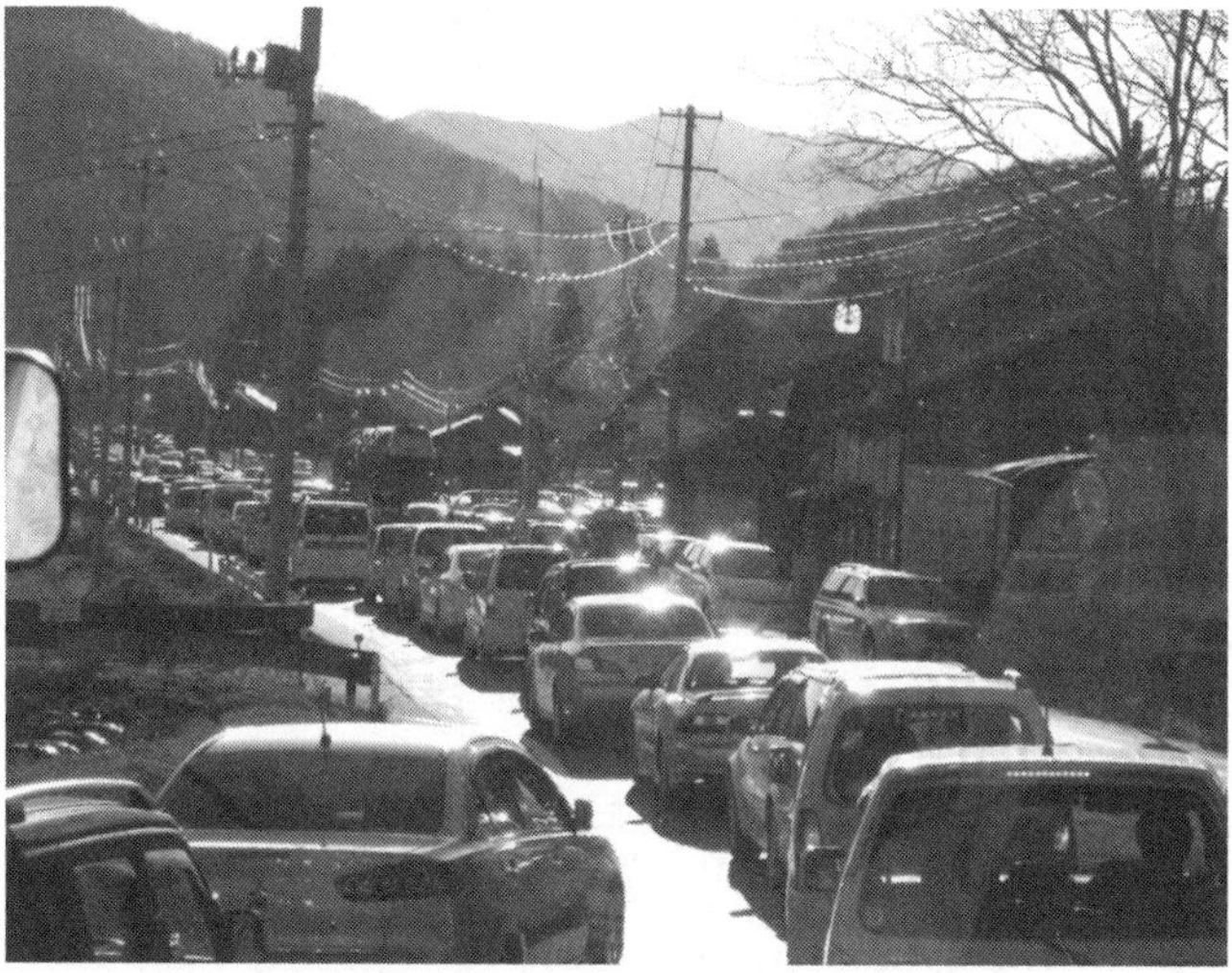
午後２時過ぎ、浪江町津島付近（避難するバスの車窓から撮影）

ことでした。そのため、私たちは路肩にバスと車を停止させ、路上にカルテと薬を広げて患者さんごとに分別してから川俣に向かいました。
到着した済生会川俣病院は、かなりの混乱状態でした。どの患者さんを受け入れるのかについて、消防と済生会川俣病院、そして双葉厚生病院スタッフに知らされていた情報に食い違いがあったのです。
結局、当初知らされていた通り、四名の精神科患者を済生会川俣病院で受け入れてもらい、私は救急車に同乗し村上病院にその他の患者さんを移すことになりました。
午後十時ごろに避難場所となっていた鶴沢公民館へたどり着きました。すでに消灯された館内で、自分の落ち着ける場所を探しながら、スタッフや患者さんと話しているとき、第一陣として避難した患者さんの行方がわからなくなっていることを知りました。また、私自身も家族との連絡が取れなくなっており、不安なまま寒い夜を過ごしました。

運命を分けた避難先

十三日の朝に母から連絡があり、妻と子どもたちが同じ川俣町内に避難していることを知りました。鶴沢公民館で再会できたときには、家族とともに避難することも考えました。しかし、まだ安否がわからない患者さんもおり、仲間たちと離れる気にはなれませんでした。家族には妻の実家に避難するよう言いました。家族の安否に関する不安がなくなったことで、精神的に多少ゆとりが生まれるようになったと思います。

その日の午後、私たちがバスで避難したあとも病院に残っていたスタッフの行方が明らかになりました。十二日にヘリコプターで仙台にある陸上自衛隊霞目駐屯地へ行ったグループと、ヘリに乗れず双葉高校の体育館に留まったグループがいたようです。その両者がこの日、二本松の男女共生センターに集まるという連絡があったので、車で迎えに行くことになりました。

男女共生センターの前に停められた大型バスの中に、院長をはじめとしたスタッフが出発を待っていました。皆とても疲れ切った様子で、互いの無事を喜ぶ雰囲気など微塵もありませんでした。食べるものすら与えられていなかったようです。

高いレベルで汚染された二本松スタッフ

戻ると、鶴沢公民館では放射線サーベイランス検査が行なわれていました。私は一万五〇〇〇CPMという高めの数値が検出されたのですが、これは二本松で出迎えたスタッフと車中などで長く接触していたからのようです。二本松にいたスタッフは全員から高い数値が検出され、あるスタッフのジーンズは一〇万を超えていました。彼らがどんな思いで二本松で待機していたかを考えると胸が痛くなりました。

急遽ミーティングが開かれ、今後について話し合われました。院長の判断もあって、これ以上患者さんへの積極的な関与を行なわないことになり、自宅や家族の元へ帰りたい人は帰ってよいことにもなりました。

私は車もありましたし、家族の所在も把握していましたから帰ることはできたのです。ですが、二本松にいるスタッフや行方がわからなくなっている第一陣の患者さんのことを思うと、自分だけ先に家族の元へ帰ることは選べませんでした。

川俣にいた六〇名ほどのスタッフは翌日の朝までに半分になりました。

十四日は、朝からスタッフが手分けをして、患者さんの安否情報を確認しながら各病棟の患者名簿を作成しました。昼過ぎには完成し、私はパソコンで患者名簿と職員名簿を仕上げました。その日は他にほとんどすることもなく、何事もないまま一日が終わるのかと思った午後九時過ぎ、第一陣の所在が明らかになりました。

一転、家族のもとへ

福島第一原発一号機に続く三号機の水素爆発によって、「一〇〇キロ以上離れたほうがよい」という情報を得た妻からは、茨城の親戚宅に避難するという連絡が十五日にありました。この頃、家族と会いたいという気持ちが強くなっていました。二本松の患者さんも少なくなり、医療従事者として私が果たせる職務がほとんど残っていないこともありました。

せめて二本松に残っているスタッフを迎えに行くまでは留まるべきという思いとのジレンマに苦しみましたが、午後には家族の元へ帰る決意を仲間に伝えました。ここを離れるつらさを語る自分の言葉がとても空虚だったように覚えています。残る人たちのほうがよっぽどつらかったでしょう。

涙があふれ出し、車に乗り込んで国道四号線を南下しているときも止まりませんでした。どうしてこんなことになってしまったのか、なぜ今自分はこんな行動を取っているのか、すべてが悔しくてたまりませんでした。

親戚宅に着く前に保健所で放射線サーベイランス検査を受けました。問診のとき震えが止まりませんでした。寒さもありましたが、これまでに蓄積した不安を口に出したこと、口に出せるような状況になって初めて安心できたことなどが大きかったのだと思います。数値に問題はありませんでした。

翌十六日には伯母が住む東京へ移動しました。東京では誰もがごく普通の生活を送っていることに違和感を覚えました。

十七日、男女共生センターに残っていたスタッフから連絡が入りました。十四日に私たちが作成した患者名簿を紛失し、私が作成したパソコンの名簿データを必要としているとのことでした。現場でまだ頑張っている仲間の役に立てたことが何よりもうれしかったです。二本松の現場でも、ようやく終わりが見え始めたようでした。

いま臨床心理士として

東京での避難生活中には、大学や大学院時代の友人たちが心配して連絡をくれ、また久しぶりに再会することもでき、それらが心の支えになりました。ありふれた表現かもしれませんが、「絆」の重要性を改めて実感しました。

東京に滞在している間、今後の生活について妻といろいろ話し合いました。子どものことを考えると、東京で新しい生活をはじめることも選択肢のひとつにありました。けれども、話し合ううちに厚生連に戻るのが自分たちのいま採るべき道のように思えたのです。

私は白河厚生総合病院に、妻は塙厚生病院に勤務することになり、四月八日、白河市の二ＬＤＫのアパートに家族全員で引っ越しました。

白河厚生総合病院では、緩和ケアの領域の仕事に就きました。新たなチャレンジをするためにあえてそのような職場を選びました。

また、白河厚生総合病院のスタッフも震災時は大変な混乱を経験されているのですが、私たちとはだいぶ状況が異なり、あの震災に対する若干の温度差を感じてしまう部分もあります。それでも、私の不安やストレスを察して、話を聞いてくれたり、心配してくれるスタッフがいてくれることが救いになっています。

今、思うのは、あの震災では同じ場所で同じ経験をしている人たちでも、各々の心に刻まれたストーリーが異なり、人それぞれに物語があるということです。避難所における被災者支援として、避難生活のストレスへの対処法などを講演することがあるのですが、そうした場所で話を聞くと、被災者個人の中には百人百様の震災のドラマが形作られています。それは、私たち双葉厚生病院のスタッフにも該当することです。

臨床心理士としては、そうした極めて個人的な精神的ストレスに配慮したケアが長期的に求められているように感じています。患者さんにも、医療者にも。

3◆重病者をヘリ移送

R-3

双葉から仙台・霞目経由、二本松・男女共生センターへ

逃げることを考えていなかった原発地元民

林　晃

◉医師　◉勤務歴：一六年　◉震災時職位：内科部長　◉現在：白河厚生総合病院第三内科　◉家族構成：実父、妻と一男二女　◉一九六一年生まれ

事態が飲み込めないまま患者移送

地震発生時は、外来の診察中でした。

診察室なので、本棚など倒れるものはありませんでしたが、患者さんが丸椅子から落ちました。立とうとするから「立たないで」と言って、自分は机を押さえていました。とても立っていられ

る状態ではなく、「これまで体験してきた地震とは違う」と感じました。

揺れが収まったところで、患者さんにはそのまま待機してもらい、自分は外来ブースの外に出ました。処置室の薬品棚が全部倒れ、なかの薬品もすべて床に落ちて散らばっていました。ただし、停電はしていませんでした。病棟には筋萎縮性側索硬化症《きんいしゅくせいそくさくこうかしょう》（ＡＬＳ）のため人工呼吸器をつけた患者さんが入院していましたが、人工呼吸器が動いていたことにほっとしました。

建物の倒壊が心配されたため、まず、患者さんを外に出そうということになりました。

ＡＬＳの患者さんは、常に人工呼吸器が必要ですが、この機械は非常に重いのです。そこで一度機械を取り外し、患者さんには手動で空気を送りながら運び、機械は三人がかりで担ぎ下ろしました。

全員を一階に降ろしたあと、津波が来るという情報が入りました。多くの患者さんは寝たきりで、自力で動くことができません。そのため、建物が新しく安全と思われる精神科棟の二階へ、再度患者さんを運ぶことになりました。

それが終わったのが夕方くらいです。

実をいえば、私はずっと患者さんを運んでいたので、事態をよく飲み込めていませんでした。正直「津波なんて、本当に来るのかな」と思っていました。

夕方になって救急車で運ばれてくる患者さんが増えてきました。津波に呑みこまれ、濡れた患者さんです。

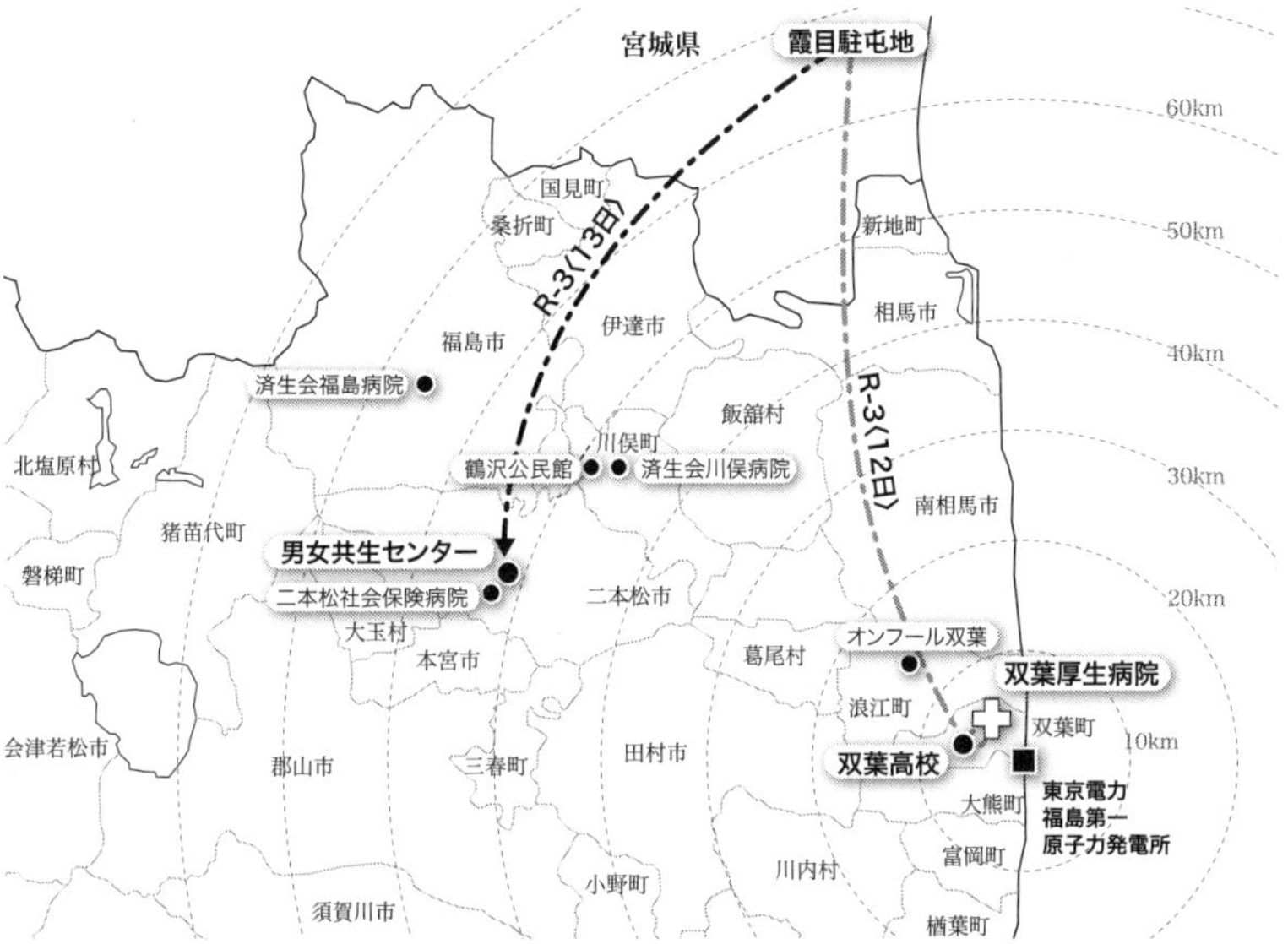

R(ルート)-3:〈12日〉双葉厚生病院 → 双葉高校 →→【ヘリ】 陸上自衛隊霞目駐屯地 → 〈13日〉男女共生センター

当院に到着した時点では呼吸に異常がありませんでしたが、二四時間ほどで肺炎を起こした人もいました。津波に巻き込まれたときに、汚い水を吸い込んで肺に入ってしまったせいかもしれません。

ヘリの中で看取った末期がん患者

翌十二日、自衛隊と警察が来て、患者さん全員を避難させるということになりました。ただし、現場は混乱を極めており、誰をどこに避難させるのか、医療スタッフがどう動くのかということがまったくわからない状態でした。

比較的軽症の方はバスで移動し、重症の方はヘリで運ぼうということになりました。ヘリを待つために、近所の双葉高校へ移動しました。

このとき一緒に移動した患者さんに、末期の肺がん患者さんがいました。すでに最後のステージを迎えており、意識もなく、通常であれば自然に呼吸が止まるのを待ってお別れする、そういう段階の方でした。

ですから、ヘリで運ぶ際も人工呼吸器はつけず、そこにいるスタッフみんなで看ていて、呼吸が止まったら時間を確認しましょうねと話していました。

ヘリは、当初の目的地である二本松の上空で数十分旋回して、いったん着陸しましたが、その後再び離陸し、次に着陸したのは仙台の陸上自衛隊霞目駐屯地でした。

霞目駐屯地に着陸しても、自衛隊員が放射線を測定するまで、一時間ほどヘリのなかで待たされました。放射線を測り終わったとき、末期の肺がん患者さんが亡くなりました。

ご遺体は陸上自衛隊仙台病院に安置させてもらうことになりました——この患者さんのご家族は、地震直後の電波の混乱もあって、連絡がとれない状態でした。最終的にご家族の携帯に連絡を取ることはできましたが、ご家族も避難先にいて引き取りに来られない状況でした。

看取るご家族がいない中で最期を迎えられたのはかわいそうでした。通常、息を引き取るときにご家族が間に合わなかった場合、ご家族が到着したときに最期の様子をお伝えします。しかし、今回、その後もご家族と会うことができず、最期を伝えられていません。それが心に残っています。

やむなく避難に

翌朝、ヘリで二本松の男女共生センターに行きました。私たちが到着した時点で、私は放射線量を測定し問題なしといわれ、除染の必要もなく、すぐに中へ入れました。そのときはまだ出入りは自由だったのです。

それが次のヘリから、中は空間線量が高く汚染区域であり、中に入るのは自由だが、外に出るためには放射線量を測定して除染しなければならないということになったのです。

そのあたりまで私の中に「避難」という意識はありませんでした。自分たちは患者さんを「移送」している途中であり、それが終わったらいったん病院へ戻り「避難」しようと思っていました。しかし、男女共生センターに入ったら出られなくなってしまった。それでやむなく「避難」になってしまったのです。

男女共生センターでは、患者さんの転院先を探しながら、入院患者さんや特別養護老人ホーム「せんだん」の入所者にも具合が悪い方がいましたので、診察して処置の指示を出していました。

感心したのは看護師たちの働きです。医師は点滴や経管栄養、投薬を指示するだけですが、それを実施するのは看護師です。点滴したり点滴のビンを交換したり、オムツを替えたり。寝たきり患者さんばかりでオムツ交換が必要な方ばかりでしたので、看護師はそういう作業を二四時間やっている。男女共生センターについてすぐに四交代制を作ってやっていました。その組織力に感心しました。

震災九日後に父親を発見

震災後、病院で活動を続けましたが、家族のことも気がかりでした。

妻とは携帯電話で連絡を取ることができました。妻と次女は自宅で被災し、街で一番高い建物である役場に避難したとのことでした。その日中学の卒業式だった長男は、卒業式後友人と遊びに行った先で地震に遭い、友人とともに中学校に避難していました。夜、私が迎えに行きました。南相馬市の高校に通っていた長女は、そのまま高校近くの避難所に避難していました。

妻や子どもたちの安否は翌日にはわかったのですが、浪江町にひとりで暮らす八〇歳を超えた父の行方がわからず心配でした。

一度は、双葉厚生病院の向かいにある「せんだん」まで来たらしいのですが、これから避難をするといわれ、一人で家に戻っていたのです。

二本松で患者さんの移送をすべて終えた時点で、浪江町の住人が避難している避難所を回ってみましたが、見つかりません。一時はこのまま見つからない、どこかで死んでいるのではないかとも覚悟しました。

その頃、すでに浪江町は規制されていて入ることができない状態でした。あとから聞いたところによると、それでも入って家族を探したり荷物を取りに行った人もいたようですが、自分は着の身着のまま逃げてきて、車もない、状況もわからない状態で、動きようがありません。

結局、自衛隊の方に自宅で発見されたのが二十日ごろ。家に置いてあった一升瓶の酒とビール、それからパンで食いつないでいたらしいです。

再会したとき、「しばらく、酒はいいや」と言っていました。

ずっと原発に反対していた母

現在、私は白河市で暮らしています。父も一緒です。

妻と子どもたちは仙台で暮らしています。子どもたちは仙台の学校に転校しました。卒業するまでは仙台にいるより仕方ないでしょう。もともと介護施設に入居していた母は、那須の施設に避難しています。

原発の地元で暮らしていましたが、母親はずっと原発に反対していました。「安全です」としか言わないからと。

福島第一原発の三号機としてプルサーマルが作られるときの説明会で私も、「もし何か起きたらどうするか」と質問したことがあります。答えは「安全ですから」ただそれだけ。それ以上のことは出てきませんでした。

私自身、自分が生きているうちに事故は起きないだろうと思っていました。でも起きてしまいました。そして、事故が起きたら逃げるしかありませんでした。

しかし、双葉の町として住民全員が避難するための道路がなかったということも、今回のことでわかりました。みんなが車で逃げようとしたので、渋滞して動けなくなってしまった。原発を作るなら、「何かは起こる」ことを想定して、道を作っておかないとだめですね。

お年よりは地元で死なせてあげたい

先日、放射線量の測定（ホールボディカウンター）で東海村に行きました。私は海に近い浪江で育ったこともあり、久しぶりに海や松林を見て懐かしくなりました。今の住居は、簡単に海へは行けない環境です。こんな景色のなかに帰るチャンスがあれば、また帰りたいと思いました。

現在避難しているお年寄りたちも同じ思いだと思います。以前は墓参りも毎日気楽にできる環境にあったのに、今は盆も正月も墓参りにすら行けない季節感のない生活で、みんなやることがないと話しています。

「帰りたい」と口にしますが、帰れないこともわかっています。一時帰宅の際に荒れ果てた自宅を見ていますからね。

でも、だからこそ、もともと暮らしていた場所の近くで近所の人と一緒に生活できる環境が必要です。あのあたりの地区の住人を併合するなどして、一つの町を作ってもらうのが一番いいと思います。

若い人はもともと少なかったし、帰る理由がないので、高齢者ばかりになると思います。その町が二〇年で消えても仕方がないと思います。

お年寄りは地元で死なせてあげたい。地元で葬式を出してあげたいと思うのです。

R–3

「想定外」の事態のなかでの記録

賀村恭子
◉看護師　◉勤務歴：三五年（二〇一一年四月退職）　◉震災時職位：副看護部長　◉現在：白河市在住　◉家族構成：義母と夫、一男（他県在住）、愛犬ジル　◉一九五四年生まれ

掲示板で情報を共有

退院調整室にいたときに、突然大きな揺れを感じました。初めはいつものように少し待てば静まると思っていましたが、揺れは立っていられないほど激しくなり、物が落ち、本棚が倒れ、私は這いながら机の下に避難しました。図書室で会議をしていた看護師の佐藤照美さんが、私の身を案じて「副部長、副部長！」と大声で叫びながら戻ってきました。

揺れがおさまるのを待って、すぐに寝たきりが多い五病棟（内科病棟）に駆け上がりました。病院全体の破損が激しく、廊下には段差やゆがみが生じ、あちこちから水が漏れていました。患者さんを避難させるのも危険な状態でしたが、事務職員や医師、ほかのスタッフも協力して病棟の患者さんを一階まで降ろし、正面玄関から外に避難させました。

その際、ターミナル期にあった重症の二名の患者さんの避難は無理ではないかという話が出ました。しかし、「ここに置いていったら、そう遠くない時間に亡くなるのはわかっている。絶対

に置いて行けない」と気持ちが一致し、その患者さんの避難も力を合わせて行ないました。

津波にのまれた夫と再会

避難が落ち着いた段階で、私は外来患者さんの対応に当たりました。

時間の経過とともに津波の被害にあった人がどんどん運ばれてきました。地震の起きた金曜日は外来診療が多い日で、内科・外科のほかに皮膚科、整形外科、小児科など応援医師がたくさんいたのは運がよかったと思います。

救急移送されてきた患者さんは外科の医師と、応援に来てくれた整形外科の医師がトリアージ（治療の優先順位付け）して救命措置に当たっていました。

そのなかに、父親と一緒に津波に呑まれた一六歳の少年がいました。来院したときは低体温でしたが、意識ははっきりしており熱もなく、指示したことにも反応していました。しかし眠るとうなり声をあげ、声をかけると目を覚ますものの、なんとなく気になる患者さんでした。

案の定、時間の経過とともに重症化し、高熱が出て福島医大病院に転院することになりました。津波に巻き込まれたときに泥水を飲み重症の肺炎を起こしていたそうです。しばらくしてから、彼が元気になったと新聞に出ていたことを、知人から聞きました。

患者さんを運んできた救急隊員のなかに、夫の姿も確認できました。この日は非番でしたが、このようなときの非番召集は当たり前なので、「仕事に出ているな」くらいしか感じていませんでした。あとから知ったのですが、夫もまた津波の被害を受けていたのです。夫は仕事で移動中に津波を見て、車を乗り捨てて山に向かって逃げたが間に合わず、迫ってきた津波に呑まれてしまったそうです。頭上のガレキを払い、手を伸ばしたら木に届き、水面に頭が出て助かったと話していました。

私がそれを知ったのは一週間以上過ぎてからのことでした。

被曝したことを知らされる

翌十二日、さまざまな情報が錯綜しているなか、緊急避難をすることになり、患者さんを移す順番や受け入れ病院、避難先の調整などあわただしい作業が続きました。

重傷者はヘリで移送となり、ヘリに乗せるため近くの双葉高校まで患者さんを運ぶことになりました。私は一足先に高校へ移動し、次々と運ばれてくる患者さんの対応にあたりました。

突然、大きな音とともに強い風圧を感じました。原発の方向をみると灰色の煙があがっています。「爆発した」と思いました。白っぽい綿のようなものが降っていたのを、複数の人が見ています。

そのあとも移送作業は続きました。ヘリが双葉高校に到着したときは、すでに夕方になっていました。私は呼吸不全の患者さんとその息子さん、林医師、看護師二名と一緒にヘリに乗り込みました。狭い機内で交代で手動の人工呼吸器を押し続けました。

ヘリは川俣（二本松？）にいったん降りたもののすぐに飛び立ち、夜中に仙台の霞目駐屯地に着陸しました。川俣に入れなかったのは被曝していたことが原因のようです。霞目駐屯地では、ヘリから降りてきたところで一人ひとり、放射線量のチェックを受けました。同乗していた患者さんの家族が「あっそうか、俺たち被曝したんだな」とポツリと言いました。ただし、このときは被曝については何も言われませんでした。

線量のチェックをしたあと、泊まる意思を確認され、コンクリートの部屋に連れて行かれました。今思うと、隔離されたような状態だったのだと思います。コンクリートの建物はとても寒く冷たく、寝たきりの人がいられるような場所ではありませんでした。しかし、どうすることもできませんでした。

霞目駐屯地で一泊した次の日の十三日早朝、林医師から点滴や経管栄養の指示が出ましたが、必要な材料がありません。脱出時の混乱で経管栄養に必要な物品や流動食は別の場所に行ってしまい、手元にありませんでした。そこで直接、点滴を経管栄養のチューブから入れることになりました。私は名札についている安全ピンで点滴のボトルの底に穴をあけて、落差を利用して入れていきました。器材もやり方もいつもと違うので心配しましたが、大きなトラブルもなく実施できました。振り返ると、この行為が患者さんの命をつないだのだと思います。

一方、この移動で亡くなった患者さんもいます。私と一緒にヘリで移動してきた呼吸不全の患者さんは、自衛隊仙台病院に受け入れてもらいましたが、翌日亡くなったと聞きました。別のヘりに乗っていた末期肺がんの患者さんも、霞目駐屯地に到着した直後、ヘリの中で林先生により死亡が確認され、その後自衛隊病院に運ばれました。

午前中のヘリで男女共生センターに到着後、放射線量の測定を行なったところ、「被曝している」と言われ、除染を行ないました。外のテントでの除染は風が入りとても寒かったです。一人四分の時間で洗髪まですませなければなりませんでした。固形石鹸だったので、洗髪後の髪がぼさぼさになりました。

除染後、男女共生センターに入りましたが、応対してくれた人はみんな防護服にガスマスクのようなものをつけており、違和感を覚えました。

私たちは全員一階の大きな部屋に案内されました。

ここでまた、一人の患者さんが亡くなりました。

患者さんが亡くなったことをご家族に伝えようと八方手を尽くしても連絡がつかず、大変困りました。ご家族の連絡先がわかっていても、その家族もまた被災していました。消息さえつかめないご家族もいました。大切なご家族の死さえも伝えられないことが現実に起こっており、とても悲しかったです。

家族をとるか、仕事をとるか

男女共生センターでは、かなりの人に点滴の指示が出たため、急遽椅子を組み合わせてゴム手

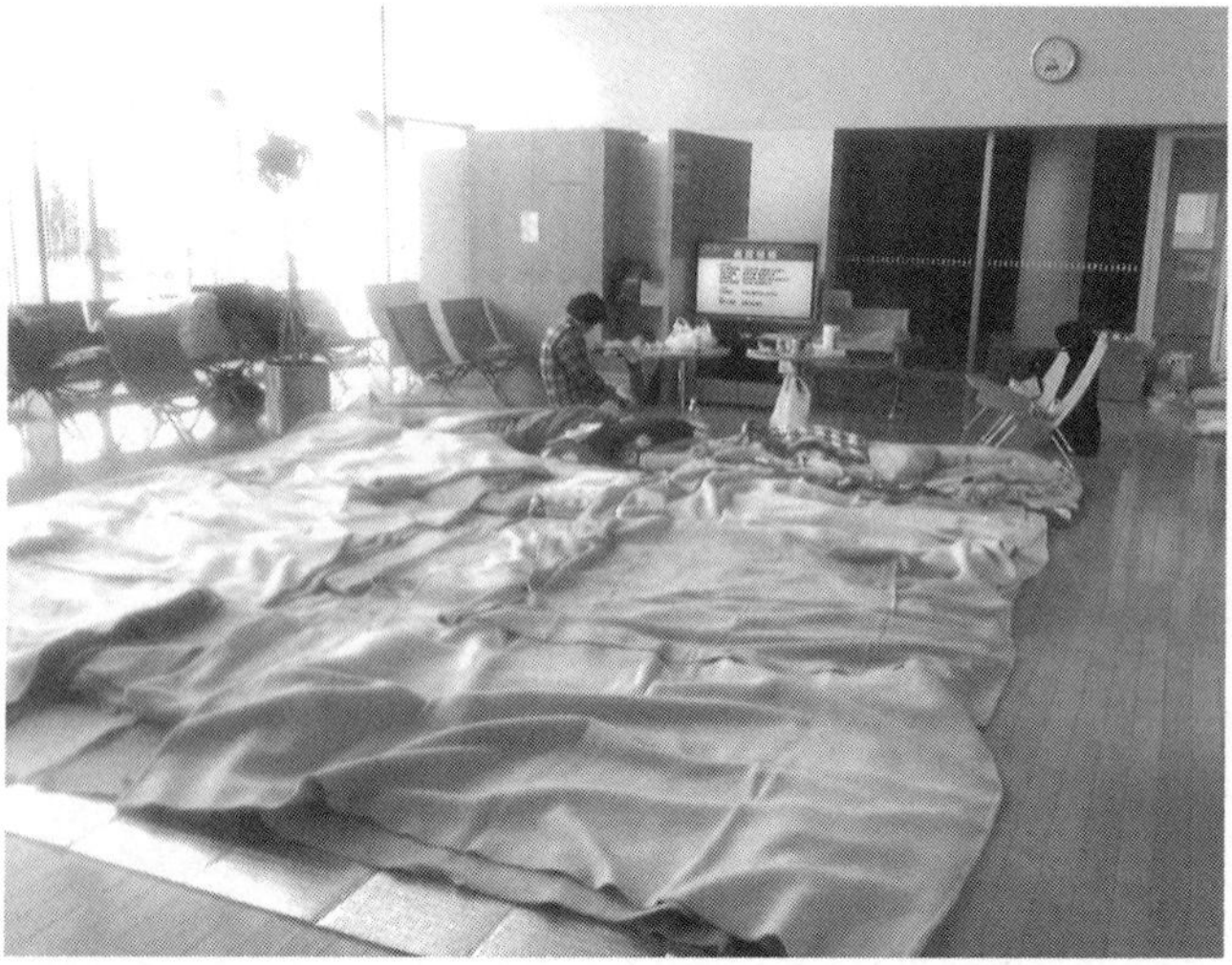

男女共生センターの1Fは患者用スペースとして使われ、3F(男性)、4F(女性)が職員たちの居住スペースとなっていた

袋で縛り、点滴台を作りました。双葉厚生病院の患者さん以外にも下痢など体調の悪い人がおり、医師はすべての人を診察し、必要な人には点滴指示をしました。記録は男女共生センターでもらったコピー用紙を使い、その都度記録したものを転院先の病院にもっていって情報を手渡しました。

また、西山幸江看護部長が中心となり看護師のシフトも作りましたが、疲労が重なっていたことと業務量が多いことでそれぞれの負担も重く、大変でした。

男女共生センターで、患者さんの受け入れ先を探し、受け入れ病院が決まった人から送られていきました。15日には最後の患者さんを送り届けることになっていました。

ところがです。その前の晩に、バスで避難して行方不明になっていた精神科の患者さんが見つかったので迎えに行かなければならないという話が急にもたらされたのです。もし精神科の患者さんが私たちのもとに来ることになれば、解散はできません。これまでがんばってきたスタッフからは「やっと家族のところへ行けると思っていたのに」「私たちの安全は誰が守ってくれるのか」などの声があがり、泣き出す人もいました。

災害発生からすでに四日目になり、スタッフたちは精神的、肉体的にも限界に来ていると感じました。中には、家を流されてしまった人、夫がまだ原発内で働いている人、家族の安否が確認できない人などがいました。自分たちも被災していながら、複雑な思いでがんばっていたにちがいありません。

私は「帰りたいなら帰っていいんだよ」と言いました。おそらくこのまま続けることはできないと思ったからです。

「これまでご苦労様」と労をねぎらって看護師二七名中一〇名を見送りました。私自身も三日目ごろから思考力や記憶が限界になっていることに気付いていました。今思えば、このような状況では三日間が限度ではないかと思います。

途中で帰った看護師の中には、あとから「途中で帰ってすみませんでした。最後までやらないですみません」と泣きながら電話してきた人がいました。彼女らも自責の念に駆られ、かなり辛い思いをしていたようです。

このときは、医療者としての使命感の残酷さを感じました。

「想定外」の事態に訓練、マニュアルは役に立たない

極限状態のなか、病院職員は全患者を避難させるために心をひとつにして必死に行動しました。このときの一致団結した動きの中で、初めて「別れたくない、ずっとこの人たちと一緒に仕事がしたい」と思いました。

このことは、一生忘れないと思います。

私にしても、家で留守番をしていた八二歳の義母の安否がわかっていませんでした。気になりつつも仕事を続けるしかありませんでした。ひとり行方が知れなかった義母は、家にいるところを探しに行った夫に発見されました。被災から一週間後の十八日のことです。

後日、なぜ避難しなかったのかを聞くと、「婆ちゃん一人でどうやって川俣まで行くの」と言われました。確かに自転車でいける距離ではなかったので、仕方なかったのでしょう。

私はこれまで、福島県看護協会で災害看護委員会に七年間在籍し、防災訓練への参加だけでなく、災害時のマニュアルや派遣看護師の要綱などを作ってきました。

しかし、今回の災害は病院スタッフも一人残らず被災するという、まさしく「想定外」の事態でした。原発事故の前では、訓練やマニュアルはまったく役に立たなかったのです。

今回、身に染みたのは、「記録」の大切さです。特に今回のように病院全体が避難する場合には、なんとかして記録を残したり持ち出したりすること、そして、持ち出した記録は患者さんから離れないようにしておくのが大切です。

私たちも、避難が必要となったときにすぐに持ち出せるようカルテなどを準備しましたが、避難する・しないの情報で混乱し、避難先も全員が同じ場所に行くと思っていたのに、行き先が異なっていたことが記録紛失の原因となりました。

緊急事態の際に、情報をどのようにして持ち出すのか、何を患者さんに付けておくのかを検討しておくことは重要です。私たちは、患者さんの手首に名前や生年月日などを書いたテープを巻きつけました。同じ病院の看護師でも病棟が違うとまったく患者さんがわからないからです。情報を共有化するためにも、また他病院に患者さんを送るためにも、カルテと患者さんはどのような状況においても一緒にしておかなければなりません。

また、経時記録も大切です。なにか緊急事態が起きたとき、その真最中に記録をとるということはなかなかできるものではありません。一方、記憶だけでは時間が経つほどに記憶は塗り換えられ、あいまいになっていきます。日頃の訓練から記録について話し合っておくのが重要だと思いました。

自身の記録も、そのときに書くことができなくても、少し落ち着いたら書き留めておくことが大切です。私も避難の最中は記録をとれませんでしたが、二本松で落ち着いた段階でそれまでのことを思い出して書いておきました。その記録が、あとの確認作業で大変役に立ちました。

発災時の記録を経時記録し、可能なかぎり情報をつないでいくことが大切だと思います。

心の傷は重症化しやすい

震災を機に三五年勤めた病院を辞めました。

双葉厚生病院は私にとってかけがえのないものでした。それを一瞬で失いました。同時に、病院と同じくらいに大事だった同僚や患者さん、地域の人たちと別れなければなりませんでした。しかし、後悔は一切ありません。あの日、緊急脱出に至ったときに、私は心の中で退職を決め、これを最後の仕事として全力を注ごうと思ったのです。

今は退職して、仮設住宅や借り上げ住宅で生活支援相談員として働いています。高齢者や心の病、身体の病を抱えている方を中心に、お宅を訪ねて話をうかがっています。被災から一年以上経った現在でも、心のケアを必要とされている方がたくさんいます。怪我や傷は時間が経てば回復してきますが、今回の災害による心の傷は時間が経つほど重症化してきているというのが実感です。

訪問してみると、避難先で元気に暮らしている人がいる反面、体力の衰えから要介護となってデイサービスを利用している人などさまざまです。しかしどんな時もみんなに共通しているのは、「ふるさとを思う気持ち」です。

一時帰宅のあとは、ほとんどの人が元気をなくします。私もその一人です。帰宅のたびに朽ちていくわが家を見ているしかない気持ちは、原発の被災者にしかわからないと思います。喪失感や絶望感のようなものがあり、私は自殺者が出る要因になっていると考えています。

この災害では、災害弱者とは呼ばれない中年の自殺者が出ています。先が見えない状況の中での現実を前に、みんな苦しんでいるのです。

こうした生活のなか、うれしい出来事もありました。愛犬のジルが動物愛護団体に保護されていることがわかったのです。一六歳のジルは四ケ月ものあいだ家から離れずにいたようですが、被災動物に餌をあげていた動物愛護団体に保護され、米沢の動物病院で世話になっていました。

犬が生きていたことを家族全員で喜び、飼える家を探しました。生活すべてを失い、まったく知らない土地での生活のなかで、ジルの存在がこれまでの生活の証しとなり、家族を支えてくれています。

九死に一生を得た夫は震災から一年後に早期退職することになり、いまは毎日愛犬のジルと散歩をするのが日課となっています。しばらくは三人と一匹の生活が続きそうです。

R-4

双葉から仙台・霞目経由、川俣・鶴沢公民館へ

今もそれぞれの場所でがんばっている

高木尚広

◉臨床検査技師　◉勤務歴：三三年　◉震災時職位：検査科技師長　◉現在：白河厚生総合病院検査科技師長　◉家族構成：実母、妻と一男二女（いずれも他県在住）　◉一九五八年生まれ

何度も必死の大移動

地震発生時、私は検査室で検査業務を行なっていました。ほかに四名の同僚がいました。今まで経験したことがない揺れに、「建物がつぶれるのではないか」と危険を感じ、検査室の職員にすぐ屋外へ出るように指示。屋外に出ても一向に揺れはおさまらず、さらに揺れが大きくなり立っていられないほどでした。車にすがりつく者や地面に座り込む者など、辺りには悲鳴が飛び交いました。

少し揺れがおさまったところで、患者さんの屋外移送を開始しました。病院前の駐車場に待合室の椅子などを運び出し、そこへ患者さんを誘導しました。自分で歩けない患者さんは担架やマットに乗せた状態で階下へ移動させました。

しかし、雨がぱらつきはじめたため、やむをえず屋内へ移動を開始。まもなく大津波警報が発

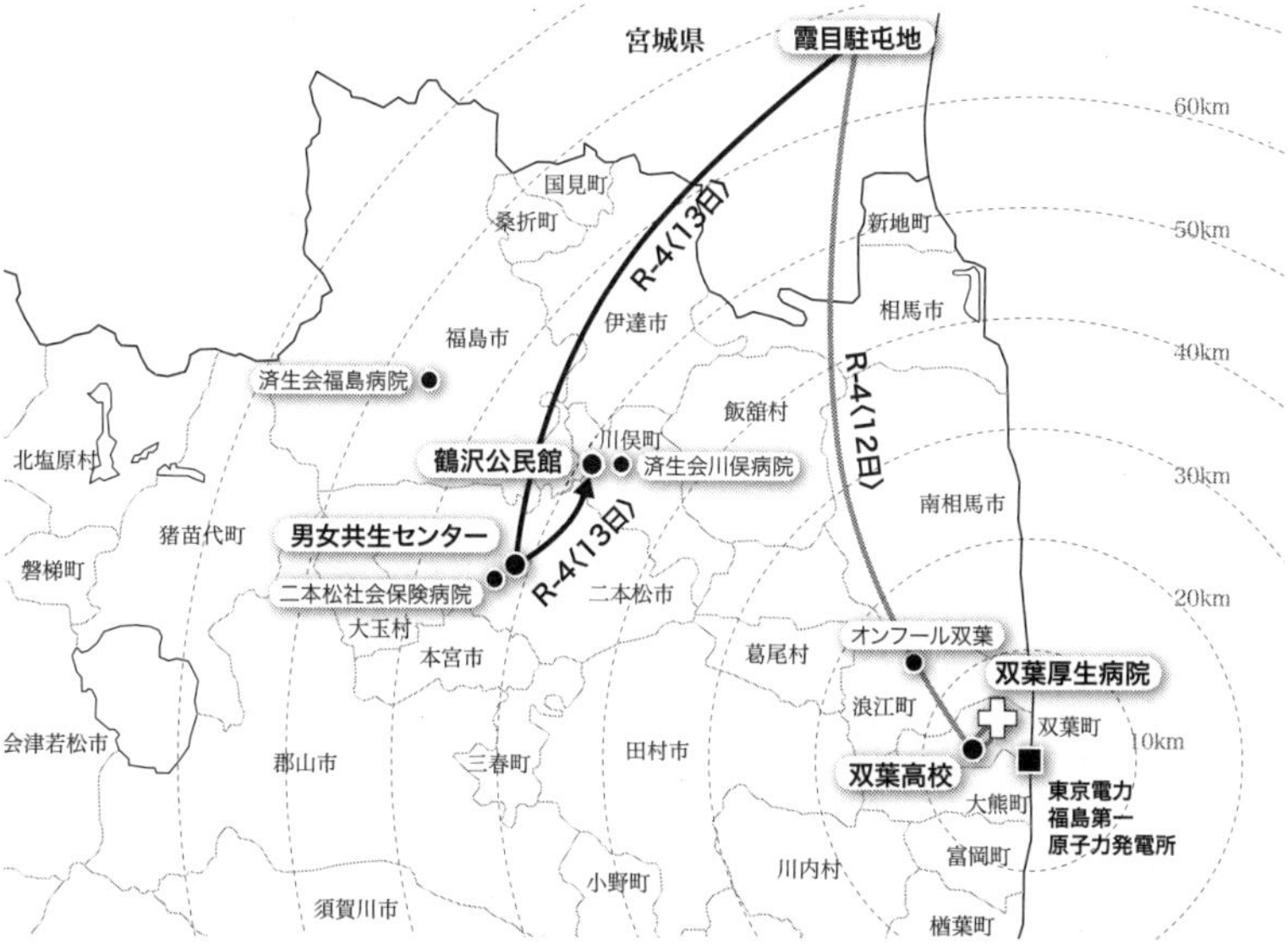

→ R(ルート)-4:〈12日〉双葉厚生病院 → 双葉高校 →→【ヘリ】 陸上自衛隊霞目駐屯地 → 〈13日〉男女共生センター → 川俣・鶴沢公民館

令され、辺りの道路は大渋滞となりました。

　津波を避けるため、せっかく階下へ降ろした患者さんを、今度は階上へ移動させなければならず、再び必死の大移動となりました。今後の看護を考え、重症度、病棟などを考慮して患者さんを分けて収容しました。全員のベッドは用意できるわけもなく、マットレスを床の上に敷いて並べました。

　患者さんを移動する際の職員が協力し合う姿は頼もしかったです。男性職員はもとより、女性看護スタッフも、階下、階上へと一日に何度も患者さんを移動させました。患者さん優先で地震による状況、津波の情報に聞き入っている暇がなかったため、家のこと家族のことが心配でたまらなかったと思います。それでも握力がなくなるくらいの移動作業を行なったみんなの必死の姿は、目に焼きついています。

また、担架の数が少なくシーツでの移動を余儀なくされ、患者さんには辛い移動をさせてしまいました。何がなんだかわからないまま、下へ上へ、はたまた屋外へと一日のうちに何度も行なわれた移動に顔をしかめていた患者さんたち。それでも、「自分たちが一緒にいるよ、心配いらないからね」と声をかけると「ありがとう、ありがとう」と何度も何度も口にしていました。

明るくなったら家へ帰ろう

夕方、少し落ち着いたところで検査室の片付けに着手しました。検査室は冷蔵庫、棚、検査機器などすべてのものが散乱していました。壊れていた機器もありあわせのもので直し、午後九時ごろには検査室内はある程度片付いて、水さえくれば翌日からなんとか使えるようになりました。

一方、その日県立大野病院に出張していた同僚は大野病院で震災に遭い、車で双葉厚生病院までの帰路につきました。しかし渋滞で身動きできなくなり、途中で車を降りて徒歩で帰院しました。また、午後休暇をとっていた同僚も、地震直後に車で病院の近くまで来たところで渋滞に巻き込まれ、同じく徒歩で病院に戻り災害復旧に加わりました。

その日、検査スタッフは全員自宅へ戻らず病院で一夜を明かしました。

幸い、双葉厚生病院は津波の被害を受けていません。明日は土曜日だし、明るくなったら道を

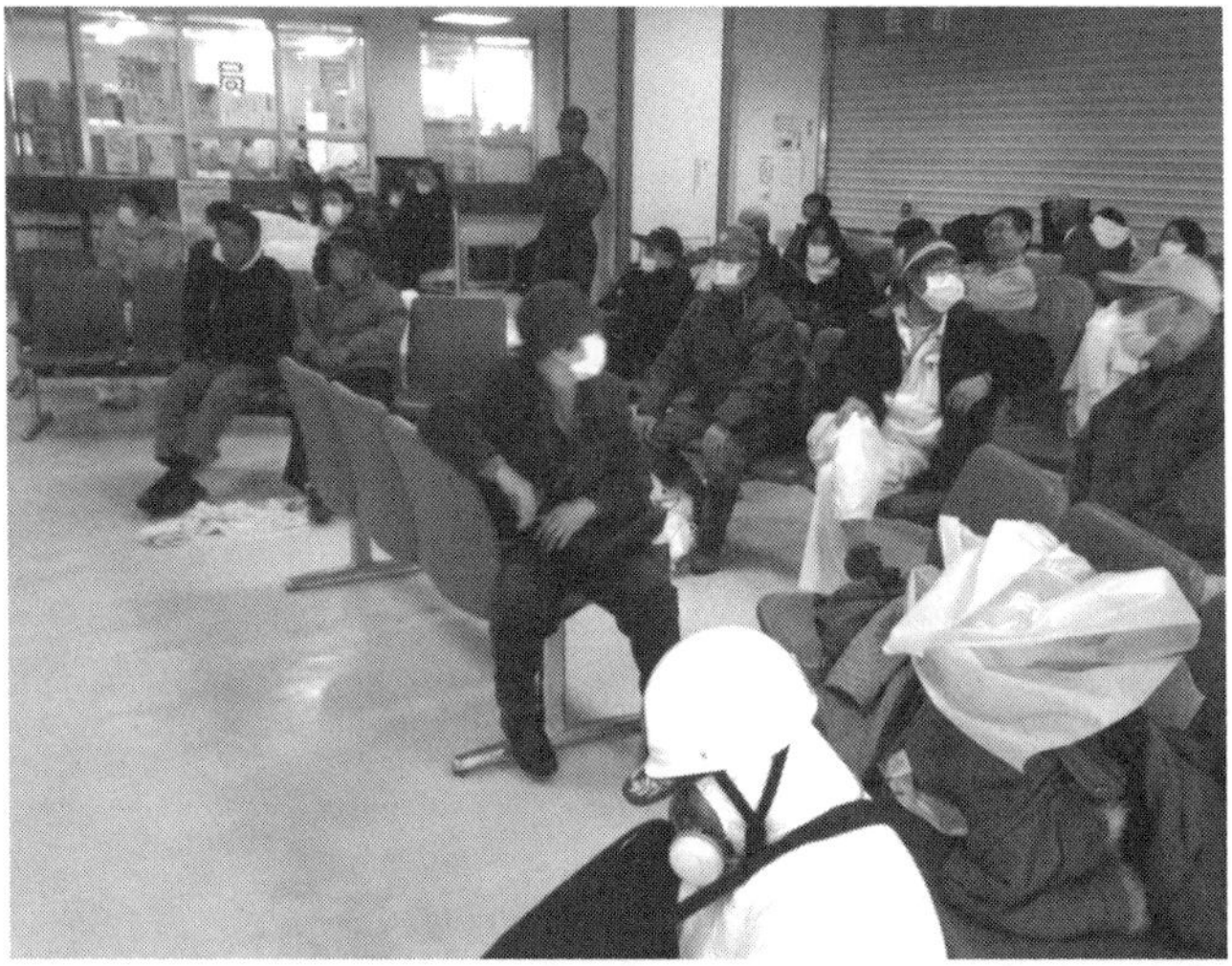

屋内退避となり待機する人たち。病院に避難してきた町民の姿も多く見受けられる

確認しながら帰宅しようと考えていました。

ところが早朝、防護服をまとった警察官が来たことで、原発の緊迫した状態を知ったのです。十二日に原発の圧力を抜くベントの実施が予定されていることもわかりました。

まさかの爆発音

前の晩、同僚たちと冗談まじりに「これで原発になにかあったら、ここで死ぬかもしれないね」と話していました。まさかそれが現実になるのではないか、と危惧せずにいられませんでした。

ベントによる屋内退避による中断はありましたが、昼ごろ、バスでの患者の移動もまた始まっていました。重症の寝たきり患者さんの移送には自衛隊のヘリが動員されることになり、病院から双葉高校まで自衛隊のジープで移動が始まりました。

私は双葉高校側の受け入れ要員として、自分の車で双葉高校に向かいました。次々と患者さんが運び込まれているとき、耳が痛くなるほどの爆発音が響き、煙が双葉厚生病院のほうへ流れていくのが見えました。

自衛隊員から、「予定されていたベントが行なわれたので、心配はいらないですよ」と説明されました。しかし、実際は一号機の爆発であったというわけです。

ヘリはなかなか来ず、辺りが暗くなりはじめ、「もうヘリが飛べなくなるのでは」と心配し始めた午後五時過ぎ、爆音を響かせながら自衛隊の輸送ヘリが編隊を組んで到着しました。『やっと来てくれた。これでみんな助かるぞ』とほっとしたのを覚えています。

ヘリへ移すのに一時間ほどかかりました。私たちのヘリにはマットレスのままの寝たきり患者さんと、最後まで移送に関わったスタッフが乗り込みました。大型の双発ヘリでゆっくりと暗くなった空へ上昇したときは、心の底から『助かった』と思いました。

しかし、実際にはまだ残されたスタッフや患者さんがいたことを、あとで知りました。

三分間の除染

ヘリは川俣に向かっているとばかり思っていましたが、いつまでたっても到着せず、外を見ると海岸線らしきところを飛行しているようでした。ようやく着陸した場所は、仙台の霞目駐屯地

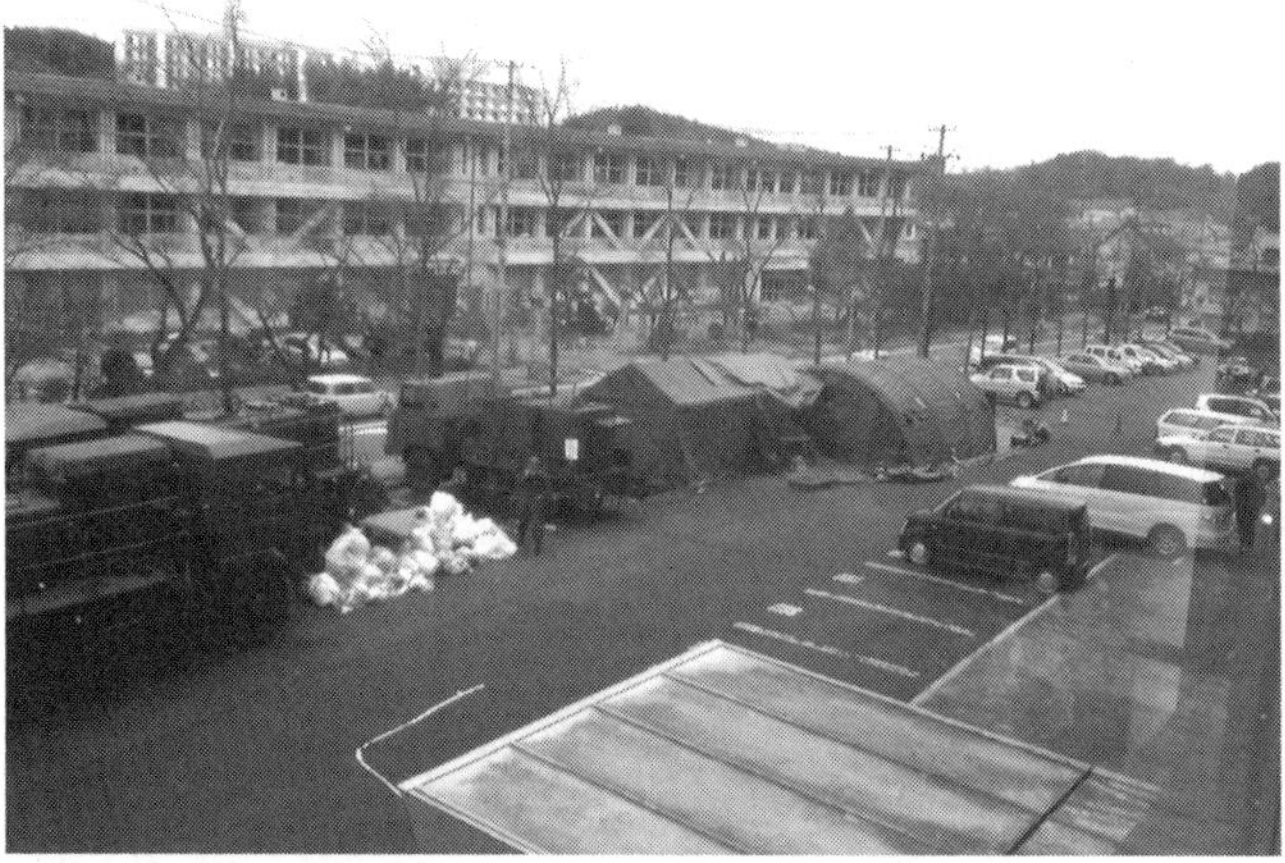

男女共生センター内からの外の景色。自衛隊の除染部隊が待機していた

でした。『なぜ？』と思いましたが、説明は何もなく、真っ暗な暖房もないヘリのなかで一時間以上待機。やっと現れた自衛隊員は、ガイガーカウンターを持っていました。一人ひとりチェックを受けてヘリの外へ出ました。全員のチェックが終わったあと、迎えのワゴン車が来てやっと建物の中に入ることができました。室内は停電で暗くストーブが何台か置いてあるだけ。冷え切った体に毛布一枚で床に寝るのは辛い体験でした。

空腹と寒さで眠れぬ夜を明かし、翌日また三機のヘリに分乗して二本松へ向かいました。二本松に到着後、放射線量の測定を受け、私と重富院長、そして放射線科のスタッフが除染対象といわれ除染を行ないました。といっても、普通の石鹸で体を洗うだけで、特別な溶液などを使うわけではありません。

シャワーが設置された自衛隊のテントで、三分で体を洗うよう指示されました。一分で頭と体を濡らし、一分で石鹸を使って洗い、一分で石鹸を流すのです。時計がないので、自分で数を数えながらシャワーを使いました。お湯は大変熱かったのですが、その後二週間ほど風呂に入れない生活が続いたため、このときシャワーを浴びられたのは幸運でした。前日、患者さんの移送を行ない汗と砂埃にまみれていたので、さっぱりした気分になりました。

ただし、着ていたものは下着から白衣まですべて処分しなければなりませんでした。コートだけは処分しなくてもいいと言われましたが、これも後日、川俣で除染対象となり処分することになります。シャワーからあがったところに着替えが準備してありましたが、下着は女性用しかなく、仕方なくそれを身につけました。

家族と一ケ月ぶりの再会

二本松では先に到着していたスタッフが男女共生センターに入り活動していました。しかし、センター内は放射能の汚染区域だということで中に入ることができず、私たちは川俣の鶴沢公民館に向かいました。

川俣では十二日からの先発メンバーが迎えてくれました。わずか一日ぶりの対面でしたが、お互いの元気な姿に涙ぐむ人までいました。

川俣には十六日まで滞在し、患者さんの安否確認、職員の安否確認など電話対応に追われました。同日より福島市内飯坂の本所隣にあるＪＡ福島教育センターに移動しました。教育センターにはのちに合流した二本松スタッフのほか、避難所や一時自宅に戻るなどして散らばった職員も集まり、震災で滞った業務の処理が行なわれました。

ここでの避難生活は三週間あまりにもなりましたが、顔見知りの人たちとの共同生活であったので、水や食料など不自由はあったものの苦痛は感じませんでした。

教育センターに移りしばらくすると、安否確認や問い合わせなどの仕事もなくなってきました。早く仕事に戻りたいと気持ちは焦りますが、どうにもなりません。テレビの報道では事態が刻々と悪化しており、なんとも気持ちが沈む毎日でした。

私が教育センターに滞在していた期間、妻と娘は東京にいました。娘の引っ越し準備のために東京へ行っていて、東京で被災していたのです。地震直後は連絡がとれませんでしたが、東京は被害が少ないと聞いていたので、それほど心配していませんでした。ただし、交通網が寸断しており、妻はすぐに福島に戻って来られませんでした。後日、羽田から飛行機で戻ることになります。

妻が東京へ行っていたため、震災時、白河の自宅では母親がひとりでした。棚のものが落ちるくらいで大きな被害はなく、ライフラインなども無事でした。

子どもたちを含めた家族全員と再会できたのは、私が教育センターを離れた四月八日になってからでした。

戻ってきた携帯電話

この流転の日々のなかで、予想外の喜びもありました。

仙台の霞目駐屯地からヘリで二本松に向かう際に、比較的つながりやすかった私の携帯電話を連絡用として、先発機に搭乗する医師に手渡してもらう手筈となっていました。しかし手違いで医師には渡らず、行方がわからなくなっていました。

その後、川俣に着いたときにパイロットから連絡が入りました。私は不在で同僚が対応し、携帯電話を白河厚生総合病院に送ってもらうことに。しかし届かず、次に自衛隊から妻に連絡が入り、今度は木更津の駐屯地に送られ、そのそばに住んでいた妻の弟が受け取り、自宅にいた妻のもとへ届けられました。災害復旧活動で忙しいさなかにあるにもかかわらず丁寧な対応をしていただき、大変ありがたかったです。

災害のあるたびに復旧のため派遣される自衛隊のニュースはよく目にしていました。自分たちがその災害にさらされてみて、隊員の方々の落ち着いた行動とやさしさに接することができました。原発事故の被災地で活動する不安や、家族の心配など私たちとなんら変わらない状況にいるのに、自衛官としての職務遂行に全力を尽くす姿に敬服します。

心の底から楽しめない

二〇一一年四月からは白河厚生総合病院に勤務しています。双葉厚生病院に勤務していたときは単身赴任でしたが、今度は自宅から通勤ができるため、単身赴任の不自由な生活からは解放されました。また以前勤務していた職場でもあるため、顔なじみもいて心安い職場です。

しかし、震災がなければ四月一日から旧県立大野病院がふたば中央厚生病院としてスタートを切っていたはずなのです。私を含めふたば中央厚生病院に異動する者、名前は変わりますが双葉地域医療センターに残る者、それぞれがそれぞれの場所でがんばっていたことだと思います。

スタッフの教育や備品の手配など、開院に向けて一生懸命取り組んできただけに、スタート目前にしていきなり目標を奪われたことによるむなしさはどうにもなりません。震災以降、どんな楽しみも、心の底から楽しめなくなったと感じています。

いまだに広がり続ける原発被害、いつになったら安全な街に戻るのか、果たして戻れるのか、私たちは大きな不安を感じています。大きな重荷を背負ってしまったのは国も同様ですが、この国にはこの難局を乗り越えるために本気で取り組み、国のため、国民のために汗を流す国会議員がどれほどいるのか、この国は大丈夫なのかと不安になります。

一方、苦しみながらも復興に取り組む人々の姿、それを応援するボランティアの方々、世界からの応援メッセージなどに励まされ勇気づけられています。見ず知らずの人の応援が、こんなにも力になるということはこれまで考えたこともなかったことでした。被災地、被害者の心の痛みは、それを理解してくれる人が周りにいると本当に救われるのだなと改めて感じました。

R-4

なぜ、辞めなければいけないの

志賀美和
◉看護師　◉勤務歴：一八年　◉震災時職位：外来主任　◉現在：福島労災病院消化器病棟　◉家族構成：義父母、夫と二男一女（長女は山形在住）　◉一九六五年生まれ

余裕をもった対応

地震当日の三月十一日は娘の中学校の卒業式でした。卒業式のあと、私は県立大野病院に向かいました。その日は新しい内視鏡の光源《こうげん》が来る日で、その説明を受ける予定でした。ロッカーで着替えているとき、地震が来ました。激しい揺れに立っていられず、ロッカーを出て手すりにつかまりました。天井から白い粉が落ち、あたりが白く曇って見えました。すぐに外来へ向かい、状態を確認しました。幸い当日午後の外来受診者は数人で、すぐに駐車場に避難ができました。当時、県立大野病院は統合準備のため入院患者も減らしていたので人手は十分足りると判断し、私はすぐに双葉厚生病院に向かいました。

双葉厚生病院は大野病院と比べて被害が大きく、外来も事務所もカルテや物品が落ち、足の踏み場もありませんでした。

地震による怪我などでこれから患者さんが受診してくることを予想し、手の空いているスタッフで新館棟の待合ホールを片付け、マットレスを並べて緊急の診療所をつくりました。「これか

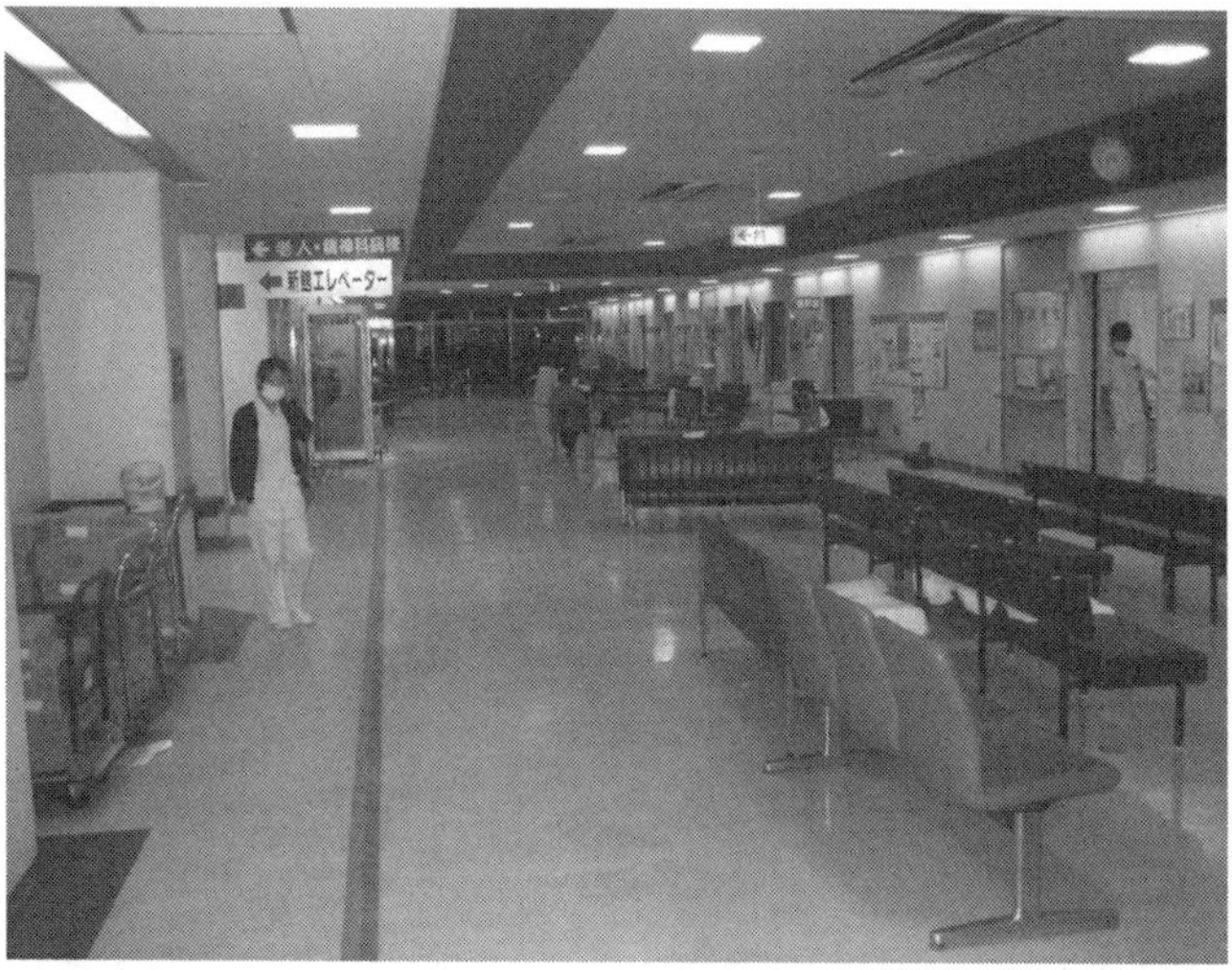

新館棟の待合ホール、緊急にベッドが設えられる前

ら忙しくなるね」「がんばろうね」と、戦場のような忙しさになることを予想し、みんな高揚していたように思います。

その日は金曜日で、ちょうど整形外科と皮膚科の外来があり、大学病院から医師が来ていました。整形外科と皮膚科、小児科の医師は、道路の状況などもあり大学には帰らず、一晩外来を手伝ってくれました。

外傷の患者さんが次々と運ばれてきたのは午後五時を過ぎたころからです。内科の外来には重症度の高い患者さんを運び、軽症者は待合ホールに寝かせることにしました。そのころはまだ医師と「忙しくなるね」などと話す余裕がありました。

午後七時過ぎに、主任以上のスタッフと医師が集まり、第一回対策会議が開かれました。多くの患者さんが外来に来ることを想定し、配置を決めました。外科医がトリアージタッグ（治療の優先順位を示す印）を使用して「トリアージ（治療の優先順位を決めること）」し、その他の医師とスタッフを軽症者と重症者を担当するチームに分けました。

カルテも作れないため、紙に氏名と連絡先を記入することとして、事務員も配置しました。交代要員も必要と判断し、帰れる医師は帰宅し翌日に備えてほしいと話しましたが、帰る医師はいませんでした。

精神的なサポートの必要性

初めのうちは、軽い外傷や内服薬をなくしたといった患者さんが多かったのですが、時間が経つにつれ津波で流された人が運び込まれました。

激しい津波に叩きつけられ股関節脱臼《こかんせつだっきゅう》した患者さん、内臓損傷の女性、錯乱《さくらん》状態の男性、低体温症《ていたいおんしょう》の女性など……。救急隊はもうここしか運ぶ病院がないと言い、待合ホールはあっという間に患者さんで埋まりました。

十分に水は出ませんでしたが、お湯を沸かし、点滴をバケツに入れて温めて投与しました。しかし、運び込まれたときはそれほど重症に見えなかった患者さんも、時間を追うごとに重症化していきました。どんどん具合が悪くなり、呼吸ができなくなって人工呼吸器が必要な患者さんが増えてきましたが、人工呼吸器には数に限りがあります。患者さんを選ばなくてはなりません。

初めから重症と判断された四名は、医師の判断で黒の〝トリアージダッグ〟がつけられました。すなわち「処置をしない」という判断です。災害時は助けられる患者さんを優先して治療を行なうため、その場で処置ができない患者さんには黒タッグをつけざるをえないのです。

理解はしていましたが、処置なしで痛みに苦しむ患者さんやサーチュレーション（血液中の酸素濃度）が下がっていく患者さんをただ見ているしかないのは辛いことでした。

ただ、夜中十二時過ぎにＤＭＡＴが到着し、重症患者さんのうち三名を医大に移送してくれました。その後、残りの一名も別の病院に移送されました。

私は日本看護協会の災害支援ナースとして、災害時の救急の処置やサポートなどについては勉強してきたつもりでした。しかし、今回の災害を経験して、外傷の処置だけでなく、もっと精神サポートについても学ぶ必要があると感じました。

津波に呑まれて運んでこられた方のなかに、五〇歳代くらいの消防団員がいました。錯乱状態で奇声を発し、大変な状況でした。身分証明書があったので写真を見ましたが、もとの顔とはまったく顔つきが異なっていました。精神科の医師が鎮静剤を投与し、ＤＭＡＴに運んでもらいましたが、精神的なサポートの方法を知っていたら違う対処法がとれたのではと悔やみました。

仙台でも津波で流されてしまった人を見てショックを受け、無気力になるなどの症状が出た人が医療者の間でも多かったと聞きます。災害時には救急のサポートだけでなく、精神的サポートも必要だと感じました。

災害支援ナースとしての覚悟

翌日は、朝の全体会議で日勤と夜勤の人を分け、私は夜勤担当になったため、いったん自宅に帰りました。家族は全員無事でした。消防団から帰ってきた夫が、「原発が危ないらしい。村役場に東電の上役が来て避難を要請したらしい」と話し、「双葉の住人は川俣に避難だ」と言いました。ただし、そのときは「東電は大丈夫だろう。避難も二、三日くらいだろう」とも話していました。

家族が川俣に避難するので、私は着替えて病院に戻りました。

病院ではまだ避難という決定は出ていないようでした。避難するとなったのは、昼近かったと思います。空きスペースで昨日はいなかった自衛隊の人たちが休んでいました。

軽症者と一般科、精神科の患者さんを先にバスで移動させました。その後、避難を巡っては、一部（重症者と管理職）は残る、いや全員避難だと二転、三転。そのたびに患者さんを精神科病棟一階から新館外来へ移し、中止とともにまた外来から精神科病棟に戻していました。

結局全員避難することになり、新館棟待合ホールに入院患者含め、すべての患者さんを集めて軽症・中等症・重症の色分けをし、テープに名前を書いて体に貼りました。

重症患者は自衛隊のヘリで移動することになり、ヘリが発着する双葉高校にバスで移動する直前、患者さんの呼吸が停止し、挿管《そうかん》して手動の人工呼吸器を装着後、移動しました。

このとき、一緒に移動した賀村副看護部長に「これから大変なことになると思う。美和さんはどうする？　最後まで残る？」と聞かれました。「私は災害支援ナースだし、家族の安否もわかっているので残ります」と答えました。

本当にそのつもりでした。

そしてバスで移動しようとしたとき、ドォーンと地響きがしました。「なに？　地震？」みんなが口々に叫びました。一号機の爆発でした。双葉高校に着き、校庭に下りると白い紙ふぶきのようなものが舞っていました。

その後、手動で人工呼吸を続けている患者さんとその家族、林晃医師、五病棟の看護師と私の五人でヘリに乗り、到着したのは霞目駐屯地でした。なぜ霞目駐屯地に来たのか、明日以降どうなるのか何も知らされませんでした。

患者さんのうち、重症だった三名は自衛隊仙台病院に運ばれましたが、それ以外の人たちは全員教室のような部屋に通されました。病棟に入院していた患者さんもそこに八、九名いたと思います。経腸《けいちょう》栄養の患者さんはとにかく脱水が心配でした。

避難するときに注射器やサーフロ針（静脈に刺したまま留置しておける点滴用注射針）、ガーゼ、アルコール綿、点滴など自分たちが必要とするものをもってきたつもりでしたが、ほかの医療材料がなにもないところでは役に立たないことがわかりました。

必要だと思ったのは、血糖測定器やチップシリンジ（針のついていない注射器のようなもの）、経口補水液、栄養チューブなどです。チップシリンジがあれば、口を開けない高齢者にも、少しずつ水を口に注入できるのにと思いました。このときは寒すぎて血管が出ず、点滴もできなかったのです。こういうときは、点滴など高度な医療器具より口やチューブを使って胃に入れるなどして水分補給できる、基本的な道具のほうが役立つことがわかりました。

隔離された男女共生センター

翌十三日、ヘリで二本松に向かいました。前の晩に自衛隊仙台病院に送った患者も一緒です。三名のうち一名は、ヘリのなかですでに呼吸が停止した患者さんで、自衛隊病院で死亡が確認されました。二名の患者さんは放射線量が高かったとのことで、防護するため使い捨ての布で巻かれていました。数時間双葉高校にいただけで被曝しているのかと驚きました。

最後のヘリで二本松の男女共生センターに着くと、先に着いたスタッフはすでに中に入って働いていました。患者さんをセンターの中に寝かせ、私たちも昼食を食べようとしたとき、外から呼ばれ、重富院長から「被曝チェックを受けたら、最後のヘリの人は中に入らないように」と言われました。

「中に入ったスタッフとわれわれとどう違うのだ」「中に入れないのはおかしい」などの意見が出ましたが、県から指示を受けたとのことでした。結局、川俣の鶴沢公民館に行くことになりました。

そのとき、男女共生センターにいた若いスタッフ二名が、いつまでここに残らなければならないのか、川俣に行きたいと言い出しました。

被曝の心配をしつつ、先の見えない仕事を続けるのは覚悟のあるスタッフにも辛いことでしょう。若いスタッフの気持ちも理解できるし、男女共生センターに残ったスタッフの気持ちを思うと胸が痛みました。特に、このときまだ家族の安否もわからないスタッフがいました。家族の安否がわからない人は働くべきではないと思います。

この二人はいったん外へ出たものの、「自分たちだけ安全なところで過ごすことはできない」と泣きながら戻っていきました。

私は家族の安否もわかっていたので、交代要員を申し出ましたが、最後まで男女共生センターに行くことはありませんでした。

家族に会いたい…

川俣の鶴沢公民館では患者さんの行方や連絡網のチェックを行ないました。病院のスタッフのなかで一人だけ連絡が取れないスタッフがいましたが、三月末に死亡が確認されました。

私は男女共生センターのスタッフが気がかりで連絡を取ると、「こちらは大丈夫」とメールで返信がありました。また木田利美師長から「今度いつ会えるかわからないが、またよろしく」とメールが来て、涙が止まりませんでした。

十六日には最終的に残ったスタッフは福島市のＪＡ福島教育センターに行くことになりました。

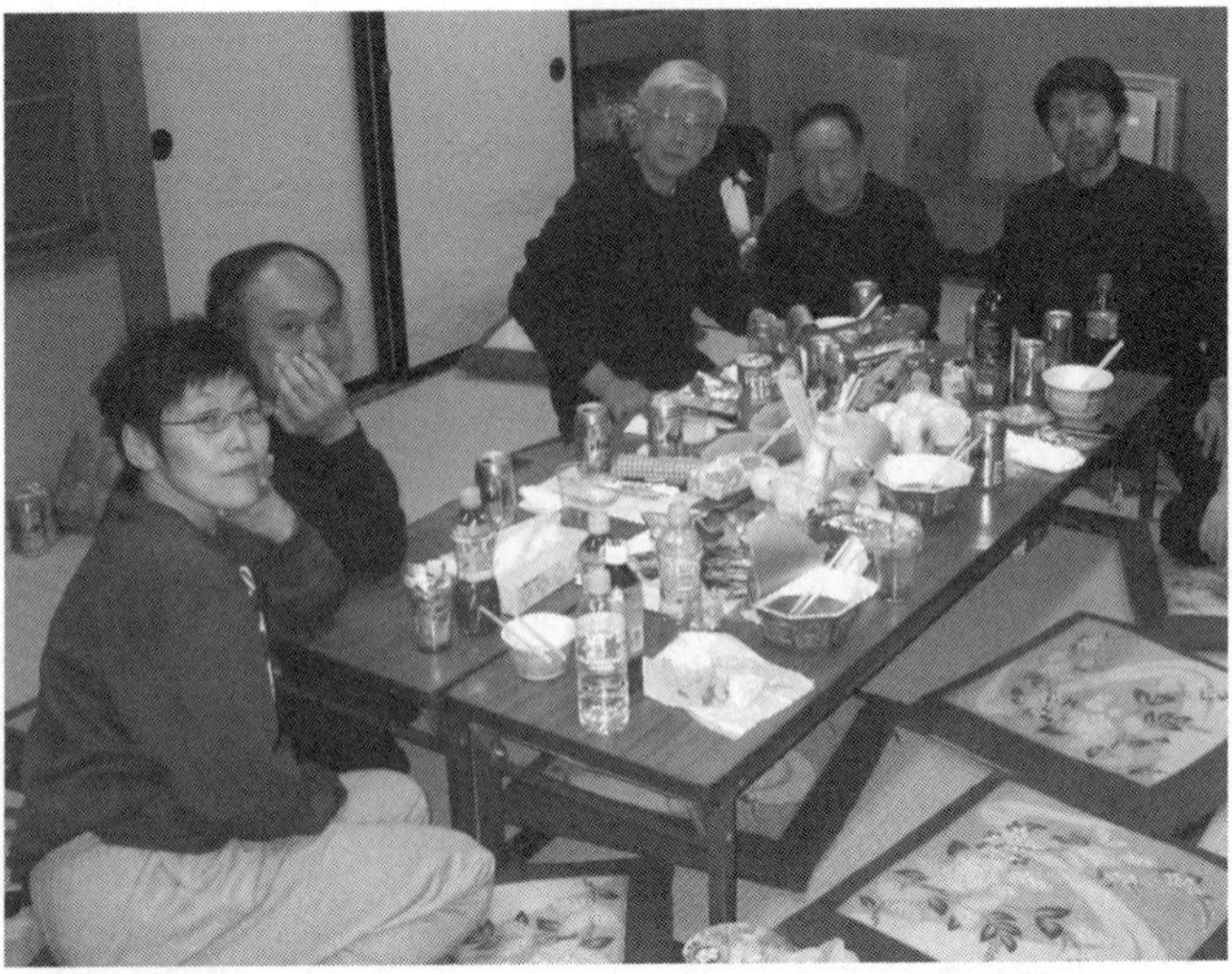

JA 福島教育センターの一室にて――向かって左から、志賀美和看護主任、天野有一検査科技師、渡部重康事務長そして１人置いて高木尚広検査科技師長

本当は家族が避難している田村市の体育館に行きたかったのですが、ガソリンもなく、迎えを頼むのも厳しい状態でした。家族とはメールでやり取りし、元気なことは確認していました。

病院のため最後まで残ってがんばった、そのことに後悔はしていませんでしたが、このまま家族に会えなくなったらどうしようと考えていました。家族に会いたくて仕方ありませんでした。

汚染物のように扱われて

十七日、いわきの光洋高校に双葉厚生病院の精神科の患者さんがバスで降ろされ困っているという情報が入りました。すでに男女共生センターのスタッフが向かったとのことで、教育センターからも合流し手伝いました。

この患者さんたちは、塙町の塙厚生病院と、福島市の村上病院、そして会津美里町の高田厚生病院に転院することになりました。私は転院する患者さんに付き添って村上病院経由で高田厚生病院に向かいました。

普段は言っていることが伝わらない患者さんが多いのですが、このときはみんな大人しくバスに乗ってくれて、患者さんたちも大変な状況であることがわかっているのだと思いました。

高田厚生病院では、念には念を入れるということで患者さんはシャワーを浴び、私たちは防護服を着用し病棟に入りました。私たちは汚染物という判断だと感じました。

同じ厚生連の病院で、この対応は正直どうかと思いましたが、口には出しませんでした。

志半ばで退職

三月十八日に家族と合流しました。子どもたちの顔を見たらほっとして、また仕事がしたくなりました。

月末に、私の実家のあるいわき市へ移りました。

病院からは何度も連絡をもらい、今後を聞かれました。選択肢は継続か退職かの二つしかありませんでした。私は辞める気はまったくなかったので、双葉厚生病院と同じ規模の塙厚生病院を希望し、中学生の次男も連れて行く考えでした。しかし、次男がいわきの学校に通う長男と一緒にいるのを望んだため、私は単身で塙に行くことになりました。長女は山形に進学しました。

仕事は四月十二日からの予定でした。塙に行く日が近くなって、もう少し休めばよかったかなと後悔しました。次男が情緒的にまだ不安定でしたし、いわきの中学に慣れるのに時間がかかりそうだったからです。

十二日、挨拶に行ったものの、十三日は休みをもらいました。十一日の大きな余震でいわきの水道が止まり、いわきの家族のもとへ戻ったのです。

その後塙厚生病院に勤め始め、あんなにやる気十分だった自分がこんなにも仕事が辛いと感じるのかと思いました。私は主任でしたが、主任といっても管理業務ができるわけもなく、ただいるだけ。あんなに得意だった点滴も針をうまく入れられなくなり、「どうしてこんなに仕事ができないのだろう」と思いました。

離れて暮らす子どもたちのことを思うだけで涙が出ました。うつだったのではないかと思います。

それでも三ケ月を過ぎるくらいから仕事が楽しくなってきました。子どもが学校に慣れ、友達もできたので安心したのもあったと思います。ただ、実家の母は仕事を辞めていわきに戻ってくるのを望むようになりました。初めは私がいなくていいと言ってくれていた姑も同じでした。

なにより、次男に「俺のことも考えてくれ」と言われたのが堪えました。仕事を辞めたくない思いと子どもを犠牲にしているという思いで、夜も眠られないくらい悩みましたが、結局は退職することにしました。

退職を看護部長に告げたときには、今日は仕事ができないと思うほど泣けました。退職を決め、退職届けが受理されてもまだ悩んでいました。なぜ辞めなければならないのか、ほかに方法はないのかと。睡眠薬の処方も初めて受けました。

思えば、開院する予定のふたば中央厚生病院は私の夢でした。南相馬市、双葉町、浪江町、大熊町を含む相双《そうそう》地区は救急医療の態勢が十分でなく、心筋梗塞《しんきんこうそく》などの死亡率が高い地域でした。いわき地区（いわき市周辺）も中通り地区（福島市周辺）も心筋梗塞による死亡者はいないのに、相双地区には死亡者がいました。国民皆保険という制度のもとで、こんな不平等があっていいのかと思っていました。きちんとした二次救急処置を行ない三次救急に移送できること、死亡率を下げるのが私の夢でした。

新しい病院がスタートすれば、死亡率を下げる医療ができる可能性があったのに。志半ばで終わってしまうことが辛くて残念でした。

受診した精神科の先生に「あなたは仕事が趣味だったのだね」と言われました。自分ではそんなふうに思ってはいなかったのですが、二〇年近く厚生連で働いてきて、かけがえのない場所になっていたのだと実感しました。

災害さえなければ、厚生連を辞めることは多分なかったでしょう。

厚生連に残るスタッフは私の分まで厚生連を支え、西山看護部長を支えていってほしいと思います。

R-5 双葉から二本松・男女共生センターへ

私たちには患者さんに対する責任があった

西山幸江
◉看護師 ◉勤務歴：三二年 ◉震災時職位：看護部長 ◉現在：塙厚生病院看護部長 ◉家族構成：義父母、夫と一男（他県在住） ◉一九五七年生まれ

失くした夢、希望、願い、幸福、安心、信頼…

震災が起きたあの時、双葉厚生病院と県立大野病院が統合してスタートする、ふたば中央厚生病院とふたば地域医療センターの開院を二週間後に控えていました。この事業は双葉群で暮らす住民の長年の悲願であり、私たち病院職員にとっても希望でした。

患者さんを助けたいと思っていても、専門の医師がいないためにどれだけ悔しい思いをしたことか。新病院ができれば、自分たちの力で安心して暮らせる街をつくることができます。

必死の思いで看護要員を確保し、大学病院研修で新たな看護技術を習い、サービス提供システムを構築するなど、「地域のために」を合言葉に数年前から準備を進めてきました。それが、あと一歩というところであの大震災により一瞬で消え去ってしまいました。まさに天国から地獄です。目の前で起こっているこの現実は、理屈ではわかっていても、気持ちのなかでは受け入れが

たく、数年間のこのための活動や努力、費やした時間と労力、夢、希望、願い、幸福、安心、信頼……これらを失くしてしまったことで、自分自身がすべて否定されてしまったような強い虚脱感にとらわれています。

震災当日、落ち着いていた看護師たち

当院には補助者を含め一四四名の看護職員がおり、震災当日は双葉厚生病院に七〇名が日勤し、統合を予定していた県立大野病院に一一名の看護師が出張していました。地震発生とともに看護師寮や近くに住む看護師が駆けつけてきました。県立大野病院に出張していた職員は、普段なら車で一五分足らずの距離を二時間以上かけて、途中で車を乗り捨て、泣きながら帰ってきました。休暇中だった看護師長は、病弱な両親と幼い子どもを置いて、夜中に富岡町から五時間もかけて車で病院にたどり着きました。

この状況がいつまで続くのか予測はつきませんでしたが、長期戦に備えて、まず小さな子どものいる看護師や、自宅が近い看護師は帰宅させました。

自宅が遠いなどの理由で帰宅できない看護師を中心にシフトを組み換えました。多くの看護師は家族の安否もわからないまま院内に留まり、病棟の復旧と救急外来での活動に当たりました。

しかし、翌朝になって災害は地震と津波だけではおさまらず、原発事故により、突然の避難指示が出されました。

なぜ避難しなくてはならないのか、どこへ、どのようにして避難すればよいのか、皆目見当がつきませんでした。行政からの指示はまったくなく、テレビからは答えは見出せず、一緒にいた災害派遣の警察官や自衛隊も指示を待つのみでした。ただ、最悪の事態が起きようとしていることだけは、はっきりとわかりました。

一気に不安と緊張が高まるなか、しかし看護師は恐ろしいほどに落ち着き、しっかり患者に寄り添い、逃げ出すような行動をとる者は誰もいませんでした。それぞれが考え、工夫し、なんとかしようという気持ちが強く伝わってきました。

病院職員〝被曝〟のニュース

地震の翌日、軽症および一般科の患者さんはバスで避難しました。しかし、問題となったのはバスに乗せられない重症の患者さんの避難でした。

昼過ぎに、県の災害対策本部の田勢福島医大教授から電話が入り、自衛隊の災害派遣でヘリによる移送が決まりました。ヘリポートとなったのは車で五分ほど離れた県立双葉高校のグランドです。そこへは自衛隊の車で移動することになりました。この段階で、患者さん、職員総勢百名近くが残っていました。

残った職員全員で患者さんを運ぶ作業を行なっている間、私は病院の受付の電話対応に追われていました。患者さんや職員の家族からの問い合わせの電話がひっきりなしにかかっていたので

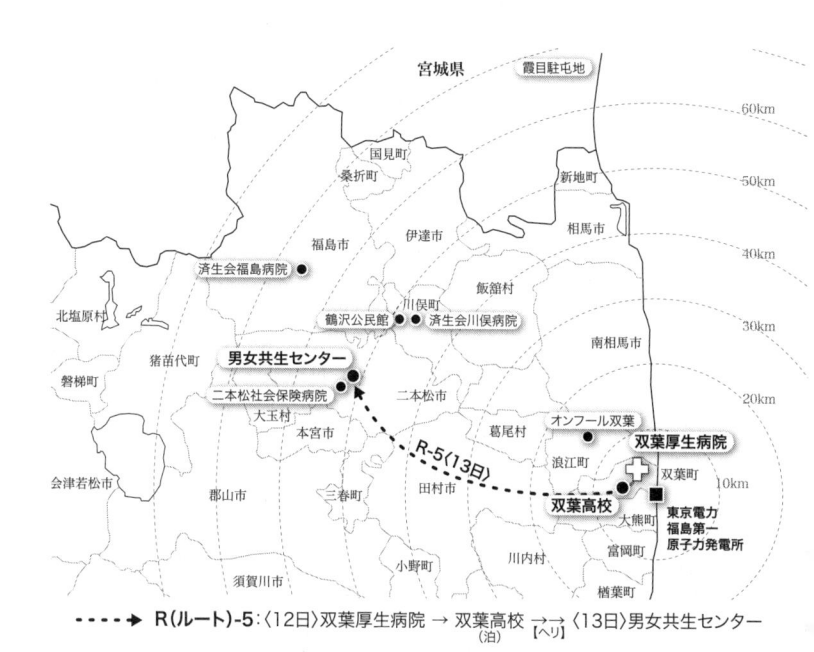

- - - - ➔ R(ルート)-5:〈12日〉双葉厚生病院 → 双葉高校(泊) →→【ヘリ】〈13日〉男女共生センター

す。

外からは「車が出るよ」と呼ばれますが、電話のベルが鳴り止むことはありません。「これが最後、もう電話には出ない」と決めて、最後の二、三人からの電話に「双葉厚生病院はこれから全員避難します。このあとは対応できなくなります」と告げて、受話器を置きました。

最後に院内を見回り、外に出ようとした瞬間でした。突然地鳴りとともに地震のような揺れを感じました。作業中の職員から「爆発だ！」という声があがり、外に出てみると原発のほうから煙があがっていました。間もなく、あたりにはこれまで嗅いだことのない、「気持ちのいい匂い」としかあらわしようのない不思議な匂いが漂っていました。空からふわふわと塵のようなものが降ってきました。

周りからは「チェルノブイリ」「原爆」「死の灰」などの言葉が飛び出してきて、不安と恐怖が増大しました。原発に恐れていたことが起きたにちがいない、そう私は確信しました。

自衛隊の車で双葉高校への全員の移動が完了したのは午後四時を過ぎ、ヘリによる移送が始まったのは辺りが暗くなった六時過ぎからでした。体育館のなかで重症者を抱え酸素ボンベの残量を気にしながら祈るような気持ちで人工呼吸バックを押し続けました。

双葉高校には患者さんと病院職員のほか、特別養護老人ホーム「せんだん」の入所者や職員、そして避難できなかった町民も来ていました。ヘリが着くたび、みんな必死になって体育館から校庭に設けられたヘリポートに殺到します。入口では自衛隊員が人数をカウントしていて定員になると締め切られてしまいます。ヘリの音が大きく、近くへ行かないと指示が聞こえないため、ヘリポートへ行っては戻るのを何度も繰り返しました。

重症者は医師とともに先に乗せることができましたが、ふと気が付くと患者さんとともに取り残されていました。七機目のヘリが飛び立ったあと、午後八時半くらいでしょうか。あたりはシーンと静まり返っていました。

自衛隊員は「待っていてください」としか言わないので、またヘリが来ると信じて待っていましたが、さすがに十時半を回るとおかしいと思い、自衛隊員に「食事や排泄のこともある。残るなら残る準備をしないといけないし、ちゃんと言ってもらわないと対応のしようがない」と詰め寄ると、一つだけストーブを持ってきてくれました。

『これは、ここに残るという意味だろう』と察して、病院に戻り、わずかに残っていたゼリーやジュース、経管栄養剤を持ってきて、みんなで分け合いました。

このとき高校には入院患者一六名と病院職員九名（薬剤師一名、看護師三名、調理師二名、事務職員三名）、さらに「せんだん」の入居者および双葉町社会福祉協議会のデイサービスを受けていた方三一名そして社協の職員三名が残されました。

夜、入院患者さんのご家族がもっていた携帯電話でテレビを見ることができました。「病院職員が被曝した」と伝えていました。

日付が変わり、おもいおもいに自分の寝床を確保し横になりました。一時間おきに入院患者さん全員の呼吸を確認し、記録をつけました。「せんだん」の入居者のなかには、徘徊する人、一晩中おしゃべりをする人、隣の人の毛布を引っ張って起きている人などがいました。またかわるがわるトイレへ誘導しなければならないなど、取り残された不安や寂しさを感じている暇さえない、異様な一夜でした。

そして、翌朝、一人の患者さんが亡くなっていることがわかりました。看護師は一時間置きに患者さんの生存を確認していました。しかし、朝、毛布をめくってみるとすでに患者さんは亡くなっていたのです。

ヘリに遺体は積めないそうですが、置いていくわけにはいきません。朝確認にきた自衛隊員に

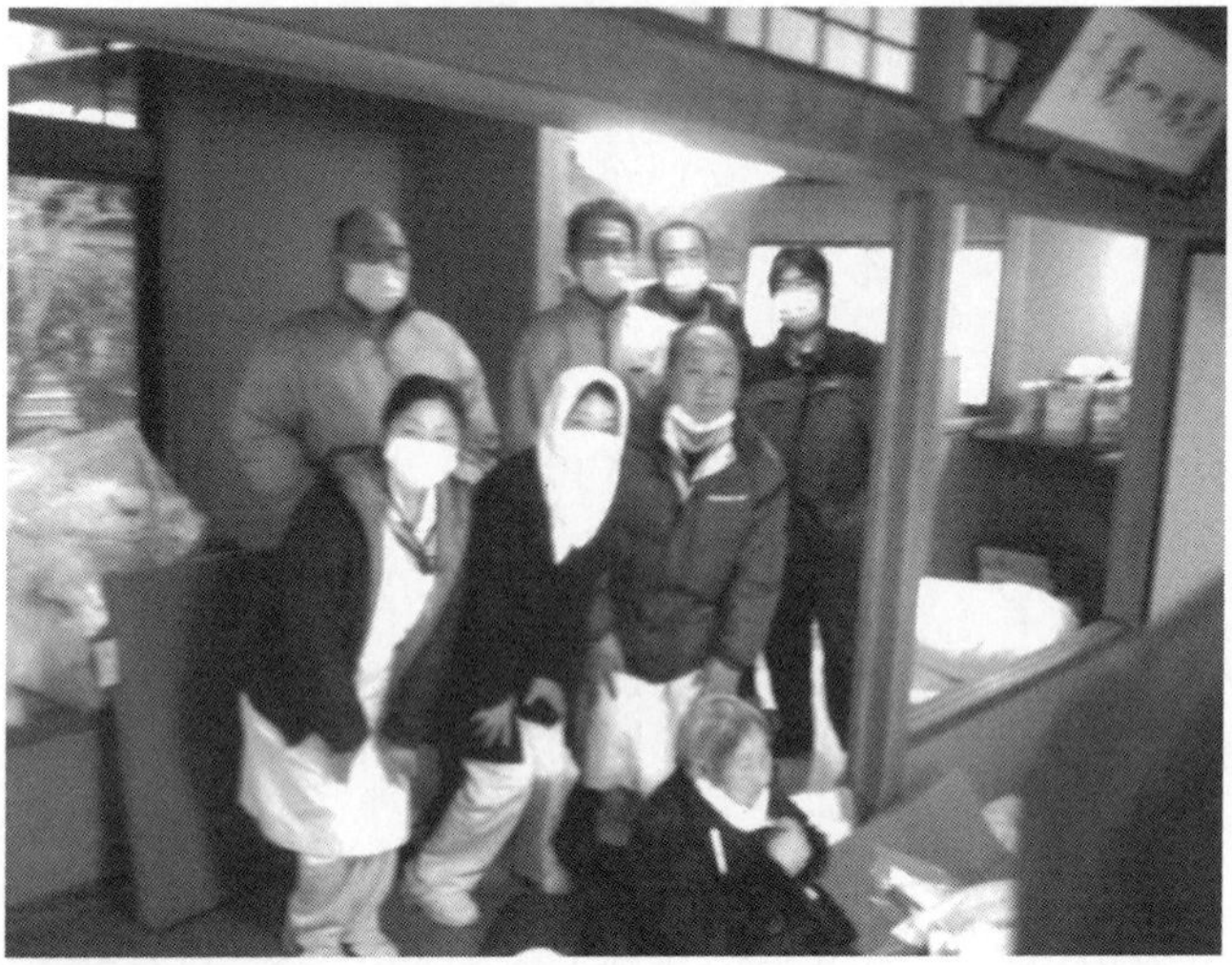

13日早朝、出発を前に双葉高校茶道室にて——完全防護姿の西山看護部長を真ん中に、前列向かって左は前田洋子看護師

は「息はしていませんが、生きています」というと、何もいわずに一緒にヘリで運んでくれました。

最後の職員が二本松に到着したのは十三日の夕方四時過ぎでした。一号機の爆発から二四時間以上も経過していました。

非常時の医療人のあり方とは

避難先となった二本松の男女共生センターでは、六時間ずつ、四交代勤務のシフトを作り、患者さんの看護を行なっていました。ただ、夜中に救急車が来たり、突然転院が決まってその準備に追われたり、十分な睡眠・休養をとることは難しい状況でした。看護師たちの限界が近づいているのはひしひしと感じていました。

みんなの疲れがピークに達したのは十四日

の深夜でした。残った患者さんの転院がすべて決まり、翌日は家族のもとに帰れるとほっとした矢先、行方不明だった精神科の患者さんが見つかり、男女共生センターに来るかもしれないという連絡が入りました。

看護師たちはパニックを起こしました。泣きだす人、怒りだす人……。それでも私は「帰ってもいいよ」とは言いませんでした。「私たちには患者さんに対する責任がある。だから協力してほしい」と話したのです。

一刻も早く家族のもとへ帰りたいという気持ちは痛いほどわかりました。看護師ではありますが、被災者でもあったのです。除染に伴い、身に着けていた物さえなくし、帰る家は避難区域のなかにあり、家族がどんな状況で避難しているかもわからない。情報は錯綜し、何を信じていいのかわからず、不安だけが大きくなっていく。若い看護師にとっては過酷な状況でした。非常時の医療人としての行動のあり方や看護師としての責務・倫理観が問われる場面でした。

「家族のことが心配でたまらない」、そう素直に言えない状態にしていたのは私の配慮が足りなかったからだという悔いが残っています。みんなそれまでよく耐えてくれたと思います。

次々に看護師が持ち場を離れていくなかで、「最後の一人になっても患者さんを守り抜くしかない」といったんは覚悟しました。しかし、家族の状況などから仕事が継続できる状況にあった看護師長と独身の看護師が数名、一緒に残って活動にあたってくれることになりました。

十五日、最後の救急車を見送ったとき、患者さんの無事を祈るとともに、役目を一つ果たした

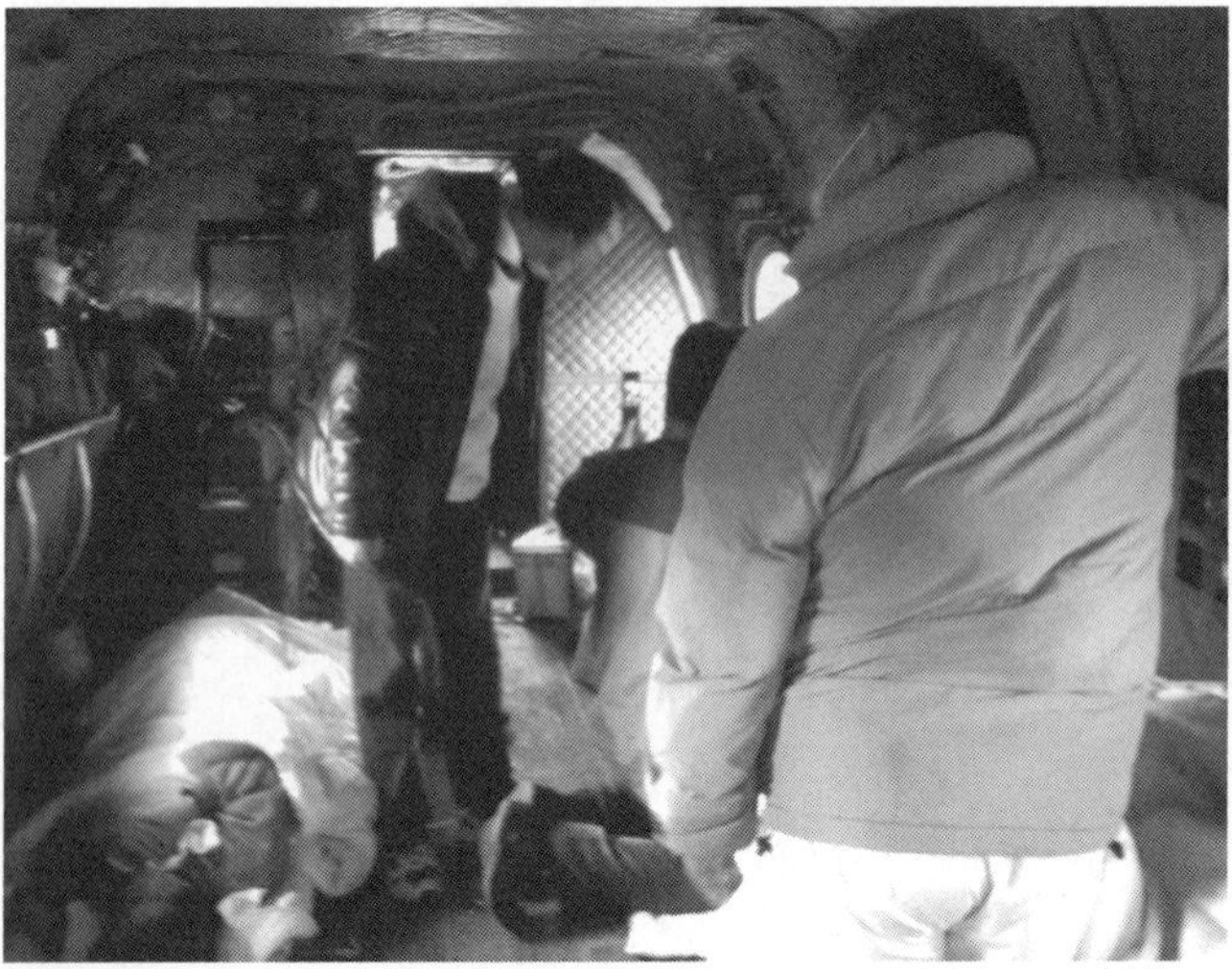
移送の様子、狭いヘリ機内

ことの安堵感と達成感とで変わった興奮を覚えていました。

本音は逃げ出したかった…

自宅は双葉町にありました。原発事故による避難命令が出たとき、自宅に残っていた夫と義父母は避難せず、そのまま家に隠れていたそうです。自宅には井戸があり、薪や米もあったため、ライフラインが不通でも生活できたのです。

十五日に米が尽きたため自宅を出て福島の避難所に行ったところ、スクリーニング検査の必要があるので二本松に行くようといわれ、二本松の男女共生センターに来たところで、偶然にも階段で行き逢ったのです。

実は、このときまで家族とは連絡がとれていませんでした。夫は携帯電話をもっていなかったので、どこにいるかも知りませんでした。ただ、自宅は原発から七キロと近いものの、海からは遠く離れていたので津波の心配はなく、すぐに死ぬような理由はないと思っていました。時間が経てば再会できると信じていました。

心配ではあったので、息子に「避難所を探して」と頼んでいましたが、自分は患者さんのお世話をするしかないと覚悟を決めていました。

もちろん、その覚悟もすぐにできたわけではありません。病院で原発事故のニュースをテレビで見たときは、一刻も早くその場から逃げ出したいと思っていました。しかし逃げるための手立てがありません。その事実に愕然とし、患者さんと一緒に自衛隊のヘリで避難するしかないとなったとき、「ともかくやらなければ」と覚悟が定まったのです。

義父母と再会した翌日、東京から那須塩原駅まで新幹線が復旧しました。そこで東京に住む甥に男女共生センターまで迎えにきてもらい、義父母を東京に避難させ、私は仕事を続けました。

発見が遅れた精神科の患者たち

十六日、行方不明だった患者さんの安否確認のため、精神科の渡部幾世師長とともにいわき市のいわき光洋高校に向かいました。十二日に一般科と精神科の患者さんだけを乗せて出発したバスは、浪江町の特別養護老人ホーム「オンフール双葉」で患者さんを降ろしたようです。このオンフール双葉は、原発から二〇キロ圏内にあったため、私たちの捜索網からもれていたのです。

そのため、発見が遅れました。

そのうえ、発見後、患者さんは二本松の男女共生センターに移されるはずが、なぜかいわき市のいわき光洋高校に移されてしまったのです。

高校の体育館で患者さんを見つけたときは、胸をなでおろしました。しかし、患者さんの状況は悲惨でした。身体がこわばり床にひっくり返ってしまっていたり、痙攣《けいれん》を起こしていたり、しばらく薬を飲んでいなかったため、患者さんの様子は変わり果てていました。

患者さんの面倒は、一緒に移動していた一般科の患者さんやその家族がみてくださっていたようです。その方々から、「どうして病気の人をほったらかしたのか」「どんな思いでここまで来たと思っているのか」と訴えられました。床に頭をつけて謝るしかありませんでした。

一方、いわき光洋高校には、双葉病院の患者さんも避難していました。こちらも原発事故の混乱で避難に手間取り、多数の死亡者を出してしまった病院です。双葉病院の職員がいなかったため、県からの要請で私が双葉病院の患者さんのケアも行ないました。息のある方の近くにご遺体が並べられているという状況でした。

震災ではこういうことが起こるのだと、まざまざと見せつけられました。男女共生センターの活動より、いわき光洋高校に行った二日間のほうが自分のなかでは重たく残っています。

精神科の患者さんは、翌日全員転院先に入院できました。

いまだ震災のなかで

震災から一年が経とうとしています。しかし、まだなんの見通しもなく、私たちはいまだに震災のまっただなかにいます。

震災後、勤務継続を希望した職員は、それぞれ希望する厚生連の病院に再配属となりました。私は塙厚生病院に行くことになりましたが、距離があるため自宅からは通えません。夫が仕事の関係で福島市を離れられなくなったため、仕事を続けることと、家族を守ること、どこに折り合いをつけるか悩んだ末、単身赴任を決意しました。

現在、仕事も得て、食べるもの、住むところもありますが、これまで培ってきた大切なものを失くしています。それは人との関係やコミュニティであり、あの双葉の風景や風の香り、これまで長い時間かけて積み上げてきたものすべてです。

以前なら夕方になれば家族が帰ってきて〝おかえり〟と迎えた、そんな日常がなくなってしまいました。普段は気に留めていなかったものが、生きていくためにとても大事だったのだということを改めて感じています。

これが自然災害だったら、まだ仕方ないと受け入れられたかもしれません。しかし人災なると、もしかしたら避けられたのかもしれないと悔しい思いです。もちろん、地域として原発の恩恵を受けてきたことも理解していますが、それを受け止められるほど冷静な気持ちになれていません。

戻れるものなら、もう一度あの日に戻りたい。仲間と一緒に双葉に帰りたいのです。

R-5

「普通の生活」がうらやましい

前田洋子
◉看護師　◉勤務歴：二七年　◉震災時職位：第三病棟副師長　◉現在：塙厚生病院外来副師長　◉家族構成：父母、妹、夫と一男一女（長女は仙台在住）　◉一九六三年生まれ

地震発生の十一日から十四日まで、家族と連絡が取れませんでした。不安に押しつぶされそうになるなか、それでも患者さんの安全を守るため必死に活動を続けました。上司からは「いざとなったら患者さんをとるか、家族をとるか考えておいて」とも告げられました。事態はそれほど切迫しており、事態の行方も見えないなかで、無我夢中に患者さんのお世話を続けるほかありませんでした。

被害の大きかった双葉厚生

三月十一日、私は四月から開院予定となっていたふたば中央厚生病院の準備のために、県立大野病院へ出張に行っていた際に被災しました。建物のなかは白い煙が立ち込め、防火シャッターは閉まり、緊急サイレンが鳴っていました。

揺れはなかなかおさまらず、余震が続いたため、双葉厚生病院のことが心配になり、その日双葉から出張に来ていた七名のスタッフと話し合い、病院に戻ることに決めました。

「子どもや家のことが気になるので帰りたい」と話すスタッフもいましたが、勤務時間中である

こと、双葉厚生病院の患者さんのお世話をしなければならない立場であることを説明し、車で病院に向かいました。

途中、渋滞がひどかったため車を路肩に止めて約二キロの道のりを走って病院までたどり着きました。双葉厚生病院に到着したのは午後五時ごろ。病院の建物には亀裂が入り、大きな段差もできていて、大野病院とは比べ物にならないくらい甚大な被害を受けていました。

津波到来の危険性があるとのことで、患者さんは精神科棟の二階に避難していました。自分の担当の三病棟の患者さんやスタッフに変わりがないことを確かめ、ほっとしましたが、水は断水、エレベータやトイレは使えない状況でした。

今後に備え看護師を夜勤と日勤に分け、夜勤以外のスタッフは家に帰ってよいことにしました。すでに暗く、足場も悪かったため、帰ったスタッフは多くはありませんでしたが、帰宅した人のなかにはそのあと病院に戻って来ない人もいました。小さな子どもがいたり、家族に引き止められたりしたのだと思います。これは仕方がないことだと受け止めています。

私は家に戻りませんでした。家族とは連絡が取れておらず心配でしたが、病棟の副師長という立場で、若いスタッフを置いて帰れないという思いがありました。また、大野病院から戻る途中で車を置いてきてしまったため、帰る足がないという理由もありました。

夜は夜勤のスタッフとともに患者さんのお世話をしました。度重なる余震に不安がる患者さんに言葉をかけ励ましました。休憩時間には外来の手伝いで、津波に呑まれて怪我をした患者さん、また低体温に陥った患者さんの対応にあたりました。

残ったスタッフは家族が気になり落ち着かない様子でした。公衆電話なら家につながると聞いて交代で家に連絡を入れました。しかし、私は何度家に電話をしてもつながらない状態でした。

朝方、一時間半くらい仮眠をして、体を休めました。

〝この世の終わり〟の光景

十二日の朝、原発の放射能が八倍になっていることを上司から知らされました。そのとき「何かあった場合には、患者さんをとるか家族をとるか考えておいて」と言われました。「患者さん」と答えたいところですが、家族をとりたい自分がいて、最悪の状況にならないよう心から祈りました。

病院のなかには白いつなぎを着た警察官が来ており、深刻な状態であることがわかりました。しばらくして、当院は原発から四キロしか離れていないため危険だという理由で緊急避難命令が出ました。

病棟の軽症者や一般科の患者さん、精神科の患者さんをバスで送りだしたあと、寝たきりの患者さんが残りました。原発はいつ爆発するかわからないと聞いていたので、迎えが来るのをじりじりする思いで待っていました。

やっと自衛隊が到着し、患者さんをジープに乗せる作業を行なっていたところ、大きな爆音が。

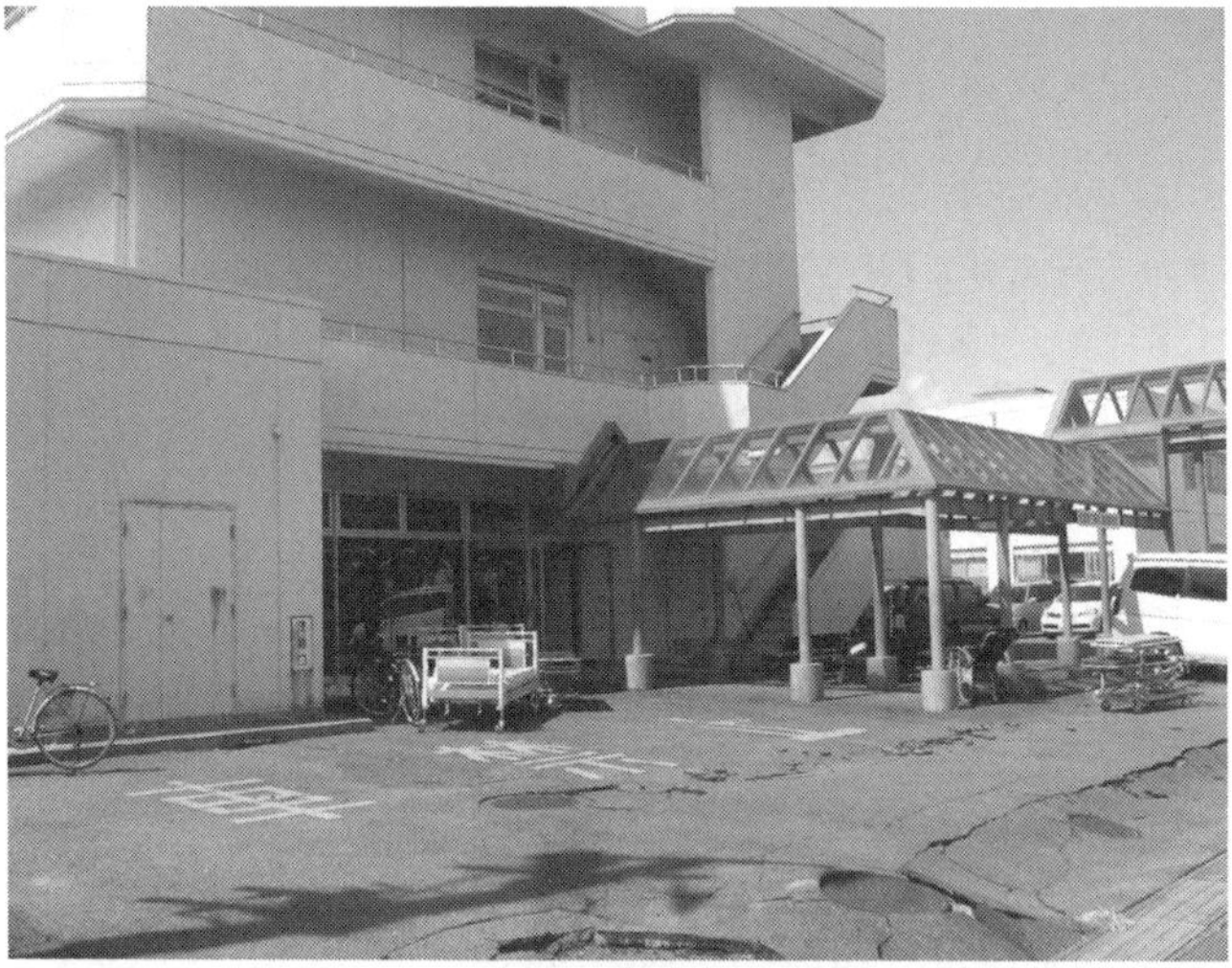

新館棟東側、職員用駐車場（3月24日撮影）

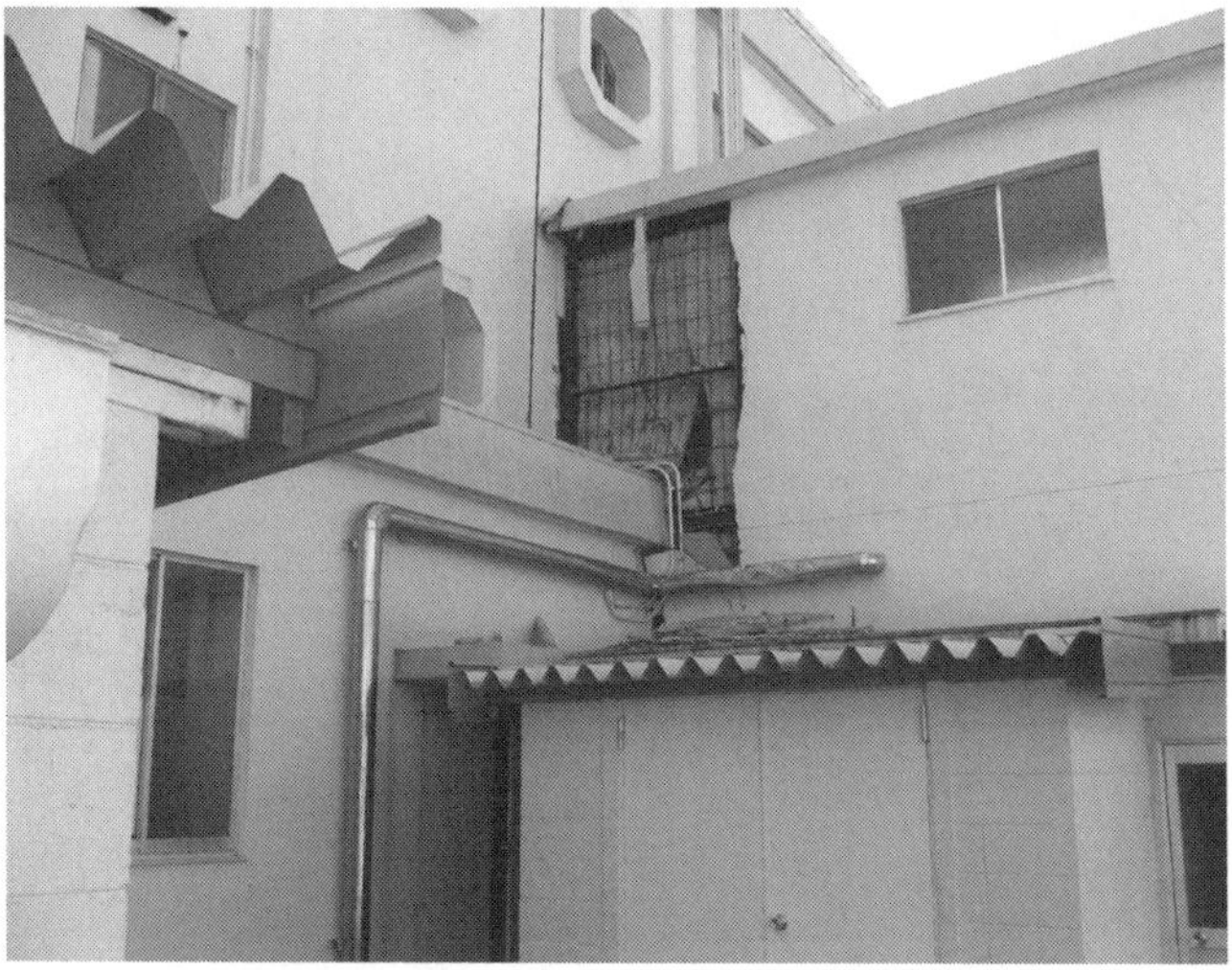

第1管理棟2Fの渡り廊下の壁が崩壊（P.17「全体図」のH参照）

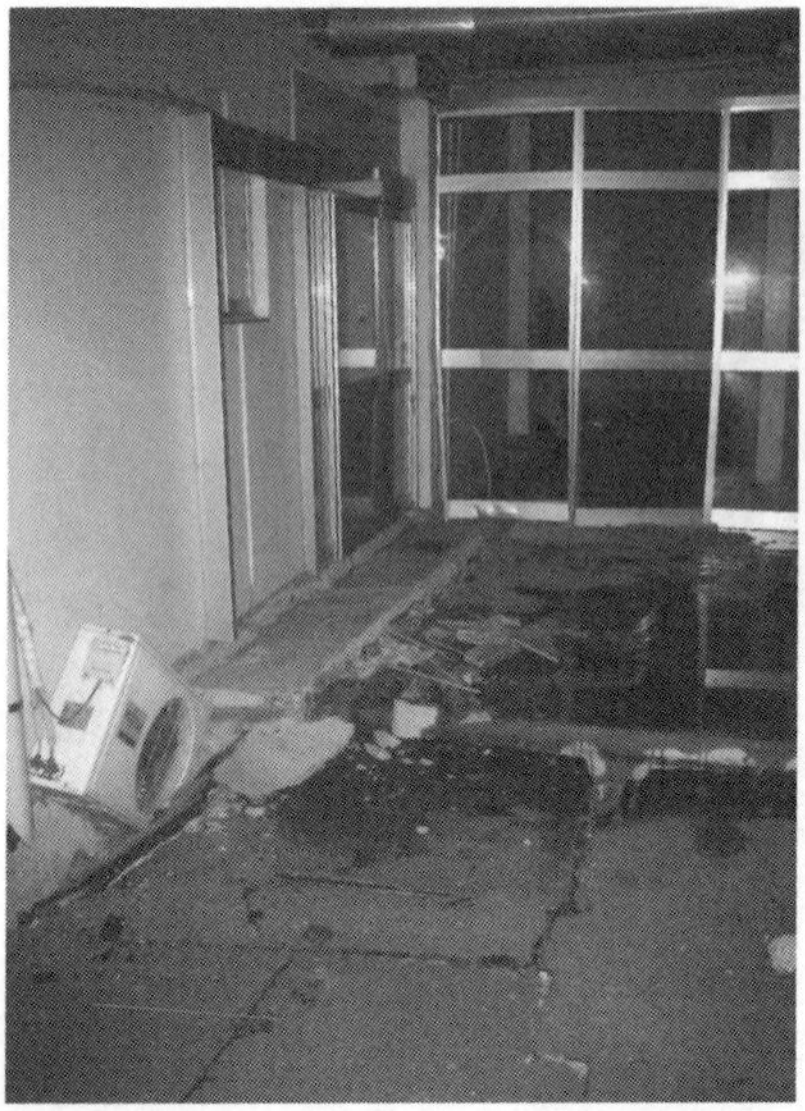

第１管理棟から機能訓練棟への外廊下のドア付近に大きな亀裂（P.16「全体図」のＥ参照）

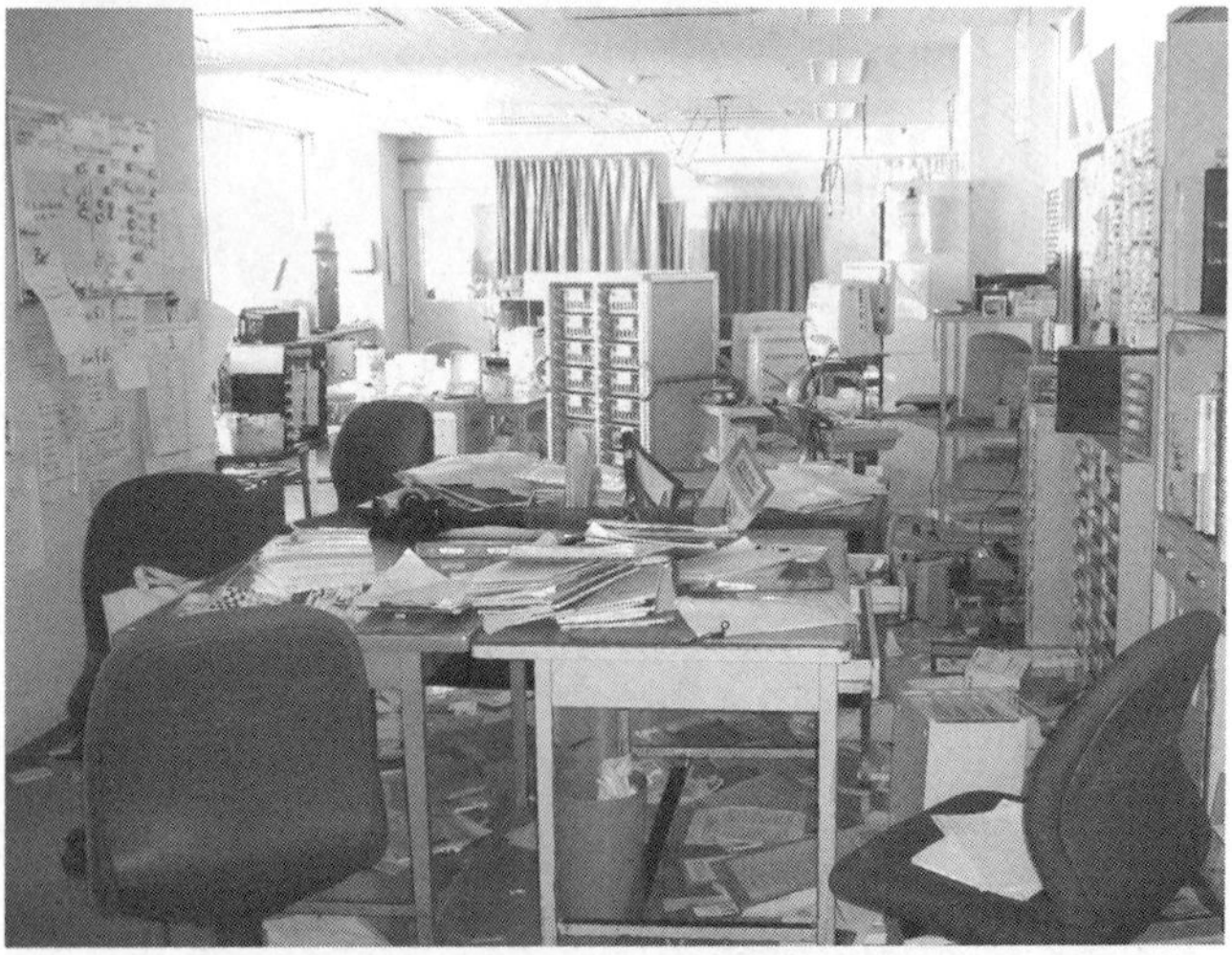

第１管理棟 3F、第三病棟ナースステーション

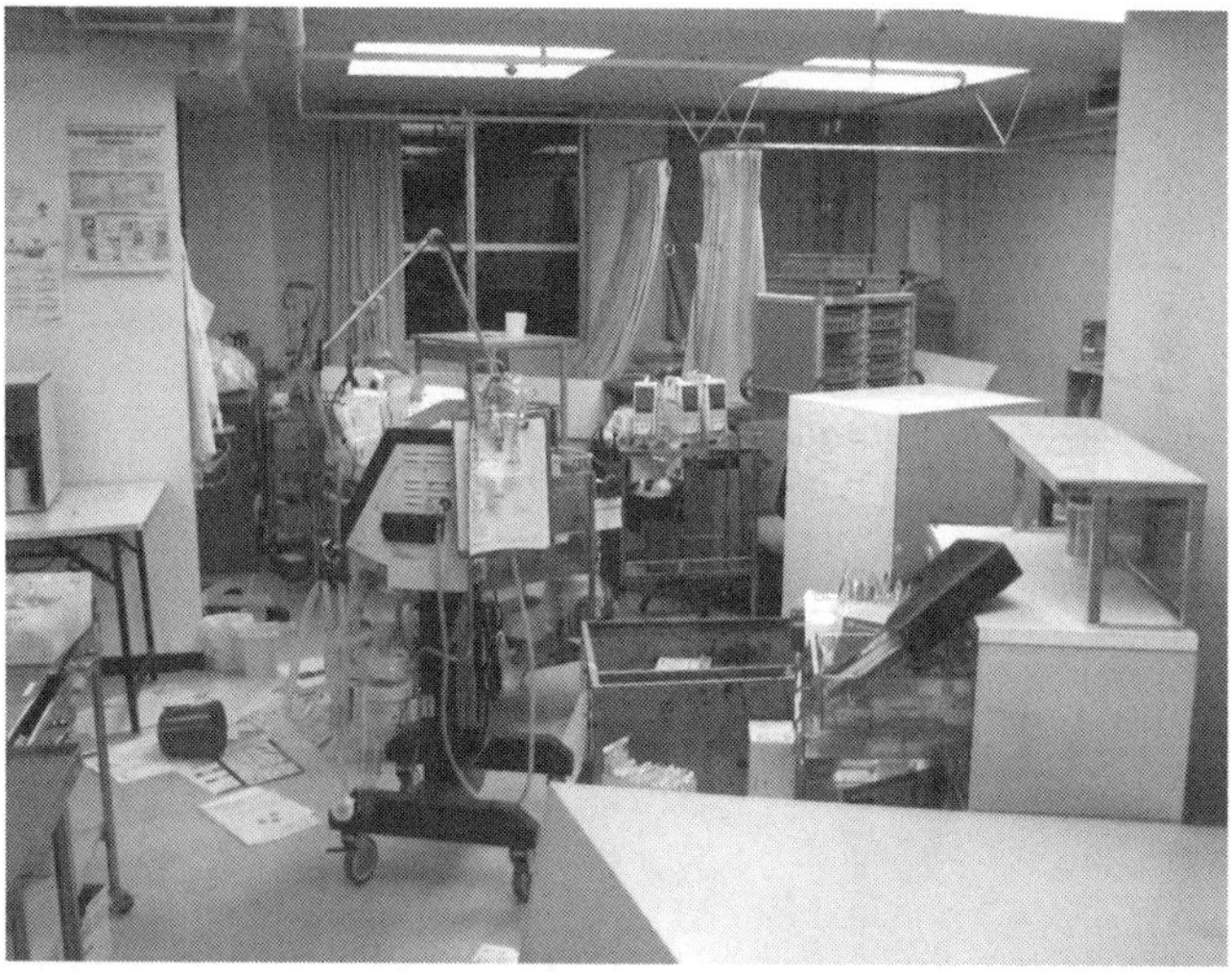

第１管理棟3F、第５病棟ナースステーション

空には白く濃い雲がもやもやと上がるのが見え、すぐにこげた黒い大きな綿が次々と降ってきます。この世の終わりかと思いました。

「早く運んでくれないから、被曝してしまったじゃないか」という怒りの思いが胸を過ぎました。

父母からの無事を知らせるメール

それでも患者さんの移送は続き、私は最後のほうの車に乗り込みました。そのまま川俣に向かうと思っていたので、行く先が双葉高校だったので驚きました。

双葉高校には病院の隣の特別養護老人ホーム「せんだん」の職員、入所者や利用者も来ていました。

夕方午後六時を過ぎてようやく自衛隊のヘリが到着し、患者さんの移送が開始されましたが、三分の一の患者さんがその場に取り残されてしまいました。

　このとき、「被曝してしまった自分たちを国はもう迎えにきてくれないのではないか……」「いや、明日になったら迎えが来るはず」と気を取りなおし、患者さんとともにがんばると自分に言い聞かせたのです。

　自衛隊員と夕方病院に戻り、不足していた寝具やオムツ、それとナースステーションに残っていた飲み物やプリンを持ち出し、夜食として「せんだん」の人たちや当院の患者さんとその家族、スタッフ九名と分け合い、早めに患者さんとともに休みました。

　看護師は時折り起きて患者さんの様子を確認していましたが、朝方一人の患者さんが亡くなっていました。異変に気付いてあげられず、何もできなかったことが悲しく、涙が出ました。

　ヘリはなかなか来ません。昼ごろ、最初のヘリがやってきました。二本松の男女共生センターに到着後、私たちは計測された放射線の線量が高かったために、自衛隊のテントでシャワーを浴び除染してから中へ入るよう指示されました。センターの中に入ると、「ここは汚染区域なのに、なんで入ってきたの」とほかのスタッフから言われ、自分が被曝していることに再度ショックを受けました。

　また、一階ホールには患者さんがずらっと寝かせられていました。私は、二本松で患者さんをほかの病院に送れば自分たちの役割は終了だと思っていました。しかしこの光景をみて、この後もしばらく患者さんの面倒を自分たちでみる必要があるのだと悟りました。

いつまでこの状態が続くのだろう。とても不安な気持ちでした。なにより家族の安否がわからなかったので、それが一番の気がかりでした。

十三日の夜になってようやく父母から、知り合いのいる山形に息子を連れて避難するとのメールが入りました。しかし、会津にいる娘とはまだ連絡がつかず、東京電力で働いていた夫は原発のなかで死んでいるのか生きているのかもわからず、精神的に耐えられなくなって大声で泣いてしまいました。若いスタッフも家族のもとに帰りたい、家族が気になると言い出しました。

夫や娘と連絡がついたのは十四日の夜でした。

疲れもピークに、二本松組の解散

センターで私は患者さんの転送を担当しました。患者さんを乗せた救急車に同乗し、何度も転送先の病院とのあいだを行き来しました。

ただ、私が患者さんに付き添うのは建物の入口までで、中には入れませんでした。体はシャワーで除染し、服も支援物資としていただいた新しいものに着替えていましたが、靴は履き替えていなかったのでまだ放射能に汚染されていたからです。放射能を病院のなかに持ち込むわけにはいきません。私は病院の外から患者さんを見送るしかありませんでした。

患者さんの転送は十四日中には終了できず、五名の患者さんが男女共生センターに残りました。その患者さんたちは、そのあといつ転送できるかわからない状態でした。

その夜、「もうこれ以上ここにはいられない」と言って、若いスタッフが出ていきました。十五日の昼過ぎ、難しいはずだった患者さんの転送を終了。男女共生センターに残っていたスタッフは夕方前に解散となりました。患者さんがいなくなって安堵したとたん、家族に会いたい気持ちが湧いてきました。

そこで、二本松に近い須賀川《すかがわ》に住んでいた義理の姉に相談し、迎えに来てもらうことにしました。川俣に避難していた夫や裏磐梯《うらばんだい》にいた娘も、義理の姉が迎えにいってくれました。その日の晩、親子三人が義姉の家で顔を合わせることができたのです。

山形での避難生活

その後三日間は須賀川の親戚の家に避難していました。その間も、病院関係者から入院患者や病棟スタッフの行方などの問い合わせが入り、その都度対応していました。

そして十九日、親戚が二日がかりでガソリンスタンドに並び手に入れてくれた二〇リットルのガソリンで、夫と娘と私の三人は、父母と息子が待つ山形の天童市まで車で向かいました。

山形では父母が家族揃って入れるアパートを借りて待っており、そこで生活をはじめました。生活必需品は百円ショップで最低限必要なものだけをそろえました。

毎日何もすることがなく、テレビを見て、食べて寝ることの繰り返しでした。でもそれだけで精一杯の毎日でした。

山形のお店にはたくさんの品物が並び、近所の人々は何事もなかったかのように普通に暮らしていて、福島とは別世界でした。山形の人たちは優しく、子どものものや野菜などもいただきありがたかったのですが、どうしても「何で私たちだけ、普通の生活が送れなくなってしまったの」という気持ちが湧いてきて、普通の生活が営める彼らがうらやましくてたまりませんでした。

夫は三月下旬から東電の仕事に戻りました。辞めるか勤めるか、どちらかを選択しなければならなかったのです。福島第一原発の現場で泊り込みの作業が続き大変だったとの話でした。それでも、これまで原発で働いてきたという使命感から仕事に向かっていました。

一番心配だったのは息子で、震災以来元気がなく、アパートからほとんど出ずにゲームばかりして過ごしていました、アパートは狭く、ひとりになる空間がなかったため、家族みんながイライラして怒りっぽくなり、けんかばかりしていました。

原発事故を想定したマニュアルを

四月二十四日から、塙厚生病院で働きはじめました。辞めるか働くか、働くならどこの病院を希望するか迷いました。とりあえず原発事故の様子を見ようという気持ちになり、夫の職場に一番近い塙厚生病院を希望しました。娘は仙台の専門学校に戻り、父母や夫、息子、妹と一緒に福島県の棚倉町に引っ越しました。

最初の二ケ月は、「なんで自分はここにいるんだろう」とついつい双葉を思い出し涙ぐんでしまうこともしばしば。やる気が出ず、「来たくてここに来たのではない」という思いが頭から離れませんでした。

だんだん仕事にも慣れ、三ケ月を過ぎたあたりからようやくやる気が出てきました。心配した息子も、棚倉小学校に転校し大好きな野球を始めてからは友達もでき、以前のような元気な状態が戻ってきたので一安心しました。

地震が起きたときには、津波や原発事故、避難のことまでは予測できませんでした。患者さんの安全を守るために五日間ひたすらがんばりましたが、あの時は起きていることが受け入れられず、どうしていいか判断できないことも多々ありました。

双葉厚生病院では、原発事故が起きた際の簡単な訓練はしていましたが、それ以外のことはしていませんでした。原発に事故が起きた場合のマニュアルはありませんでした。その場その場の判断で行動するしかありませんでした。

避難のときに、患者さんを認識するためにテープに名前を書き、布団と手に貼り付ける、寝たきり患者さんの上にカルテを置いて一緒に運べるようにする、などはその場で出てきたアイデアです。しかし歩ける患者さんはカルテをまとめて看護師が持っていけばよいと判断したことが裏目に出てしまいました。一緒だと思っていた避難先がバラバラになってしまったことで、患者さんとカルテが別々になってしまったのです。

今回の体験を生かす意味で、災害時のマニュアルを整備しておくことが大切であると実感しています。また定期的に、深刻な事故が起きた場合の態勢づくりなど具体的なシミュレーションを行なうのも必要だと感じました。

そして私たちが元気に職場で働くためには、家族が大きな支えになっていて、家族がいないとがんばれないこともわかりました。

今、できれば前の職場に戻って勤務がしたいと思っています。このあとのことは国の方向性を見ながら帰れるかどうかを検討して決めていきたいと思っています。それまで、今はできることをしっかりやっていこうとがんばっています。

4◆危機を救った決断とその行動

R-0

双葉から福島市内へ患者移送後、川俣・鶴沢公民館で合流

母子移送中に届いた水素爆発の知らせ

加藤謙一

◉医師　◉勤務歴：三〇年　◉震災時職位：副院長・産婦人科部長　◉現在：白河厚生総合病院産婦人科部長、双葉厚生病院副院長・産婦人科部長兼務　◉家族構成：妻と一男一女（他県在住）　◉一九四九年生まれ

余震の中の帝王切開

忙しい毎日でした。四月に県立大野病院との統合を控え、その準備に追われていた上に、翌三月十二日は両親の一三回忌と祖父の三三回忌法要を予定していました。

三月十一日午後二時過ぎ。私は助産師の石橋ゆう子さん、手術室担当看護師の阿部仁子さん、

渡辺久子さんらとともに帝王切開手術をまさに始めようとしていました。患者さんは高齢出産で初産、すでに予定日は過ぎており、陣痛は来ていたが途中でお産が止まってしまった状態でした。児頭骨盤不均衡《じとうこつばんふきんこう》（赤ちゃんの頭が母親の骨盤を通れない）と診断、帝王切開に切り替えることに決まり、手術室に患者さんを移して手洗いを済ませ、患者さんを横向きに寝かせて腰椎麻酔の針を刺そうとしたまさにその瞬間、震災が発生したのです。

とっさに、看護師たちとともに患者さんの上に覆いかぶさってお腹を守りました。強く長い揺れ。天井から吊り下げられた照明器具が揺れ、周囲の機材も大きくくずれたり倒れたりして立っているのもやっとでした。手術は中止して患者さんを手術台ごと壁際に移動し、立会い予定だったご主人にも入ってもらい、患者さんを皆で守りつつ余震の収まるのを待ちました。

余震が収まらないため、新館で耐震性も十分な外来前の待合室に患者さんを移動し、他の入院患者や付き添いの人たちもそこに集めました。

職員は急遽精神科棟の二階に集められ、各部署の損害状況を報告し、今後の方針についての指示を受けて解散――外来に戻ると、テレビが東日本沿岸の津波の悲惨な映像を流していました。ここにも津波が来るのかと、多くの人が海のほうへ車や徒歩で状況確認に行きました。私も病院の屋上に上って海のほうを見ると、数百メートル先の田んぼまで黒く泡立った津波が押し寄せているのが見えたので、患者すべてを精神科棟の屋上に避難させるよう指示しました。

屋上は寒風が吹き付け、患者さんたちはみな固まって渡された毛布をかぶり、膝を抱えるよう

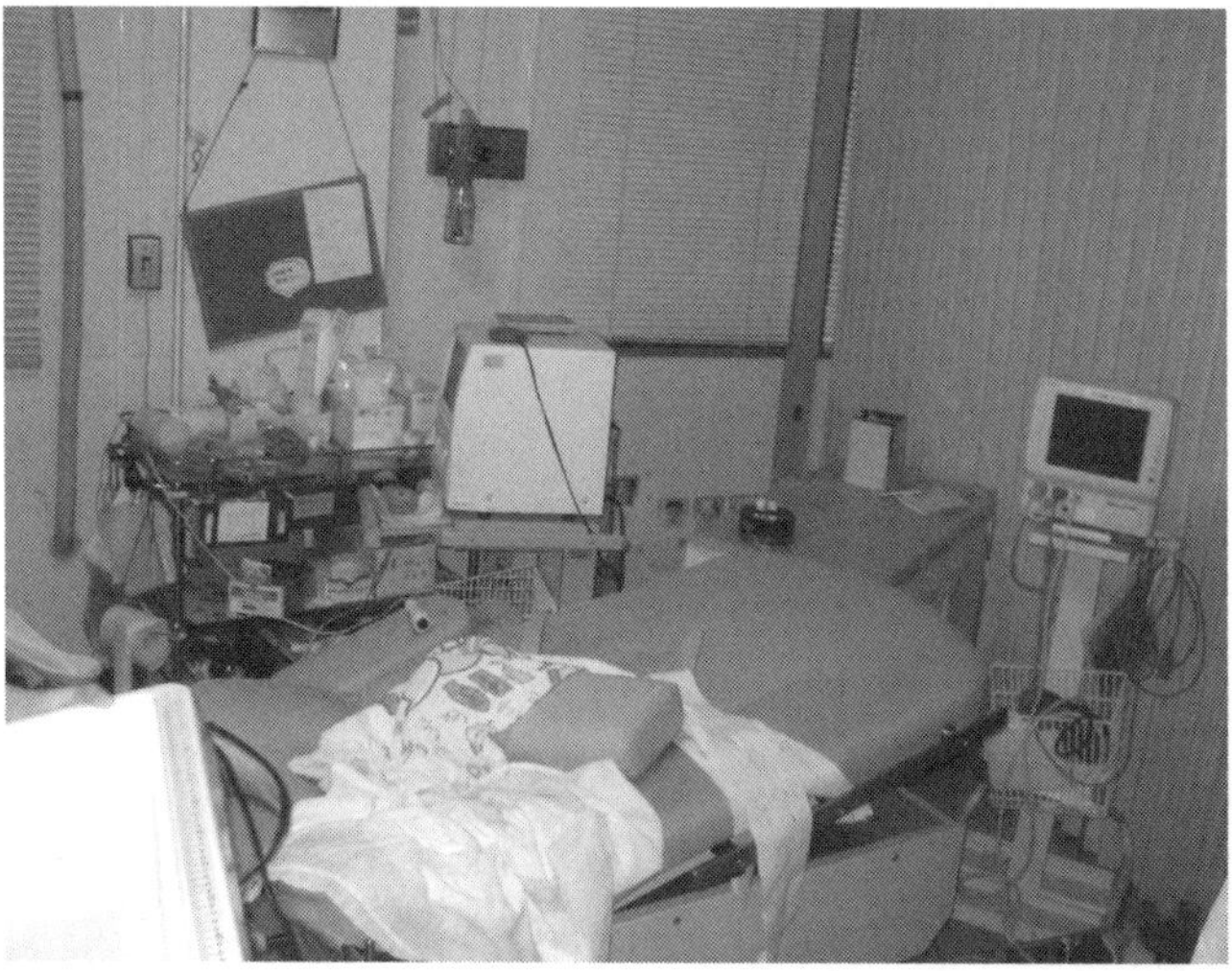
第1管理棟2F、産婦人科病棟の分娩室内

にして震えていました。どうやら津波は病院まで届かないと判断し、再び患者さんを新館棟二階の産婦科外来前の待合室に移動させました。

帝王切開を中止した患者さんの陣痛はまだ続いていました。これ以上母体と胎児《たいじ》にストレスをかけられないので、余震の間隔が三〇分以上になった時点で手術再開を決定。帝王切開は三〇分あれば終われるからです。小さな地震の中での手術は経験していましたが、このような大地震は初めてでした。

午後六時過ぎ帝王切開無事終了。母親も赤ちゃんも異常なしで安心しました。旧館（第一管理棟）の病室はめちゃくちゃになっていたので、急遽、外来前の待合室にベッドマットを移動して術後の母子にそこで休んでもらうことにしました。

ボイラーが止まっていて電気ストーブだけで

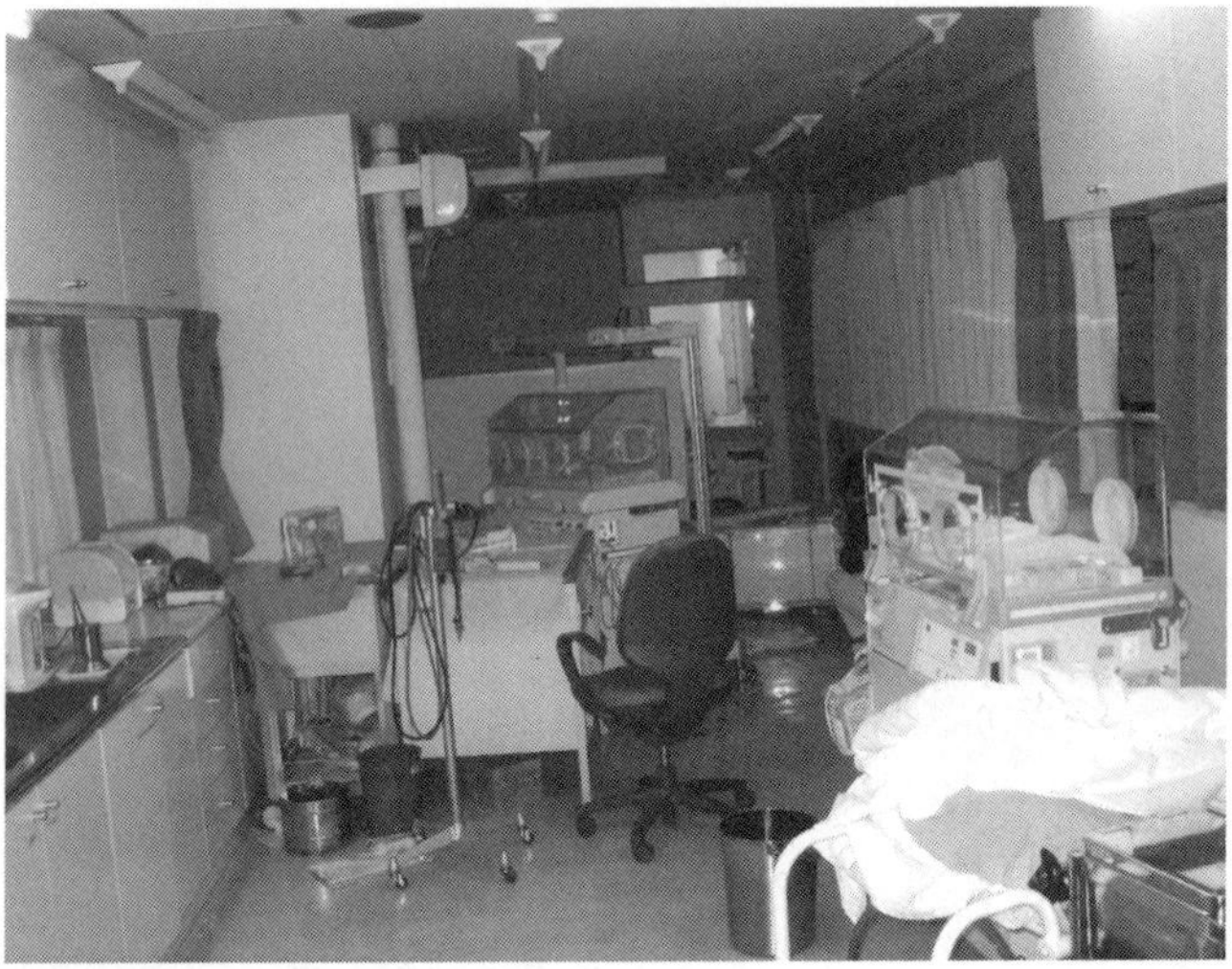
第 1 管理棟 2F、産婦人科病棟の新生児室内

は十分な暖が取れず、生まれたばかりの赤ちゃんの低体温《ていたいおん》が心配でした。そこで母親に赤ちゃんを抱いていてもらい、湯たんぽを使って温めました。普段なら赤ちゃんを保育器に入れ母親とは別にするのですが、お母さんも不安でしょうし、万が一また避難となったときに、離れ離れにならないようにという配慮でもありました。

夜中になって、前日にお産した患者さんの夫の父親が病院を訪れ、嫁と孫を連れて帰りたいと申し出ました。対応した助産師が理由を聞くと「こういう状況なので家族一緒に安全なところに避難したい」とのことで、母子の健康状態も特に問題なかったため、そのまま退院を許可しました。

実はこの人は東京電力の社員でした。翌日になって知ったことですが、十一日の午後七時三

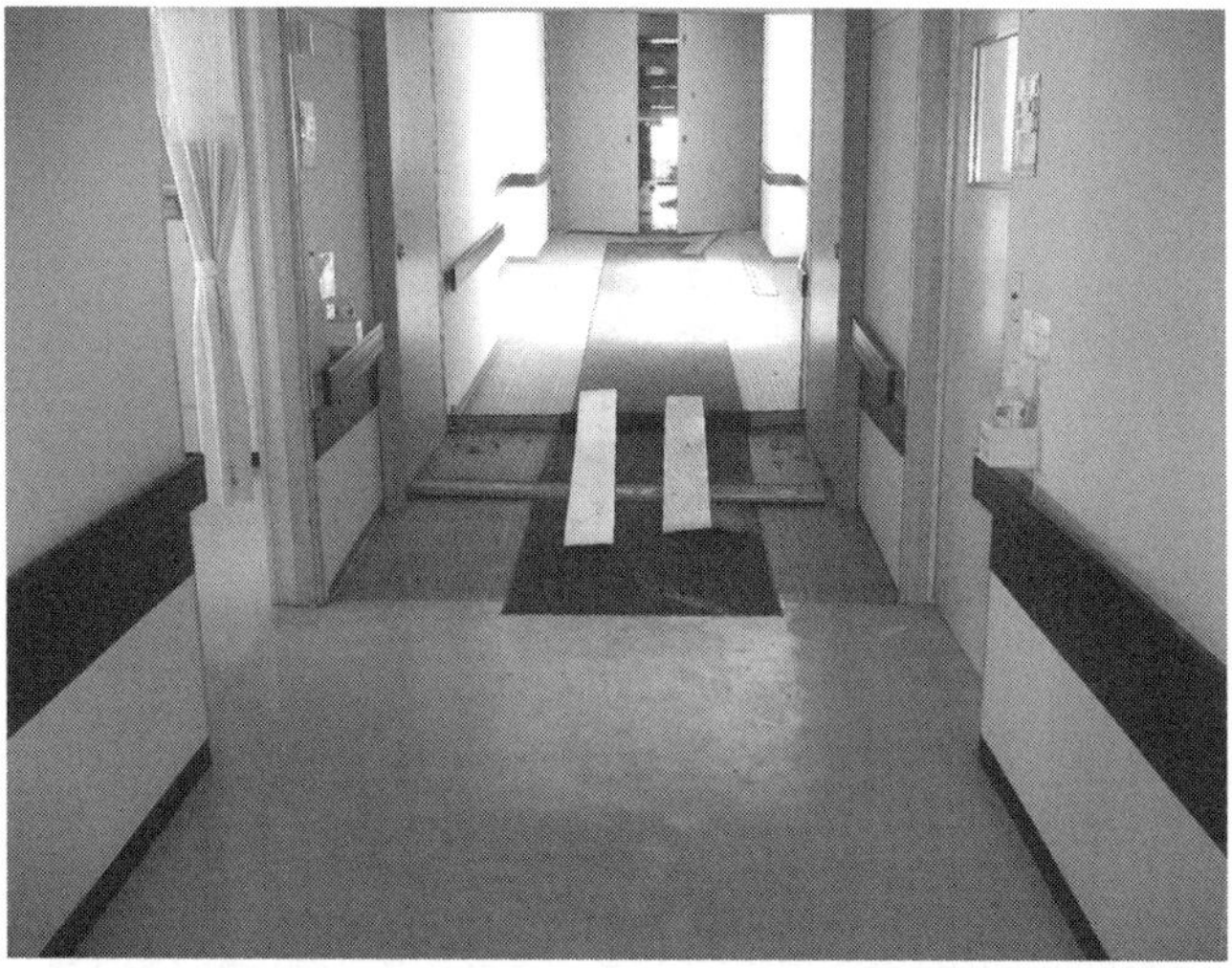

第１管理棟2F、産婦人科病棟の病床と新館棟の産婦人科外来をつなぐ渡り廊下に段差ができた

分には福島第一原発で緊急事態宣言が出ており、東電職員は重大事故であることをすでに認識していたようです。十二日朝の避難指示の前に避難した人が多くいたとあとで聞きました。夜中に嫁と孫を退院させた方は事故のことなど一言も言いませんでしたが、多分事態を知っていたのでしょう。

その夜は一睡もせず、患者さんの見回りやひどい状態になった外来の片づけを続けていました。そのときには診療を継続できると信じていたのです。もう一人、陣痛の始まっている初産の産婦がいました。すぐには生まれそうにないので自然経過を見ていましたが、心配でした。

ドクターヘリが来ない！

十二日朝になり、第一原発から半径三キロ

圏内に避難指示が出ているのを知りました。双葉厚生病院が三キロ圏内なのかを地図に物差しを当てて調べる騒ぎになりました。病院は微妙な位置にありました。避難は菅直人首相の指示で、絶対的強制力があり残るのは無理だということでした。おそらく今後避難区域は拡大すると考えられたので、患者全員を避難のために職員総出で一階に集めました。

職員も全員避難準備に入ったとき、救急車が津波の被害者を運んできて驚きました。打撲《だぼく》を負ったり、海水につかって低体温になった人たちでした。病院に電話が繋がらず、受け入れ許可がないまま移送してきたようなのです。病院にはもう酸素もなく、体を温める手段もほとんどない状態でしたが、緊急事態なのでとりあえず患者を預かり、一緒に避難することになりました。救急隊にはこのあとの受け入れは不可能だと強く申し入れました。

八時頃、初産の産婦の陣痛が強くなってきました。福島医大産婦人科に連絡したところ、受け入れはオーケー。分娩《ぶんべん》が切迫しているので救急車よりドクターヘリのほうが速いと考えて医大に連絡しましたが、医大救急部からドクターヘリには分娩の産婦は乗せられないとの返事。通常、分娩は病気ではないためドクターヘリの適応ではなく、ヘリの中でお産になったときに対応が難しいので断られたのです。

しかし今は緊急時。是非にと懇願して、助産師か産婦人科医が同乗することでようやくオーケーをもらい、町内の双葉総合公園のグラウンドでヘリを待つことになりました。

九時ごろ、自衛隊のトラックに自衛隊員二名、グラウンドに案内する警官一名、産婦とその夫、私、助産師の石橋さんを乗せて病院を出発。道路はマンホールが飛び出し、隆起したり亀裂が入ったりしてひどい有様でした。

グラウンドに着いてもヘリが飛んでくる様子がありません。電話もまったく通じなくなり、自衛隊員と一緒に車外に出て空に機影を探しましたが、一時間近くたってもヘリは到着しません。産婦の陣痛はどんどん強くなります。もうこれ以上待てない！と病院へ戻ることにしました。戻ったところへ、ヘリが別のグラウンドに降りていたとの報告。連絡網が乱れていたのです。

十時ごろ産婦を手術室に入れ、いきませましたが、赤ん坊の頭が降りてこず、心音《しんおん》も悪化。十時三十分、これ以上様子を見ていられないので、帝王切開に切り替えることになりました。緊急で手術スタッフを集め、普段なら二五分ほどかかる手術の準備を一〇分少々で整えました。よくぞ動いてくれたと改めて思います。

手術室の電気はつきましたが、このときもう水が出なくなっていました。手洗いができませんので擦式《さっしき》消毒剤で十分に消毒したあと、手袋を二枚重ねて手術に臨みました。午前十一時過ぎ、手術は無事終了、母子ともに無事でした。

母子移送途中での出来事——第一原発一号機の爆発

午前中に自衛隊と防護服を着た警官が介入してきたことで、放射能漏れに対する危機感はありました。そのため、急いで母子を移さなければならないと考えました。新生児への放射線の影響を考慮し、自衛隊の車ではなく救急車を手配しました。

他の職員はバスで避難を開始しましたが、救急車はなかなか来ません。上層部に掛け合ってみると、まだ手配していないと言います！　混乱しているのか危機感がないのか⁉　再度要請してもらい、午後一時過ぎにようやく救急車が到着しました。

母子とその夫、私、助産師の鈴木美恵子さん、看護師の大柿秀子さんが乗り込み川俣に向かいました。国道一一四号線も損傷が激しく、迂回と徐行を繰り返しながら進みました。救急車はサイレンを鳴らしながら渋滞の列を追い越して行きました。途中、私たちより前に出発した職員を乗せたバスを追い越したときには、申し訳ない気持ちでした。

午後三時三十六分、原発の一号機が爆発したと救急隊が無線で話しているのが聞こえました。水素爆発とは何かよくわからず、建屋が吹き飛んだと聞いてもピンときませんでしたが、東電で大変なことが起こっているのだということは薄々感じられました。

このあとも、患者さん母子には申し訳のない不手際の連続でした。最初に町立川俣南小学校に着きましたが「ここは双葉厚生病院の避難所ではない」と言われ、救急隊が本部に連絡して川俣福祉センターに向かいました。着くと職員は何も聞いていないと言います。しかしそこには双葉町の町民が多数いたので、ベッドを用意してもらい母子を降ろしました。救急車はまた川俣町経由で双葉町に戻り、移送を続けるとのことで、救急隊の無事を祈りました。

福祉センターで数時間待ちましたが、他の双葉厚生病院のスタッフは一人も現れません。しばらくして別の車で避難した助産師が「川俣町立南小学校に生まれたばかりの赤ちゃんがいる」と聞きつけて小学校経由で駆けつけ、双葉厚生病院の避難先が鶴沢公民館だと知らせてくれました。

これ以上、母子に迷惑はかけられません。福祉センターの公衆電話を使い福島医大産婦人科に患者受け入れを要請、再び救急車で送ることとなりました。午後五時ごろ新生児を抱いた母親と夫を医大の病室に無事送り届け、退室するときに夫から「また戻るんですか、大変ですね」と声をかけられました。

患者さんにこんな大変な思いをさせてしまったのに、文句も言わず、かえってこちらを気遣ってくれていることに本当に申し訳ない気持ちでした。

患者そして職員の避難のあり方

福島医大から鶴沢公民館に戻ると、産婦人科の患者たちの行方の確認作業が待っていました。看護師がもってきていた入院カルテを参考に、助産師や看護師も手分けして電話やメールをしました。

携帯がつながった患者の話では、自衛隊によって特別養護老人ホーム「オンフール双葉」に運ばれ、そこで「ここはミルクがないので別の病院に行ったほうがいい」と言われ、施設の職員の手配で南相馬市原町区のクリニックと大町病院へ運ばれたとのことでした。切迫早産の患者はさらにそこから福島医大へ移されていました。また、震災当日、帝王切開による分娩となった患者は済生会の病院にいるのがわかりました。

まさかはぐれてしまうとは思わず、当病院の職員がミルクを後続の車で運んでいました。とにかく患者を優先して避難させ、職員は後回しでとの配慮があだになった形ですが、迷子にされた患者さんたちはさぞや職員と病院の対応を恨んだことでしょう。

十三日の夕方には、産婦人科の入院患者全員の無事と居場所を確認でき、ほっとしました。

避難所をまわり訪ね当ててくれた妻

十三日午後に全員の放射線量測定が行なわれました。私は「特に頭髪の右側と胴周りの線量が少し高いが、今すぐに健康に影響を及ぼすほどではないでしょう」と言われました。「今すぐ健康に影響を及ぼすほどではない」というフレーズは、このあとしばしば聞くことになります。六〇歳を過ぎた私はいいとしても、若い人たちや妊婦はどうなんだろうと思います。

線量が高いと言われた頭髪を念のため洗いました。湯が出ないので水で洗髪しましたが、寒さで頭が痛くなってしまいました。

そこへ、妻と松川町に住む叔母が飲食物の差し入れをもって訪ねてきてくれました。妻には十一日の夕方に携帯で連絡を取ろうとしたのですが、結局繋がらなかったのです。妻は双葉厚生病院の職員が川俣町に避難したと聞いて、避難所を一つひとつ回って訪ね当ててくれたのです。本当に感謝!でした。

妻は十二日に避難したそうですが一一四号線の渋滞がひどく、飯舘村《いいたてむら》経由で福島へ向かったようです。途中浪江町で給油したものの二〇〇〇円分までに制限され、福島にたどり着いたときにはほとんどガス欠状態だったそうです。高濃度汚染された飯舘村をわざわざ通って避難したことになるので、それが心配です。

この時点で産婦人科スタッフはまだ避難所に残っていましたので、全員解散するまでは私もまだ一緒に行けないのだと妻には伝えました。

三月十四日、三号機が水素爆発したと聞いてももうあまり動揺しませんでした。皆じっと無言でテレビを見たりラジオを聞いたりしていました。

十五日、産婦人科スタッフ全員の行き先が決まり、私も妻の実家に避難しました。近くに産婦人科の開業医をしている義兄の家があったのです。

しばらくぶりに布団の上で寝られましたが、今後のことを考えると熟睡できませんでした。十一日から十三日までほぼ一睡もせず、そのあとも避難所で薄い毛布の上に寝ていたにもかかわらず、極度の緊張のせいか、疲れを感じませんでした。

十六日、川俣の避難所より残った職員も全員いなくなったと聞きました。家族の安否もまだわからない人たちもおり、皆の無事を祈りました。私たち夫婦は十七日に盛岡市に住む長女の家に避難。ようやく風呂にも入れ、肉体的にも精神的にもほっとしました。その後約一ケ月は厚生連からの指示待ちをしながら、なんとなく無為に過ごしてしまいました。多くのボランティアが応援に来てくれているのを見ると、申し訳ない気持ちでもありました。

三〇年は帰れない双葉

白河厚生総合病院の産婦人科に勤務することになり、四月に白河市に転居。五月一日から勤務を開始しました。双葉厚生病院の副院長・産婦人科部長と兼務の形で白河でも産婦人科部長を務めています。病院の規模が双葉に比べて大きく、双葉のような科を超えた交流はあまりありません。

しばらくは被災の後遺症か、朝起きる意欲が湧きませんでしたが、これはよそへ行った他の職員たちもみな同じだったとあとで聞きました。

原発事故の影響で、多くの若い人や妊婦が県外に出ていきました。県内の産婦人科は軒並み患者数が減っています。福島市では小児科の患者数が半減したところもあります。これから先、ある程度除染が進んで原発地域に戻れることになったとしても、若い人や妊婦が戻ってくることはしばらくありえないと思います。福島県で産科・小児科診療を行なう上ではネックとなるでしょう。

白河では放射線量こそ低いものの、妊婦たちから大丈夫だろうかと相談は受けます。

「これまで経験したことのないことを経験しているのです。百%安全はありえません。もし本当に心配ならば、県外へ出ることも考えていいと思います」

そんなふうに答えています。今後、いろいろ問題が出てくるのかもしれません。しかし、本当に放射線の影響かどうかは、症例が積み重ならなければわからないのです。

今後三〇年は、双葉町には戻れないでしょう。私は定年まであと三年程度ですから、双葉厚生病院の再開にはこだわっていません。ですが、再び双葉のスタッフが集まって一緒に仕事ができるとしたら、そのときには私もぜひ一緒にという気持ちでいます。

R-0

双葉から、富岡町―川内村―都路村―常葉町―滝根町を経て、自主避難

一対一の訪問看護だからできたこと

遠藤恵里子

◉看護師　◉勤務歴：一八年　◉震災時所属・職位等：ふたば訪問看護ステーション　◉現在：白河厚生総合病院しらかわ訪問看護ステーション　◉家族構成：夫、一男一女　◉一九七一年生まれ

利用者夫婦の無事を確認

三月十一日、この日は午後に二件の訪問看護がある予定だったが、一件がキャンセルになり、私は午後二時半過ぎまで双葉厚生病院の敷地内にある訪問看護ステーションにいて、所長と話をしたりしていた。訪問予定の利用者Aさんは精神科の患者さんで、六〇代女性。高齢のご主人と

二人で富岡町《とみおかまち》に住んでいた。ステーションの車に乗り一人で出発。ラジオをつけた直後、緊急地震速報が入った。

（まさか、地震なんてあるわけない。）

と思った瞬間に、大きな揺れが車を襲った。国道六号線上、ちょうど大熊町《おおくままち》と富岡町の境目あたり。近くの電柱や道路標識、木造の家屋などが大きく揺れている。上り線、下り線ともに車は左端に寄り、揺れが落ち着くまで停まっていた。

（電柱が倒れてきたらおしまいだな、もしあの家屋が倒れたら、助けにいかなければいけないだろうか……。）

道路を見ると、地割れして分断されたセンターラインがずれて左右に動いているのがわかった。揺れが落ち着くとすぐ、訪問先であるAさん宅へ車を走らせた。Aさん宅は古い団地の一階にある。団地が倒壊するのではという不安もあったが、何よりAさんのご主人がいつも横になっているあたりの、旧式の大きなブラウン管テレビが目に浮かび、下敷きになっていたら大変だという思いが胸をよぎった。

大急ぎで玄関をあけると、シルバーカーが倒れている。部屋の中に入ると茶の間の茶箪笥の上にあったものが畳の上に散乱し、くだんのテレビも落ちて壊れてはいたものの、Aさんもご主人も無事だった。Aさんは余震が来るたびに椅子の下に頭を入れて安全を確保し、ご主人は余震をものともせずに、散乱した小銭やたばこの吸い殻を片づけていた。

外では消防署員が、「津波が十五時三十分ごろ到達するので、近くの小中学校へ避難するように」とメガホンで呼びかけて歩いていた。

最初の避難

Aさん宅は比較的高台にあり、津波は来ないだろうと思ったが、いつ大きな余震があって倒壊するか気が気でない。一刻も早くここから逃げようとAさんと一緒にリュックに手近のあんパンなどの食べ物、水を詰め、毛布やジャンパーを用意しているのだが、ご主人が動こうとしない。Aさんも、

「お父さん、行かないと死んじゃうよ！」

と声をかけるのだが、ご主人は、どうせ死ぬならここを動きたくないと言い、座ったままそのあたりを片づけ続けている。私自身、ここで死にたくない、どうせ死ぬなら家族と一緒に……という思いが胸に込み上げてもう必死だった。

「ごめんなさい！」

とばかり、ご主人の両脇を抱えて抱き上げ、いったんベッドの上に座らせてズボンをはかせ（ステテコ姿だった）、Aさんと二人で両脇を抱えてご主人を引きずり出すようにして外へ出た。さすがにご主人も観念したのか、自分から車に乗ってくれたのでほっとした。

ご主人は掴まるものがないと足元がおぼつかないのでシルバーカーを普段使っているのだが、

ステーションの小さな車には、とても乗せる余裕がない。仕方なくそのまま、すぐ近くの富岡第二中学校の体育館に避難した。

その日の午前中は、中学校の卒業式だった。体育館は、まだ紅白の垂れ幕がかけられ、たくさんの椅子が並べられていた。

間もなく夫の姉が私の二人の子どもを連れてきてくれた。夫からの連絡で、小学校に迎えに行ってくれたのだという。夫の会社は南相馬の小高区《おだかく》にあり、津波を受けたようだが、社員は高台に避難して無事だったという。

夫と義父母たちも夕方から夜にかけて次々と体育館に避難してきたので、心底ほっとした。中学校から五キロほど山側にある自宅も無事とのことで、夫は子どもたちといったん自宅へ戻り、いつでも飛びだせる準備をして茶の間で休むことになった

私はAさん夫妻とともに、体育館で一夜を明かすことにした。余震が来るたびに周りの人と「怖いね」と話していた。Aさんの精神状態はやはり安定せず、不安そうだった。

「地獄の神様が怒ったのかしら」

というようなことを話すので、周りの人たちも少し不審そうにしていた。余震の恐怖と寒さで眠られない。Aさん宅からはご夫妻の分しか毛布はもってきていなかったが夜中にご主人が、

「寒いでしょう、一緒にかけよう」

と、毛布を半分私の膝にかけてくれた。とても嬉しかった。

誘導されるまま…避難所を転々

朝方に、川内村《かわうちむら》役場へ避難するように……という指示が出たようだ。広い体育館の前と後ろで富岡町の役場の職員がそんな風なことを話しているのだが、聞きとれずイライラした。周囲の人もみな苛立っているようだった。ようやく聞きとると、「送迎バスが来る予定だが時間がわからないので車で避難できる人はすぐ移動してください」とのこと。

Aさん夫妻とまた車に乗り、川内村へ向かおうとしたが、道路はひどい渋滞だった。数メートル走っては五分も一〇分も停まってしまう。車中から携帯電話でステーションや病院、夫に何度も連絡を入れるのだが、一向に繋がらなかった。

病院のみんなはどうしているだろうか。心配しているのではないだろうか。

家族は、川内村へもう着いているのだろうか。

ガソリンが尽きちゃったらどうなるかな……。手持ちのお金もほとんどないし（一〇〇〇円ぐらいしかもっていなかった）

携帯電話の充電もいつ切れるかわからない。

のろのろと進んでいると誘導の警察官から、川内村はもういっぱいなので、都路村《みやこじむら》へ向かうようにと指示された。都路村に到着する前に、やはり満員状態なので今度は常葉町《ときわまち》へ行けと言われた。ようやく着くとそこも満員！

後部座席のAさん夫妻は、疲れと不安で、もう帰りたいと言い出す。

「帰れる状態じゃないんだよ」

と必死でなだめ、中学校で配られた乾パンと飲み物を食べてもらっていたが、私はとても食べる気になれず、朝、自宅で水筒に詰めてきたコーヒーだけを口にしていた。

あちらこちらと転々としてようやくたどりついたのは滝根町《たきねまち》の体育館だった。朝七時半に富岡第二中学校を出発して、滝根町に着いたのは午後四時ごろ。普通ならば二時間もあれば十分に着く距離だった。私もAさん夫妻も疲労困憊、私はひどい頭痛がしていた。

体育館のフロアに毛布を敷き、居場所を作っていたとき、施設関係者がやってきて言ったことばに耳を疑った。

「ここは大熊町の人たちの避難所です。富岡町の方は小野へ行ってください」

怒りが湧いた。途中で誘導していた人たちは、そんなことは一言も言わなかった。

「それならどうして誘導しなかったんです。私たちは疲れ切っていて、移動するなんてとても無理です!」

私も、ほかにいた富岡町の人たちも口々に抗議したので、移動しなくていいという返事をもらうことができた。

それぞれの家族のもとへ

滝根町では、たくさんの方に親切にしていただいた。到着したとき、婦人部の人たちが避難してくる人たちのためにさまざまなものを用意して待っていてくださった。衣類、毛布、布団など、急いで集めたものだと思う。

「寒いでしょう、ジャンパー使ってください」

と優しい言葉をかけてくださった。

家族ともステーションのみなともやはり連絡はとれなかった。みんなどこにいるのだろう？　このまま離ればなれになってしまうのだろうか……。いろいろな思いが頭をよぎり、涙が出てきた。テレビはついていたが、大勢の人がいたので私はあまり見ていない。原発が爆発したと知ったのは、新聞の記事でだった。

「双葉厚生病院全職員被曝」――という見出しにショックを受け、動揺した。そんなとき避難者の間を回ってきた滝根町の保健師さんが私の話を傾聴してくださり、不安な気持ちを受けとめてくれた。本当に嬉しく、心から感謝した。

夫と連絡が取れたのは、十四日になってからだった。夫と子どもたちは川内村にいた。夫は、私もAさんと一緒に川内村内の避難所に避難していると考え、息子を連れて四、五ケ所の避難所を探し歩いてくれていた。携帯からも連絡を取ろうとしたが、つながらなかったらしい。滝根町に来ていた富岡町の職員を通じて、ようやく夫と連絡がつき、滝根町に迎えにきてもらうことになった。

それまで行動をともにしてきたAさん夫妻は、富岡町の保健師さんに託させてもらい、そこで私は家族のもとに戻ることにして夫とともに川内小学校へ向かった。

Aさん夫妻と別れるときは申し訳ない思いでいっぱいだった。その後Aさん夫妻を娘さんが迎えにきてくれたと知り、ほっとした。

五日ぶりに連絡

十四日から十六日まで川内小学校にいる間、炊き出しのおにぎりをつくるボランティアに参加した。一回七〇〇個から一〇〇〇個のおにぎりをつくらなければならない。次から次へとご飯を炊き、握る。朝・昼・晩の時間通りにはいかず、うまくいけば一日三回配れたが、一日二回しか配れないこともあった。おにぎりにたくあんが少しだけ、それでも誰も食事に不満を言う人はいなかった。

十六日になって、富岡町長から郡山市のビッグパレットふくしまに避難するように指示が出た。強制避難だった。ビッグパレットでは放射線スクリーニングの準備できておらず、二時間も駐車場で待たされたが、幸い家族全員問題なく、ようやく落ち着けた。

郡山へ移動するときに初めてステーションの所長と連絡が取れ、無事であることと、これから郡山に移動することを伝えられた。この後、次々と同僚らとメールや電話がつながった。嬉しくて嬉しくてつい長電話になる。でも、電話の最後に「元気でね」といわれて、「もう会えなくなるのかな」と悲しくなってしまった。

三月末、双葉厚生病院の西山看護部長から電話が入って、
「働く意思があれば、希望の病院に転勤できます」
とのことだった。嬉しい電話ではあったが、双葉ではもう働けないのかと思うと辛かった。この状態で働くのかどうか、勤務地をどうすればよいのか、家族や所長、先輩らと何度も相談した。西山看護部長に、「夜勤は無理なのですが」と相談すると、「訪問看護はどう?」と打診があった。白河厚生総合病院の訪問看護ステーションでの仕事があるという。

白河なら、郡山からなんとか車で通える。夫の仕事のこともあり、子どもらの学校のこともある。郡山から移動せずにがんばろう!　そう思って、しらかわ訪問看護ステーションへの配属を希望した。

双葉厚生病院では、訪問看護ステーションに配属になるまでは、内科や精神科の病棟に勤めていた。在宅医療に興味があったわけではなかったのだが、精神科時代に訪問看護の人員不足で週に一回程度手伝いに行っていた時期があり、そのときに、一対一で患者さんとじっくり向き合える訪問看護を、「いいな」と思い始めていた。その後希望を出して二〇一〇年七月から異動になり、訪問看護に本格的に携わるようになった。

訪問看護は、利用者さんに何かあったときのために、スタッフが交代で二四時間態勢でいなければならないが、基本的には日勤だけでよいので、子どもたちとの時間も十分に取れる。四月十八日から白河での勤務を開始して、七月十日まで、ビッグパレットふくしまから通い続けた。

いつか帰れる日を祈って

ほとんど土地勘のない場所での仕事に大きな不安を抱えていたのだが、多くの人に支えられて抱えていた不安は小さくなっていった。利用者さんも家族もみないい方たちばかりで、楽しく仕事をさせていただいている。

七月に家族とも相談の上、全員で白河に移ることにした。子どもたちは転校したくないと二人とも泣いたので、白河へ移って大丈夫かと心配したのだが、幸いすぐに新しい友達ができたようだった。ビッグパレットふくしまにいる間は、同じ地域からの避難者がたくさんいて、同級生たちもみな一緒の学校に通うことができていた。それも時間が経つにつれ県外の親戚を頼っていったり、他の町へ避難したり、一人また一人と減っていった。

夫は会社都合退職となり、次の職を探す間、東京電力の補償関係の書類などの準備に忙殺された。富岡町も原発で栄えた町である。東電に立派な図書館などの施設をたくさん建ててもらったのも確かなのだけれど、今となっては憎いような、複雑な思いになってしまった。

何十ページからなる膨大な量の書類を書きながら、夫は「嫌になってしまう」とぼやいていたし、東電に問い合わせても窓口がアルバイトなのか、対応がはっきりせずイライラすることもあった。

富岡町の家は、まだ建ててから五、六年しかたっていない。一時帰宅でちょっとした家財道具は持ち出せたが、借り上げ住宅は狭いのでたくさんのものはもってこられない。家自体は破損もせず、目立った傷みもないが、余震で家具が倒れたりはしていた。

富岡に帰れるものなら帰りたい思いはある。でも、まだ子どもたちも幼く、放射線の影響を考えたら最低でも高校を卒業するぐらいまでは帰るわけにいかない。帰れたとしても、双葉厚生病院がないのなら、私の仕事場もない。

それでも、いつか帰れる日が来ることを祈りながら、今の職場でさまざまな体験を積み、技術を磨いていたいと思っている。

2章　あの日、浪江・西病院でおこったこと

＊２節で扱う手記は、おおよそ寄稿者の記述に沿ってまとめています。一部事実と異なると思われる箇所も、そのときの状況を物語るものとして、手を加えず残しています。他の寄稿者の手記、あるいは１節の原稿とあわせ参照ください。

＊＊写真は西病院の提供によるものです。

1◆取り残される恐怖

【三月十一日金曜日】

浪江町唯一の病院として

二〇一一年三月十一日に発生したマグニチュード九・〇の巨大地震と巨大津波は浪江町《なみえまち》にも未曾有《みぞう》の被害をもたらした。さらには、東京電力福島第一原子力発電所の事故により放出された大量の放射性物質によって、町民は地震・津波・被曝《ひばく》という三重苦を背負い、故郷を追われることとなってしまった。

医療法人西会西病院は昭和二十六年の開設以来今日まで、浪江町唯一の病院である。先代の院長（現院長の西貞隆氏の父）は、産婦人科医としてこの地に西病院を開業。准看護学校が併設され、地域の医療人財の育成にも携わってきた。現院長に世代交代してからは標榜科《ひょうぼうか》に腎臓内科が加わ

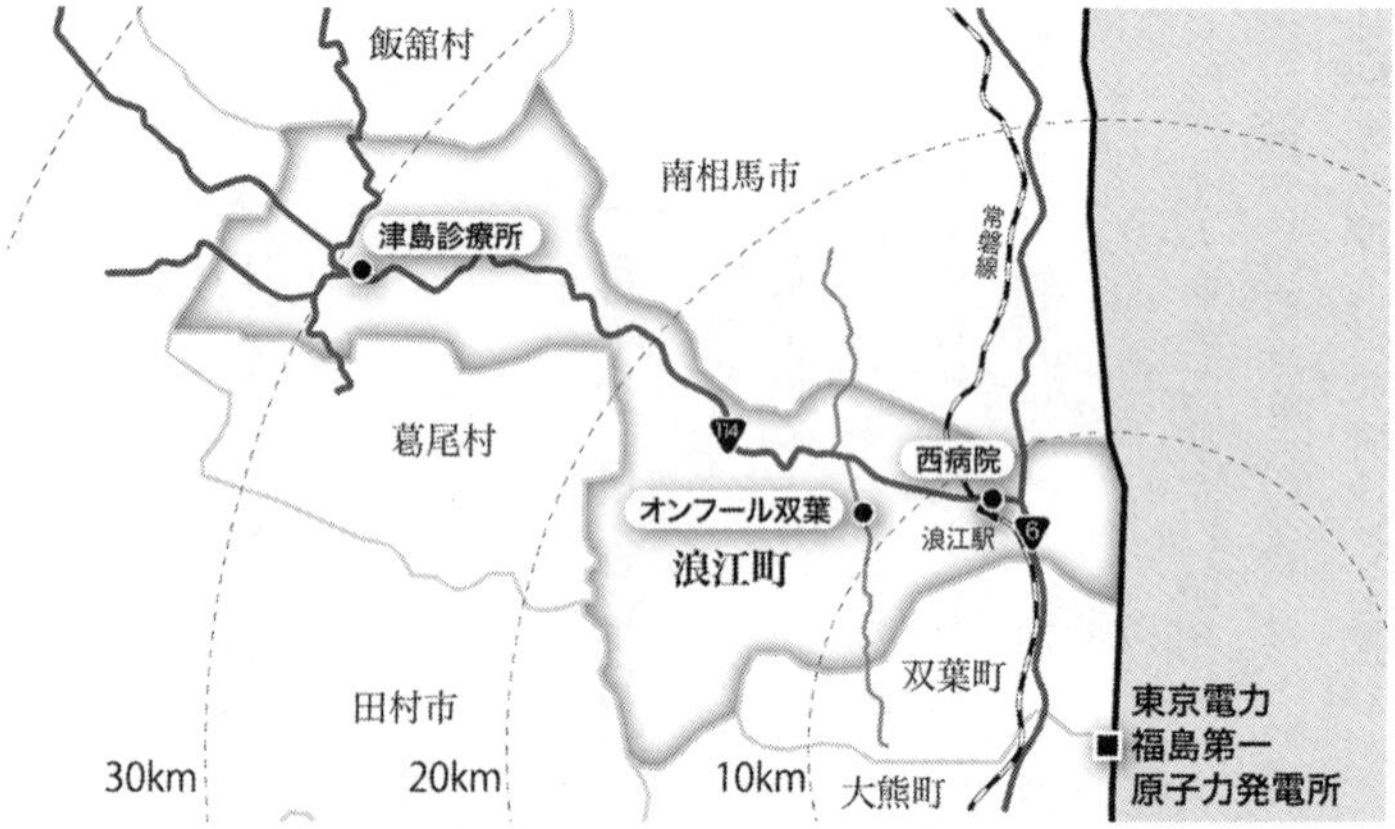

浪江町および周辺略図と西病院

り、人工透析《じんこうとうせき》では常時一〇〇名近い患者の慢性維持透析を行ない、地域医療を支え続けてきた。

医療スタッフが異口同音に語るのは「西病院は働きやすかった、ほかにはあんな職場はない」ということ。勤続年数の長いスタッフが多く、ほとんど辞める人が出ない病院だったという。それは、被災後、多くのスタッフが西病院の再開を信じて待ち望んでおり、離職せずにいることからもわかる。

地域住民に寄り添い、よい職場であったこの病院に、何が起こったのであろうか。

患者・スタッフの冷静な対応

午後二時四十六分東日本大震災発生。福島県浜通《はまどお》り地方は、震度六強を記録した。

西病院は普段通りの午後の診療中であった。患者約一〇〇名（入院患者七七名、外来患者数名、外来透析患者一六名）に加え、スタッフ五十数名（医師三名、看護師

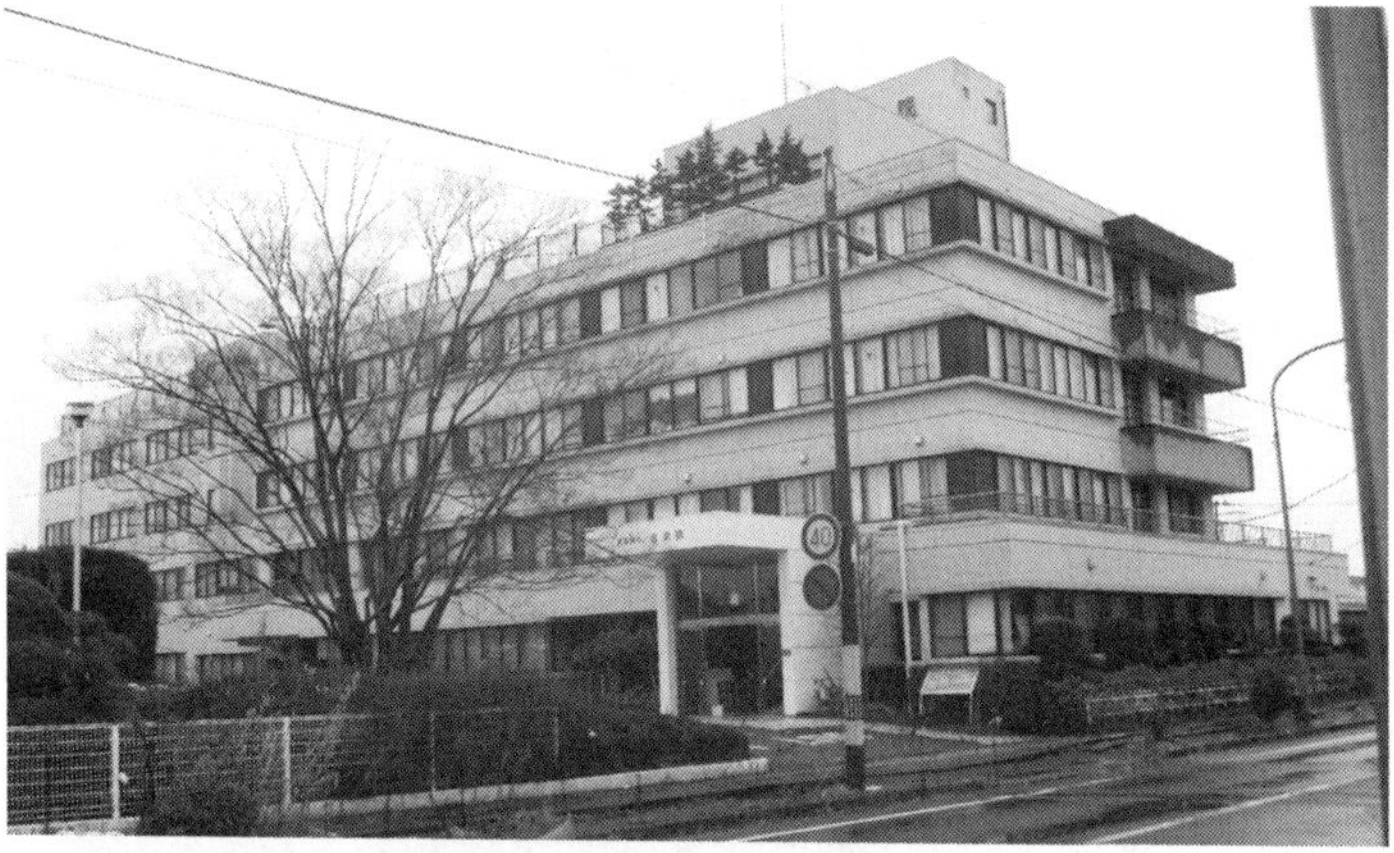

医療法人西会西病院——写真は 2012 年 3 月 8 日撮影
福島県双葉郡浪江町大字権現堂字下柳町 6
・診療科目：内科、腎臓内科（人工透析）、呼吸器内科、神経内科、循環器内科、リハビリテーション科、消化器内科
・病床数：一般 42 床／療養 37 床　・職員 81 名（震災当時）

一九名、看護補助者一二名、臨床工学技士《りんしょうこうがくぎし》三名、薬剤師二名、放射線技師二名、臨床検査技師二名、管理栄養士一名、栄養士一名、介護福祉士三名、事務員三名ほか売店スタッフなど）が在院したが、幸いなことに怪我人などは出なかった。

西貞隆院長は、非常勤の産業医として東京電力福島第一原子力発電所の保健安全センターに勤務中、高塚昌利事務長は双葉町の双葉厚生病院での会議のため外出中であったが順次帰院、患者・スタッフの無事を確認し避難等の指示を開始した。

西院長は東電で、非常サイレンが鳴りひびき、外へ避難するようにとの放送を聞いて外へ出たという。また車で帰院途中だった高塚事務長は、携帯電話の緊急地震速報を聞いて路肩に停車した。

「前方の道路が波打ちながら押し寄せ、電柱

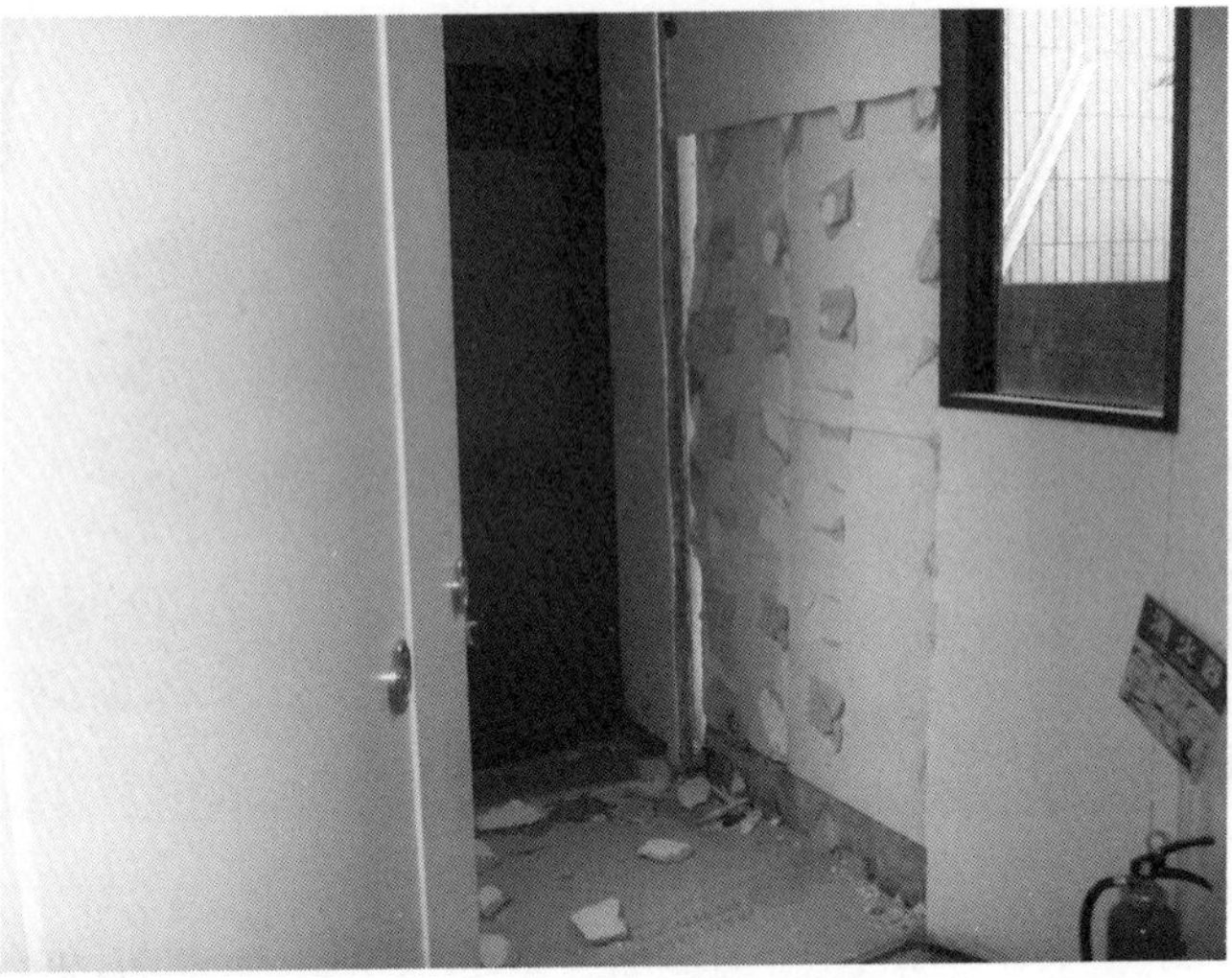
本館と透析センターをつなぐ通路――天井と壁が崩壊

が激しく揺れていました。側溝に車がはまり込んでしまうのではないかと思いました」
と経験したことのない大地震の恐怖を語っている。揺れが収まったとき、西病院方面に白煙が上がるのが見えたそうだが、これは付近の民家が倒壊した土埃だったとのちに判明する。
西病院施設は、地震によって被害は受けたもののかろうじて診療の継続は可能な状態だった。本館一階床面が波打ち、本館と透析センターの通路の壁と天井が損傷。夜間受付入口の自動ドア損傷。本館増築部分の通路境目に一〇センチから一五センチ程度の段差。またレントゲンやCTは使えなくなり、医薬品の瓶などもかなり破損していた。外駐車場や入口スロープなどそこここに亀裂が走っていた。透析センター施設はまったくと言っていいほど無傷であった。
浪江町一帯が停電していたが、西病院周辺は

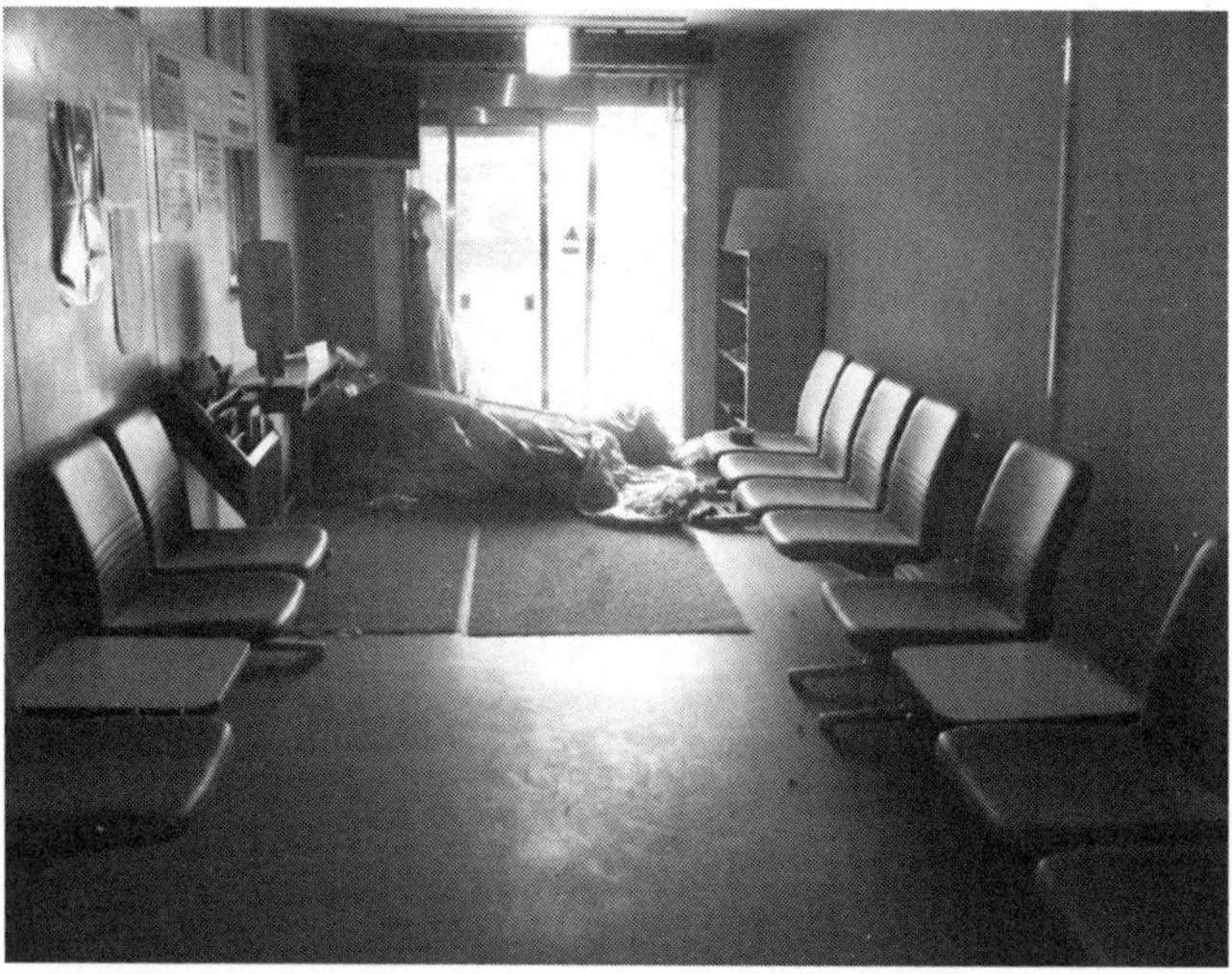
夜間受付入口の損傷

奇跡的に停電していない。ただしガスおよび町営水道はストップしていた。
透析室には、午後一時から透析を開始した一六名の患者が在室した。透析室スタッフは、看護師六名、看護補助者二名、臨床工学技士三名が在室、以前より定めてあった緊急時マニュアルに沿って確実な回収・離脱が行なわれ、全員速やかに病院駐車場に避難している。
透析室の機器およびベッドはキャスター化され、ロックが外された状態であったため、床面を大きく移動したものの倒壊や損傷は免れた。腎臓内科医師で透析室を統括する尾澤康彰医師がかねてから熱心に取り組んできた災害対策が大きく功を奏した。
阪神・淡路大震災、新潟県中越地震の経験をもとに、六つの透析施設で構成される相双《そうそう》地区透析連絡協議会によってあらかじめ数年を費や

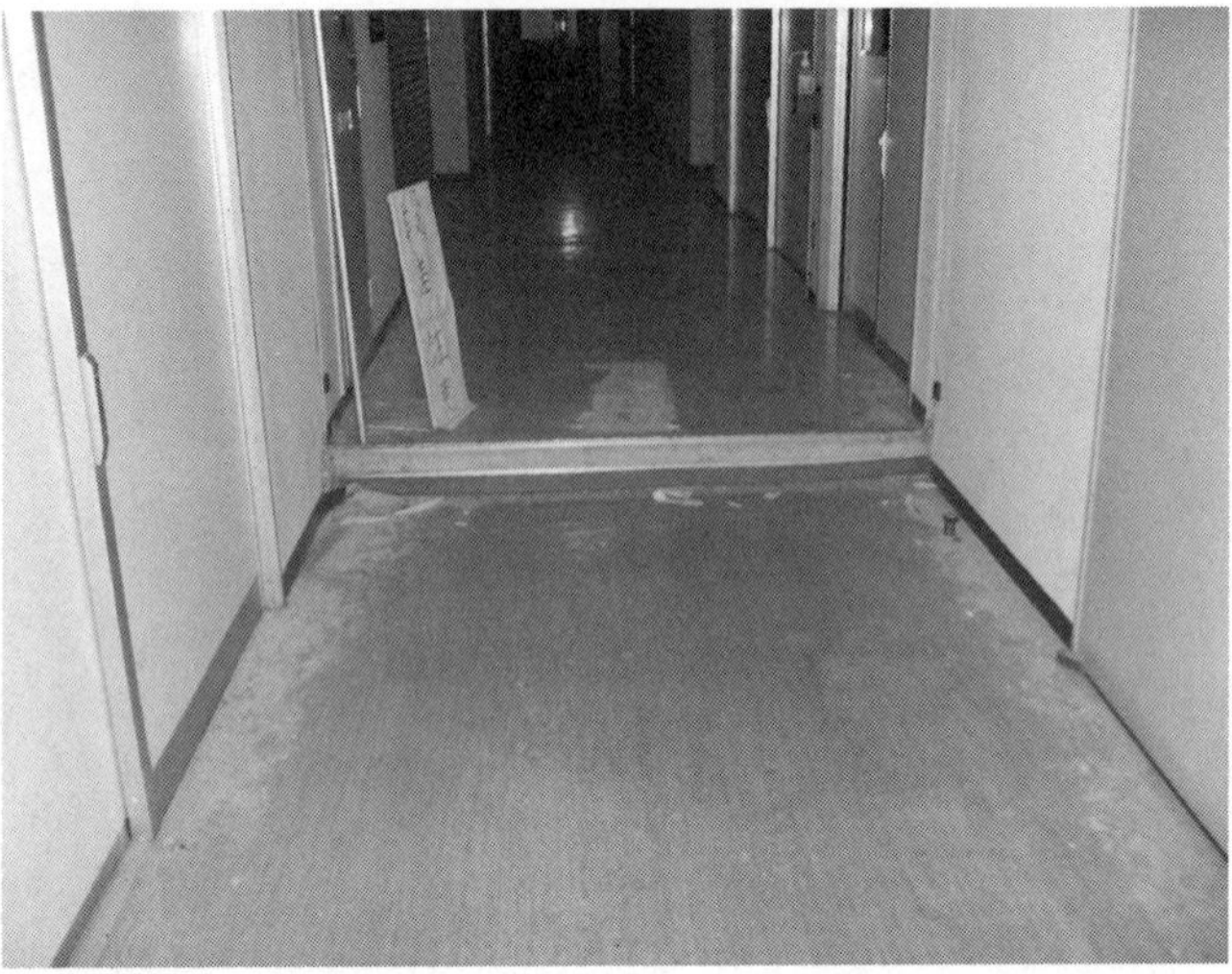

本棟の増築部分の境目にできた10cmの段差――地震後に職員が「段差注意！」の表示をした

して災害対策が話し合われていた。西病院では尾澤医師を中心に、患者の参加を含めた災害時訓練を月に一度必ず行なってきていた。未曾有の震災に見舞われながら、患者・スタッフ全員が冷静に対応できたのは、平時の怠りない準備のたまものだった（二三三頁参照）。

病棟の対応も迅速であった。スタッフが歩行可能な入院患者を誘導、非常階段を使用して一階フロアまで降りたが、三月とはいえ外気温が一〇度に満たず非常に寒かったため、入院患者は各自の病室へ戻す判断となった。外来透析患者は病院駐車場に移動後、翌日改めて透析を行なうことにして帰宅させた。

午後四時ごろには、入院患者のバイタルチェックを済ませ、外来透析患者は翌日以降の病院との連絡体制の確認をして各自帰宅。

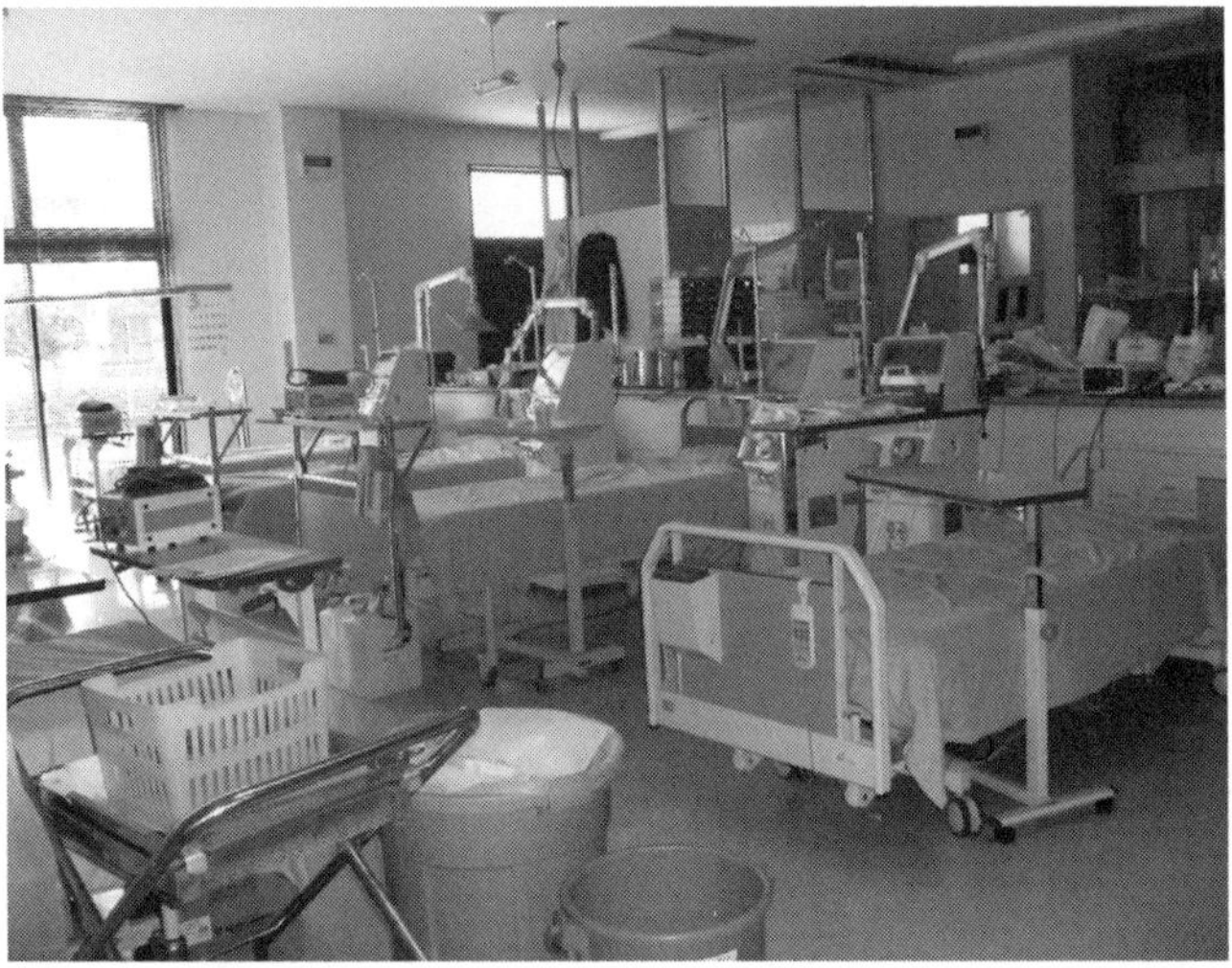
透析センター内の様子

スタッフにもこの時点で、家族が心配な者などは帰宅するよう指示されている。

津波被災者が次々と

午後四時過ぎから、津波被害が甚大であった浪江町請戸《うけど》地区、棚塩《たなしお》地区から一〇名を超える怪我人が家族や同じ集落の住民によって続々と運ばれてきた。中にはブルーシートでくるまれて軽トラックの荷台に乗せられ移送されてくる人もあったという。

瓦礫《がれき》によると思われる裂傷《れっしょう》を負っている人、顔面から血を流している人、泥だらけで寒さを訴える人など、外来は一気に混乱状態になった。近隣の診療所などは、地震の被害と停電によってほぼ診療不能状態であったと思われ、患者の中には診療所から「西病院はやっているから」と言われて来院した人もあった。

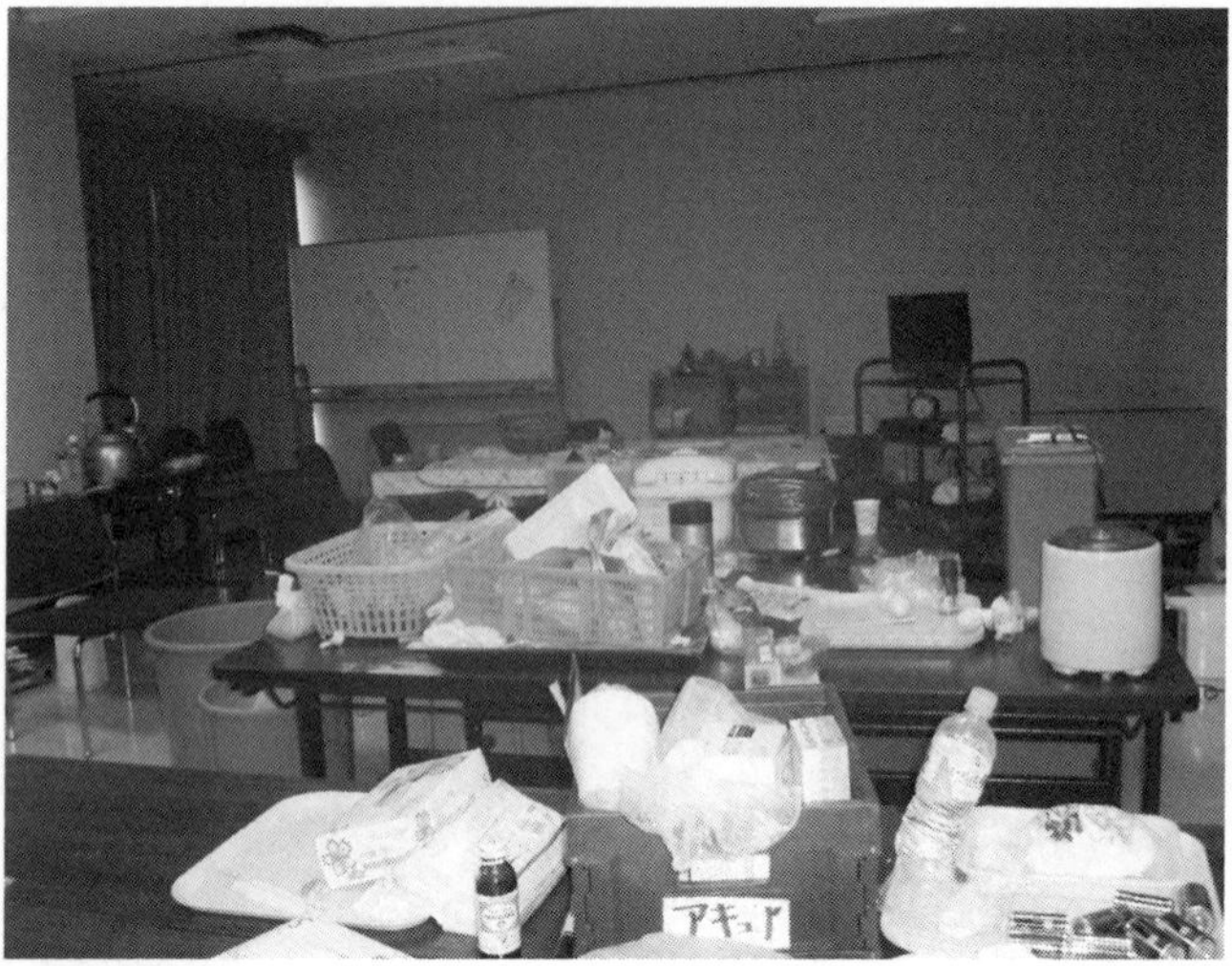

災害対策室となった会議室

西院長、管野寛昭医師、尾澤医師が津波被災者の治療に当たった。西院長と管野医師が内科的処置を担当、尾澤医師が傷の洗浄や縫合《ほうごう》など外科的処置を担当した。処置用のベッドが足りず、待合室のソファをベッド代わりにしたという。

重症者は三名。中学生の男の子、三〇代の女性、五〇代の男性で、泥水を飲んだことによると思われる肺炎を起こしており、そのまま入院となった。病棟がいっぱいであるため、透析センターのベッドで十四日まで加療《かりょう》、生命の危機を乗り越えることができた。その後、他の入院患者とともに福島県立医科大学附属病院（以下、福島医大病院）へ移送されている。

本館一階西側の会議室が災害対策室となり、スタッフが集った。会議室のテレビでは刻々と地震・津波の被害が報道され、スタッフは被害状況を確認しつつ診療にあたっていた。余震が続く中、夜勤者（看護師三名、看護補助者一名）が出勤し日勤者から業務を引き継いだ。高塚事務長は「みなそれぞれ地震の被害があったはずなのに、本当にありがたかった」と述懐している。

近隣から避難してきた住民なども含め、十数名が透析室で暖をとりながら不安な一夜を明かした。スタッフらも透析センターや待合室、会議室などで椅子を並べ、それぞれ仮眠をとった。

この日、非番で自宅にいた看護師一名が津波によって死亡していたことを、後日知ることになった。

【三月十二日土曜日】

浪江町による避難指示

西病院から九キロのところに位置する福島第一原子力発電所では、津波の直後から全電源喪失による緊急事態が進行していた。十一日午後四時三十六分には原子力災害特別措置法による緊急事態宣言が出され、同日午後九時二十三分には第一原発から半径三キロ圏内に避難指示、一〇キロ圏内に屋内退避指示が出された。

浪江町役場職員によって、西病院に第一原発半径一〇キロ圏内避難指示の報がもたらされたのは十二日午前七時半ごろであった。正確には午前五時四十四分に一〇キロ圏内避難指示が総理官

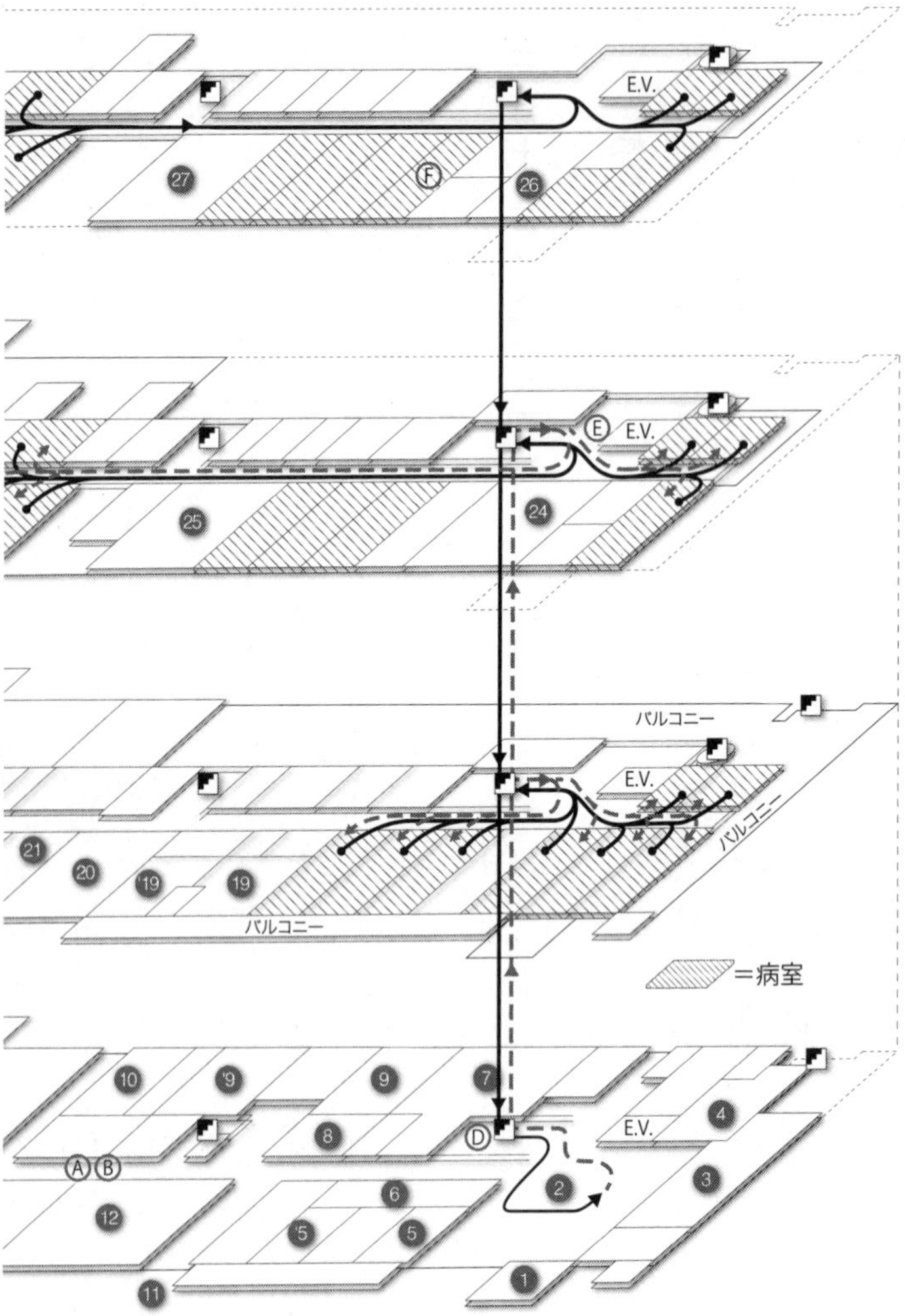

E.V.
Ⓕ
27
26
Ⓔ
E.V.
25
24
バルコニー
E.V.
バルコニー
21
20
'19
19
バルコニー
＝病室
10
'9
9
7
Ⓓ
E.V.
4
8
ⒶⒷ
2
3
6
12
'5
5
1
11

12日西病院患者移送図

図は12日、再三の県警の避難要請によってバスで患者を移送するため、各階の患者を1Fの待合ホールに下ろしたときの経路を表している。結局、このときはバスでの移送を県警が断念、病院の職員は患者を元に戻すことになった。

再度の患者移送を予想し、職員らは4Fの患者は3Fの患者と一緒の病室に入れた。少ない人員で患者の看視を行なう目的もあった。

1 正面玄関
2 待合ホール
3 受付・会計・事務室
4 薬局
5 診察室
6 中待合
7 臨床検査室
8 エコー室
9 レントゲン室
10 CT室
11 夜間受付入口
12 心電図室
13 売店・喫茶室
14 会議室
15 厨房
16 厨房事務室
17 透析センター入口
18 透析室
19 内視鏡室
20 医局
21 当直室
22 理学療法士(PT)室
23 機能訓練室
24 ナーススーテョン
25 食堂・談話室
26 ナースステーション
27 食堂・談話室

A 1F 待合ホールから透析センターへ抜ける廊下––増築部分の境目に10cmの段差
B 同上––心電図室前の天井の破損
C 本館と透析センターをつなぐ通路––天井と壁が崩壊
D 待合ホール脇の階段
E 3F ナースステーション前
F 4F 一般病棟の病室内

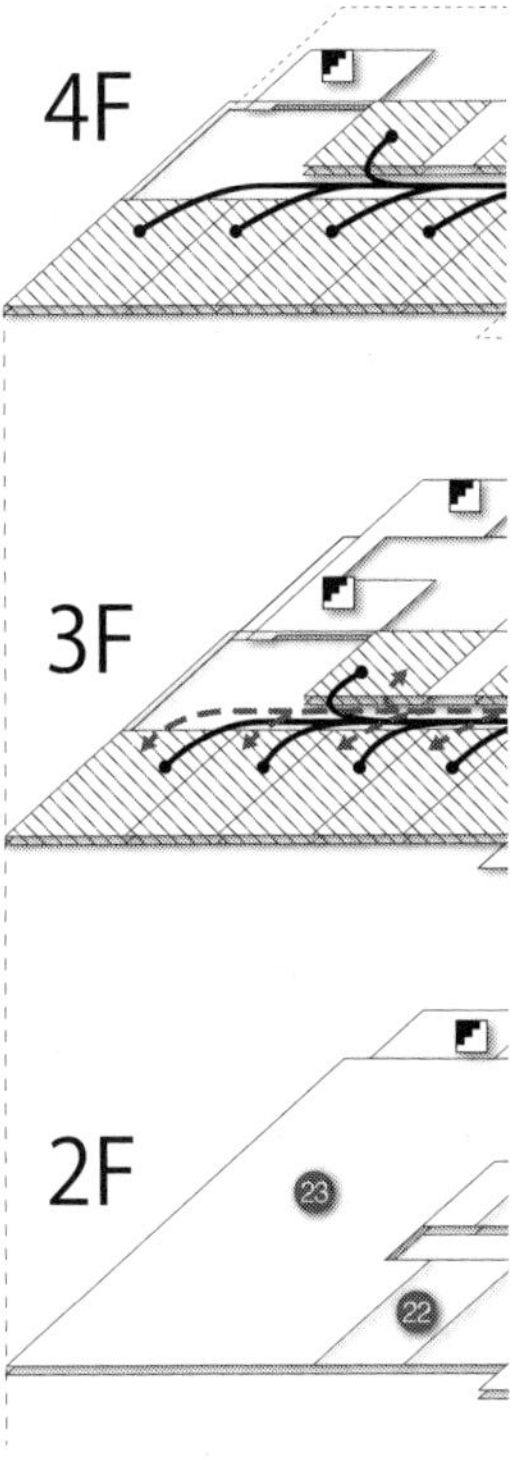

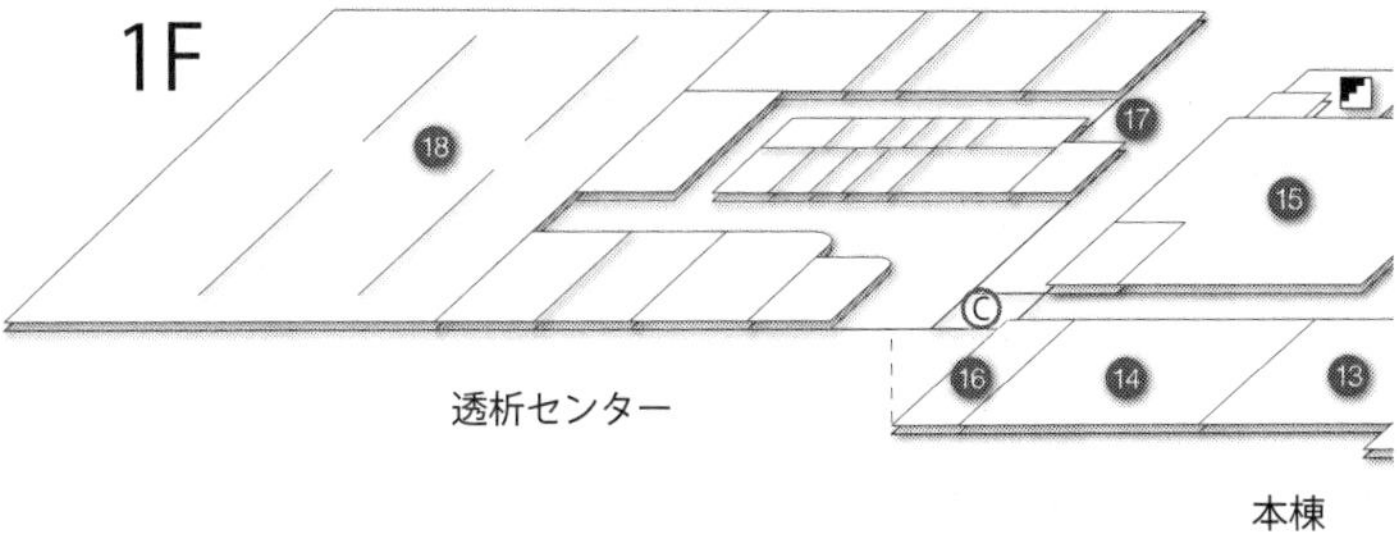

邸より出されていたが、浪江町役場ではこれをテレビ報道で知ったという。

非常・災害用の衛星電話も使用不能で、政府や福島県、原子力保安院のどこからも連絡がこない。地震と津波の被災者対応に追われる役場に追い打ちをかける事態であった。防災無線を使って住民に避難が呼び掛けられ、役場職員が手分けして避難誘導を開始した。

一方、大熊町《おおくままち》の県立大野病院では事務長が原発オフサイトセンターに詰めていた関係でいち早く情報を得ることができ、院内の非常態勢を整えていた。双葉厚生病院との合併を目前に控え入院患者の整理が進んでいたこと、急性期病院であり自分で動くことのできる患者がほとんどであったことが幸いし、避難はスムーズだった。十二日午前六時半ごろにはバスと職員の車などによる避難が開始され、同八時ごろには患者全員が川内村や田村市都路《みやこじ》方面へ避難を完了している。

「ライフラインもないところへ患者を避難させられない」

十二日午前七時半、西病院には浪江町役場職員が二名来院、入院患者および病院職員全員に対し、一〇キロ圏外である苅野《かりの》小学校へ避難するよう指示した。しかし、西院長はこの避難指示を拒否している。

「苅野小学校は西病院からわずか三キロの距離で、しかもライフラインがまったく確保されていない。西病院は医療従事者も確保されているし、電話など通信機能とガスはだめでも、電気も地下水もある。入院患者を環境の悪い、治療もできない院外へ出せばかえってその生命を危険にさらすことになる」

との判断だった。

次いで午前八時ごろ、役場職員が再訪。バスを準備するので避難をとの指示であった。行き先を尋ねると、郡山北工業高校との回答だったため、再度、患者の安全確保ができないとして指示を拒否。すると役場担当者は、浪江町津島の津島診療所への避難を打診してきた。西院長は、比較的体力のある四名の入院患者に看護師一名を付き添わせて移送を許可した。この四名の患者はこの日のうちに済生会川俣《かわまた》病院へ転送された。

八時半に役場職員が再々訪、特別養護老人ホーム「オンフール双葉」への避難要請が行なわれた。このときは、管野医師、尾澤医師および看護師一〇名と、バスで移動可能な一般病棟の入院患者二〇名が移された。高塚事務長も同行、状況を確認している。

このように浪江町の役場職員からの避難要請はたびたびあったものの、病院では県の災害対策本部と直に連絡が取れない状況だった。高塚事務長はオンフール双葉からの帰途、出会った自衛隊隊員に病院の状況確認と県との連絡を要請。これに応じて自衛隊は九時ごろ西病院を訪れた。

高塚事務長から、食料や医療品などの物資支援と一刻も早い救助の要請を行なったが、自衛隊側は物資供給については困難であるとして断った。結局その後自衛隊との直接の連絡は途絶え、以後避難指示は福島県警によって継続された。

県警の混乱ぶり

西病院に白い防護服を着用した福島県警機動隊が来訪したのは十二日午後二時ごろであった。その姿に院内には緊張が走る。しかし県警は西病院の患者状況をまったく把握しておらず、提示されたのはバスによる避難であった。西院長は、

「入院患者のほとんどが寝たきりであり、麻痺《まひ》や点滴のためバスに乗せられるのは五、六人が限度だろう。乗せられたとしても福島医大病院までバスで移動すること自体無理だ」

と説明。しかしこれが県警にどうしても理解されない。西院長は、これ以上避難を遅らせることはできないと、県警の提案に同意する。苦渋の決断であった。

午後四時前ごろから、入院患者五三名を病室から一階待合ホールへ下ろす作業を開始した。職員総出でシーツを担架《たんか》代わりに患者を運びおろす。エレベータが止まっていたため、すべて手作業で階段を使っておろすほかなかった。作業に携わった二二名のうち、女性は一八名。とてつもない重労働だった。

県警は、「第一原発の状況が悪い、一刻も早く避難を」と繰り返すが、肝心の避難先の説明もないため、病棟の看護師たちは相談の上、最悪の場合患者がバラバラに移送されてしまっても個人を特定できるようにと、患者の腕にマジックで名前を書いた。

午後四時五十分、県警機動隊のバスが到着。機動隊員は病棟から下ろされてきた患者を見てはじめて、座席に座ることも座位を保持することもできないのを理解。バスによる移送を断念した。

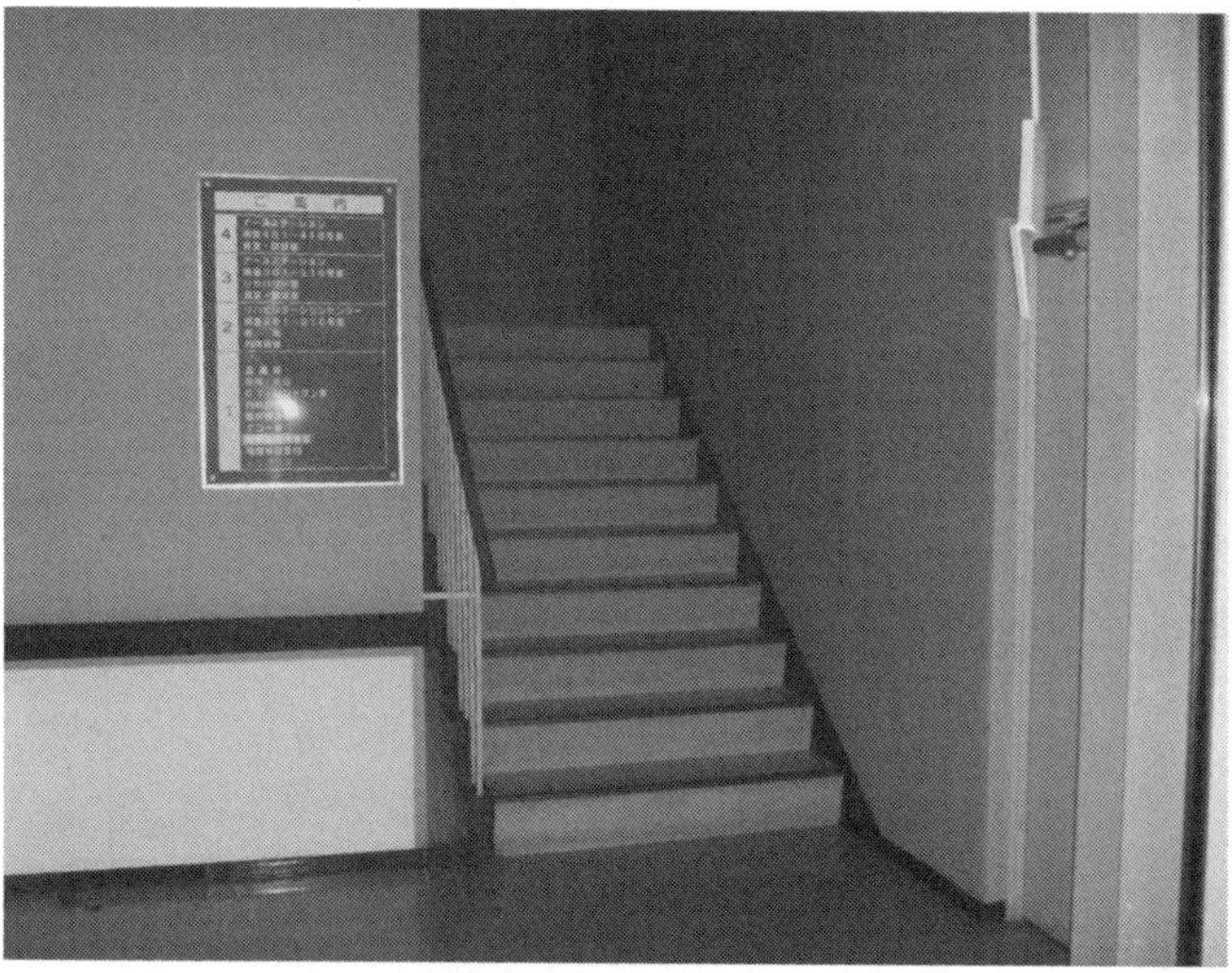

1階待合ホール脇の階段――階上の患者をここから下ろした

代わりに病院に集まっていた近隣住民数名を載せていった。

このとき県警ではバスの代わりに自衛隊のヘリを要請すると説明したが、着陸地点を津波で壊滅している「マリンパークなみえ」だと答えるなど、その混乱ぶりがうかがわれる。

徒労を重ねさせられた上に見捨てられるのかと、スタッフの怒りと疲労、不安は極限状態に達しようとしていた。高塚事務長も、

「何度も患者の状態は県警に説明しています。バスは無理だと言っていたのになぜ、患者を一階まで運ばせたのか、意味がわからなかった」

と当時を振り返る。機動隊員のひとりが、

「この病院は鉄筋コンクリートでシールドされているから（放射線は）大丈夫」

という慰めともつかない言葉を残している。

結局この日は再度の救助はなく、スタッフ一

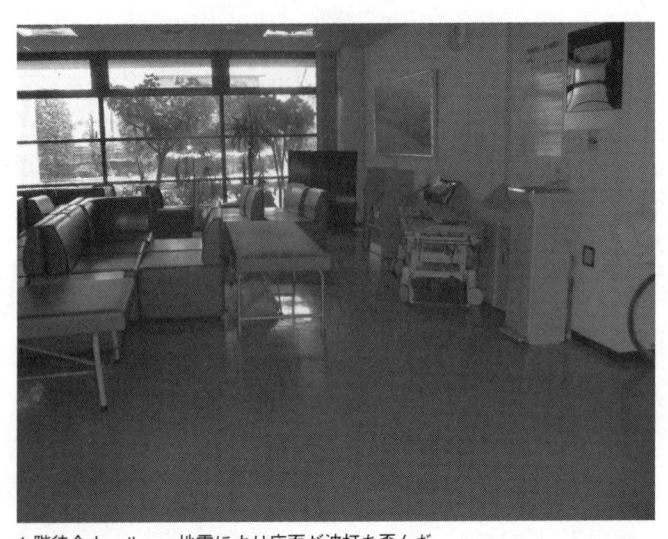

1 階待合ホール――地震により床面が波打ち歪んだ

同はもう一度、患者たちを三階まで運び上げなければならなかった。文字通り疲労困憊であった。

職員たちが患者を移送しようとしていた午後三時三十六分、第一原発一号機が水素爆発。ボーンという異様な音が原発から九キロ離れた西病院にも響いた。県警機動隊とのやりとりのあと正面玄関外にいた西院長と高塚事務長がこの音を聞いている。

一号機の水素爆発の音であったという情報は、後刻、テレビの報道がもたらした。十二日午前を最後に電話がすべて不通となり、外部との連絡が断たれた西病院一同にとって、テレビだけが、自分たちの置かれた状況を知る唯一の手段となっていた。

[三月十三日日曜日]

外部との連絡を求めて

福島県警による避難指示が途絶したあと、西病院では一刻も早い全員避難のための、外部との連絡の努力が続けられた。

午前八時三十分ごろ、高塚事務長が浪江消防署通信室から無線通信によって南相馬消防署に病院の現状を説明、相双保健所への報告を要請。また、ａｕの携帯を所持していた看護師から四階東側病室の一角でのみ通信可能だと報告があり、高塚事務長が県警対策本部と初めて電話連絡を成功させた。

しかしそれもつかの間、すぐに県警、自衛隊、県対策本部のどことも連絡がつかなくなっている。午前十時ごろ高塚事務長は吉田良成医事係長を伴い、車で浪江警察署および浪江消防署へ救助の要請に赴いた。ところが両署内は無人であった。十二時半ごろ、松崎朋子管理栄養士夫妻が南相馬市小高《おだか》区役場へ赴き、連絡を行なっている。また同じころ西院長も通信手段を求めて、携帯電話がつながる可能性がある小高区内へと向かい、県との通話を試みたが繋がらなかった。西院長が南相馬市立小高病院に立ち寄ってみると、すでに患者と職員は避難を終えていたという。

病院には午後一時ごろ浪江町職員が来訪しているが救助には結びつかず、高塚事務長は再び病院を出て町内で自衛隊員を探し、救助の交渉を行なっている。

「見捨てられた?」 職員たちにパニックが走る

外部との連絡がつかないことは病院スタッフの間に、「西病院が見捨てられた」という強い恐怖感をもたらした。午後四時ごろ、看護師、看護補助者合わせて一七名が職場の離脱を西院長と高塚事務長に申し出ている。パニック状態で、

「原発が爆発して私たちも死んじゃう、自衛隊が患者さんを助けにきてくれるでしょう」

と泣き出すスタッフもいたという。震災後からこのときまでずっと勤務していた看護職員、一時自宅に戻って家族を避難させてから職場に戻った職員、みな入院患者たちと病院を心配してこれまでずっと看護にあたってきたのである。自宅には幼い子どもや家族をもつ女性たちである。西院長と高塚事務長は彼らの意を汲み、連絡先と行き先を書いてもらった上で避難を許可した。

ともに患者の命を支えた人たち

西病院スタッフではないにもかかわらず、ボランティアとして来院した人々がいる。きよはし調剤薬局の佐藤伸哉薬剤師は、恋人(のちの夫人)で西病院栄養科の嘱託職員であった阿部泰子栄養士とともに来院、十四日まで留まった。またスタッフの家族で看護師資格をもつ女性二人が応援にかけつけた。

連絡の途絶したオンフール双葉と西病院を往復して連絡役を果たしていたのも、スタッフの家族だった。また、十四日にヘリ移送された患者に付き添い福島医大病院で看護にあたっていた看護師の交代要員として、西病院看護師だけでなくその友人の看護師も協力を申し出た。ボランティアたちも、ともに患者の命を支えたのである。

非常用地下水に切り替える

透析センターでは、断水した町営水道から緊急時用の地下水に切り替え、入院・外来の透析患者一七名の透析を実施している。翌十四日にも外来透析患者四名の透析が実施され、結果として転院先の病院での透析実施までの時間を稼ぐことができ、患者の命を危険にさらすのを回避したと同時に、転院先病院から非常に感謝されたという。

この地下水は以前から緊急時にも透析を継続するために保健所に届け出がなされ、準備されていた。文字通り、患者の「命の水」となったのである。

このとき地下水への切り替えなどの機械操作を行ない、十四日の全員避難まで患者を支え続けた西病院透析室長の志賀村良治臨床工学技士は、二〇一二年に入ってから亡くなっている。病院閉鎖がダメージとなり病気を招いたという。「原発事故さえなければ今も何事もなく患者さんのために働いていたはずなのに」と高塚事務長は無念そうに話す。

オンフール双葉から患者を戻す

午前十一時ごろ、オンフール双葉に避難した患者二〇名に同行していた管野医師から、連絡のため病院とオンフール双葉を往復していた職員の家族を通じて、「オンフール双葉ではライフラインが途絶しており、これ以上患者を置いておけないため戻したい」との打診があった。停電のため、西病院から持参した痰《たん》吸引器が使えず、看護師らは注射器のシリンジを使って痰の吸引を行なうなど、ぎりぎりの状態であった。

オンフール双葉の入所者に加え、双葉厚生病院の患者（精神科・産婦人科）三十数名も避難してきていた。混乱の中、双葉厚生病院のスタッフが誰も付き添ってきておらず、管野医師と看護師たちが今にも生まれそうな妊婦や体調を崩した患者の対応に当たっていたという。

西院長の指示により、高塚事務長、吉田医事係長、佐藤慎也放射線技師が病院の車両を使ってオンフール双葉と数回往復、患者を病院へ連れ戻した。このとき看護師のひとりが、オンフール双葉の入所者から「いいなぁ、ここから出られるのか」と声をかけられたという。

オンフール双葉でも職員が必死に外部との連絡を探っていたものの、避難のバスがきたのは西病院よりさらに遅い十五日であった。オンフール双葉では食料が不足しており、十分な量の食事は摂れていなかった。西病院へ戻ってきて出された食事に、患者たちが「こんなに食べてもいいのか」と驚いていたと、松崎管理栄養士が振り返っている。

西病院では、幸い食料に困らなかった。震災直後から院内の売店ワタキュー・セイモア、食料卸の伊藤商店、日清医療食品の全面的な協力により、ある程度食料が確保できた。また松崎管理栄養士、西院長の娘の西奈津美栄養士、阿部栄養士ほか、給食に携わる職員が残っていたため、可能なかぎり温かい食事が日に三度、患者とスタッフに供された。

［三月十四日月曜日］

自衛隊ヘリでの救出開始

三月十四日は、朝から誰もが救助を待ちわびていた。とにかく実際に救助がくるまでの間は通常の治療を続けることとし、透析室では外来透析患者四人に透析を行なった。

尾澤医師は前夜から夜を徹して外来透析患者一〇〇名分の紹介状を書き続けたという。西院長、管野医師も朝から入院患者分の紹介状を書いた。スタッフがカルテの頭書き（保険証の記号番号、住所、電話番号、家族の連絡先）をコピー、そこにそれぞれの医師が連絡事項を手書きで記入、避難先で患者が一刻も早く、間違いなく医療を受けられるようにと、努めた。

午前十一時一分、第一原発三号機が水素爆発。爆発音は院内にいても聞こえたという。十二時ごろ、県警機動隊より自衛隊ヘリを要請したという一報が入るものの、ヘリがやってくる様子がない。高塚事務長は再度午後二時半過ぎに、看護師の携帯電話から県災害対策本部に救助と支援の要請のメールを送るが、返信はとうとうなかった。

移送に備え、病棟看護師たちは、前夜医師たちが用意した「医療情報提供書」を封筒に入れ、患者の着衣に粘着テープで張り付ける作業を行なった。送った先でトラブルなく医療が継続できるようにと考えてのことだ。

この日避難先の津島から病院へくることのできた山口伶子看護師によると、患者の腕に名前を書き粘着テープで患者の着衣に医療情報提供書を貼ったのも、移送の混乱の中で万が一にも患者の取り違えが起こらないように、また身体の麻痺などのために封筒を保持できず、発語すら困難な患者のために、やむをえない措置であった。しかし、受け入れた先の病院スタッフはこれを見て驚き、非人道的な行為だという非難があったという。西病院のスタッフと患者が置かれていた極限の状況は、理解しがたいものだったのである。

午後四時、自衛隊大型輸送ヘリがやってきた。ヘリは西病院向いの中央公園に着陸。そこには避難した町民の車が多数放置されていたのだが、自衛隊がレッカー車で車を移動し、ヘリが着陸できるスペースを作った。ヘリ三機によって三〇名ずつ運ぶと説明される。病院から公園までの距離は二〇〜三〇メートルぐらい、ヘリの風圧で巻きあがる砂塵の中、渾身《こんしん》の移送作業がはじまった。西院長の指示により、状態の悪い患者から運び始めるものの、またここでも「患者は寝たきりで座位を保持できない」ことの連絡が行き届いていなかった。

西院長はヘリの自衛隊員から、

「患者の状況を知らされていれば、輸送機の内部に横臥《おうが》したまま移送できるよう人数分の担架を

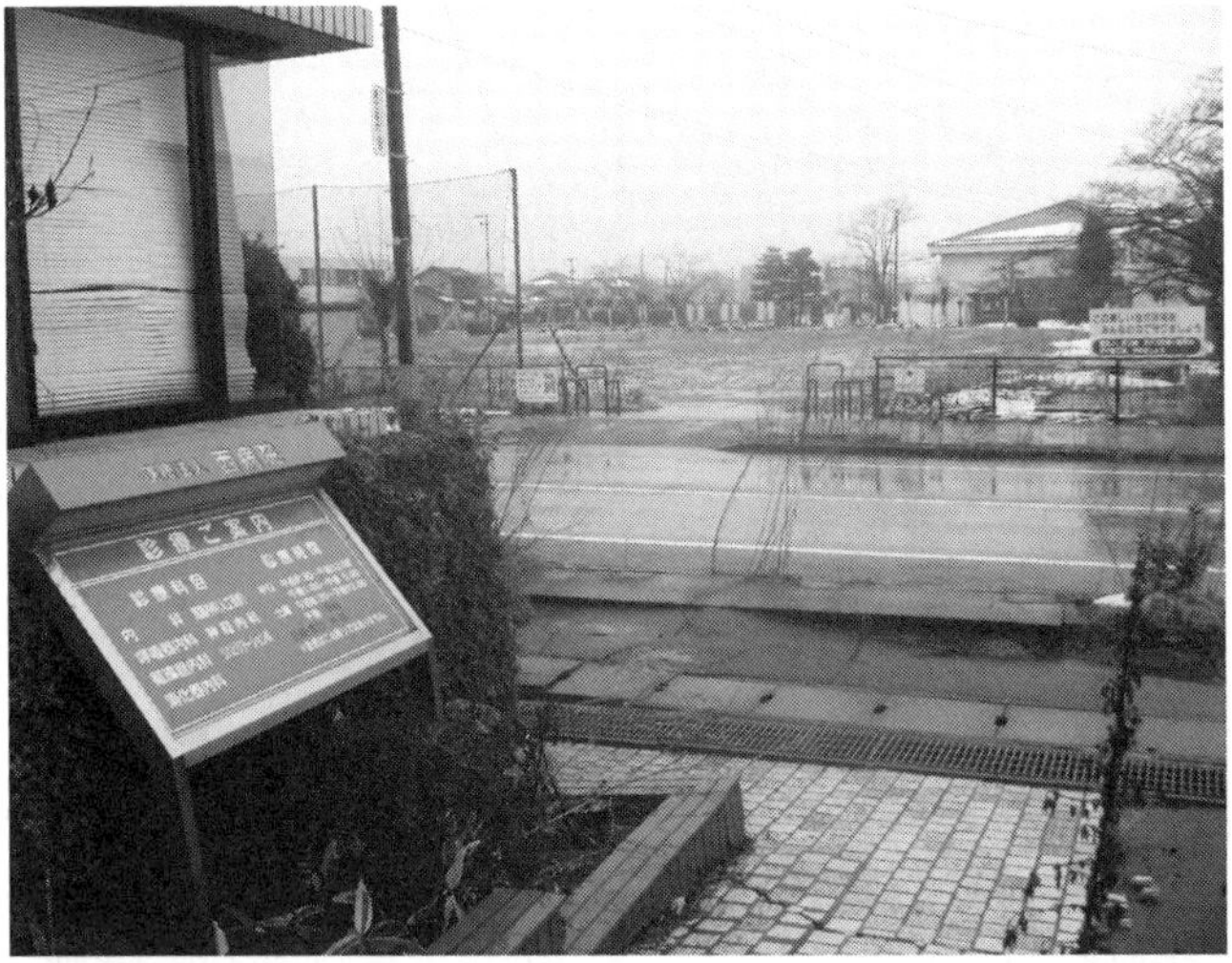

正面玄関から見た中央公園

用意したのに、なぜ知らせなかったのか」

と言われたと語る。結局、一機目で運べたのは二〇人ほどだったが、二機目は自衛隊員の言った通り担架が装備されていたため、四十数名を収容できた。二機目には、石上寿美子看護師が付き添った。

二機目の到着は午後七時ごろ。患者たちの病室からの移動は残ったスタッフと自衛隊員、機動隊員が力を合わせて行なう。患者すべてが避難できる見通しが立ったとして、西院長は残ったスタッフにも順次避難するよう指示した。

「死んでもいいんですか?」

午後八時半になって、残っていた自衛隊員から西院長に「三機目のヘリが来られなくなった」と報告があった。水蒸気爆発によってヘリを飛ばせないと判断したのではないかと推測される。隊員も無念の思いからか泣いていたようだと高塚事務長は語っている。入院患者一〇名と、十三日、十四両日に死亡した患者三人の遺体、そして西院長、高塚事務長はじめ数人のスタッフが取り残されてしまった。

そこへ県警機動隊員数名が防護服姿で訪れ、院長と事務長に面会を求めた。機動隊員たちは息遣いが荒く、マスクのガラス面が汗で曇っていた。

「原発の状況を考えれば、彼らも死の恐怖を感じていることは当然だろう」そう思いながら応じると、機動隊員の一人が告げた。

「原発が爆発したんです。職員全員、すぐ避難してください」

「患者さんはどうするんです。患者さんを見捨てて逃げるわけにはいかない」

すると「原発が爆発したんですよ、死んでもいいんですか」とその隊員が詰め寄ってきた。

繰り返し「医療人として患者さんを置いて逃げることはできない」と院長と事務長が返答すると、機動隊員は激高し、体当たりして胸で突き上げながら「死んでもいいんですか?」とさらに迫った。

「死んだっていい。誰の命令で患者さんを置いていけと言っているのか。あなたが患者さんを置き去りにすることを文書に書いて署名して渡してくれたら指示通り避難しましょう」

「そんなことを言っている場合じゃない、死ぬんですよ」

機動隊と西院長、高塚事務長のやりとりがホールに響き渡り、その場にいた患者にもすべての状況が筒抜けになった。「置いていかれるのか」と泣き出す患者たちもいて一時騒然となったが、看護師と院長が「大丈夫ですよ、この人たちが必ず全員助けてくれますからね」となだめて回ったという。

その間に激高した機動隊員も仲間になだめられ、ようやく院内は落ち着きを取り戻した。西院長は改めて機動隊員に、

「救助がきて患者さん全員の避難を見届けるまでは、職員全員残ります」と伝えたという。

午後九時三十分、県警機動隊のバスとパトカーによって、残された患者全員と亡くなった患者三人の遺体が移送されることとなった。

当初県警も遺体の移送は不可であるとの判断だった。しかし、西院長は「ご遺体を放置していくことは遺族に対して申し訳が立たない」として譲らなかった。亡くなった三人は、いずれも病死だった。十三日に二人、十四日に一人亡くなっている。すぐに家族に連絡しようにも、通信が断たれた状態ではどうしようもなかった。家族たちも、患者を案じながらそれぞれ避難していたのだ。死亡診断書と家族の連絡先を書いた封筒が準備され、最終的には県警機動隊のバスによって遺体は南相馬の遺体安置所へ運ばれた。

すべての患者と遺体がバスに乗せられたあと、県警機動隊の佐藤隊員は、西院長から、

「お互い仕事をやり遂げることができた。ありがとうございました」

と頭を下げられたと、のちに福島民報のインタビューに答えている（福島民報二〇一一年十二月

三十一日)。

相次ぐ原発の爆発で、残ったスタッフも一刻も早く避難を急がなければならない。

午後十時ごろ、他のスタッフすべてが病院を離れたのを見届け、西院長と娘の西栄養士、佐藤放射線技師は車で福島方面へ向かい、高塚事務長は南相馬市原町区の自宅を目指した。

[避難完了後の西病院の動き]

錯綜する情報、難航した患者の安否確認

翌十五日、高塚事務長は患者が移送された福島医大病院と、周辺の避難所などを早朝から車で駆け回った。移送に付き添った看護師の交代要員の確保、交通手段のない看護師の避難、自身の家族の避難などのために、二本松市と福島市を往復している。

福島医大病院では、西病院神経内科の角田《すみだ》裕医師も移送された患者の診察に従事していた。角田医師は三月十一日は非番で出勤していなかった。医大病院へ移送された患者合計七一名(津波被災者を含む)のうち三四名を会津中央病院、竹田綜合病院、有隣病院が受け入れ、一五名の透析患者は東京大学医学部附属病院(以下、東大病院)と帝京大学医学部附属病院(以下、帝京大病院)へバスで移送された。

十六日から、高塚事務長の携帯電話には、入院患者の家族から次々と安否確認の電話が入り始める。十七日には、死亡した患者の家族からの安否確認が相次いであった。亡くなっていることを告げ、福島県警から連絡が入っていないかと尋ねると、何も連絡がないとのこと。中には病院からの連絡がなかったことに怒りをぶつける家族もあったが、高塚事務長は丁寧に事情を説明し、理解を得たという。

高塚事務長の記録によれば、翌十八日午前に、福島県警から、三人の遺体の収容場所を問い合わせる電話が入ったという。あきれた高塚事務長は、

「県警のバスで自分たちで運んだのでしょう、こちらは把握していません」

と答えている。遺体には死亡診断書に家族の連絡先など必要事項を添えて県警に事後の連絡を要請したにもかかわらず、何も行なわれていなかった。十九日になって県警から再度「南相馬の遺体安置所に安置されていることが確認できたが、死亡診断書がない、書いてくれ」との要請があった。県警内部でも相当情報が錯綜していたことがうかがえる。高塚事務長もこれには怒りを爆発させた。

「診断書は県警にすでに渡してある。それがないなら、西病院に診断書の写しが置いてあるので自分たちで取りに行ってほしい」と。

県の災害対策本部からも、十八日、十九日の二度にわたって患者の送り先を問い合わせる電話が入っている。高塚事務長は、吉田医事係長を西病院災害対策室の連絡窓口として対応に当たる

よう指示。一方で自身は患者受け入れ先病院に連絡し、安否確認を続けている。透析室の尾澤医師も、避難直後から患者の安否確認に取り掛かり、患者の移転先一覧表を作成（表1、2）、西院長、高塚事務長に報告した。

このとき、受け入れ先病院で患者の個人情報保護を理由に患者情報を教えることを拒否され、尾澤医師も高塚事務長もかなり困惑したと言う。患者全員の安否確認は三月二十日までかかっている。

警戒区域の中の西病院

四月二十二日、福島第一原発から二〇キロ圏内は、警戒区域となり、厳しく立ち入りが制限されることとなった。二〇一二年になり、浪江町は、五年以上年間空間積算線量が五〇ミリシーベルトから下がらず住民の帰還が困難な帰宅困難区域、年間空間積算線量が二〇ミリシーベルト以上五〇ミリシーベルト以下で、二〇ミリシーベルト未満に下がるまでに数年を要するとみられる居住制限区域、年間空間積算線量が二〇ミリシーベルト以下の避難指示解除準備区域の三つに分断された。浪江町に住民が帰れる見通しは現時点でも実質上立っていない。

西病院も、三月十四日、避難した日のままである。何度かの公益目的一時立入*で、高塚事務長と尾澤医師が、院内に立ち入っている。尾澤医師はこう語る。

「院内は盗人に入られた形跡はあったものの病棟などは電気もついたままで、透析室は空調がきいていて、清潔だった。透析機の前に立つと、機械が人を感知してパッとモニターが点灯した。『先生、そろそろ透析はじめますかね』と言われた気がした」

病院はハード的には震災に十分耐え、診療再開はいつでも可能であった。いつか帰れる、帰りたいという思いは、病院スタッフ全員に共通するものであった。それはすなわち、原発圏から避難したすべての人の思いでもあるだろう。

見通しの立たない状況の中、西院長・高塚事務長は一つずつ課題を整理し、西病院再開という目標に向けて容易ならざる道を歩み続けている。スタッフの多くも退職せず、休職のまま避難先で西病院再開、スタッフ召集の知らせを待っている。

西病院のその後と再開に向けての歩みは、高塚事務長の手記「西病院再開をあきらめない」に譲りたい。

＊「警戒区域への一時立入許可基準」により、「立入りができなければ著しく公益を損なうことが見込まれる者（公益目的）」には、警戒区域への立入りが認められている。ここでいう公益目的とは、たとえば病院のカルテなど、それがなければ避難民の健康の維持が著しく困難になる資料等を持ち出すために立ち入る場合や、被災地区の町村長が公益上特に認める者、などである。ただし、立ち入りにあたっては、自らの責任において実施すること、安全確保は個々ではかること、警戒区域を出る際に

表１　西病院透析患者の他府県移転先（2011年５月現在）

都道府県	人数
青森県	１名
群馬県	１名
茨城県	３名
千葉県	４名*
埼玉県	６名
東京都	13名
神奈川県	６名
新潟県	３名
富山県	１名
長野県	１名
愛知県	１名
大阪府	１名

＊病院不明１名を含む

表２　西病院透析患者の県内移転先（2011年５月現在）

福島県合計	49名
福島市	15名
郡山市	９名
会津若松市	２名
二本松市	14名
白河市	２名
川俣町	３名
猪苗代町	４名

汚染拡大防止のためスクリーニングや除染を行なうよう求めている。

2◆〝再帰〟への道のり

手記とインタビューから（1）

四二年間の看護師キャリアの最後に

山口伶子

◉看護師　◉勤務歴：三年（神奈川県小田原市立病院六年／福島県立大野病院三三年）　◉震災時職位：看護師長　◉現在：いわき市在住　◉家族構成：夫と二人暮らし。トイプードル一頭　◉一九四五年生まれ

非番の穏やかな日を襲った震災

あの日私は、一週間に一度の非番の日で、原発から五キロほどの双葉町目迫《めさく》字《あざ》長迫《ながさく》の自宅で孫守りをしていました。娘は大熊町の借家に戻って掃除中、同じ西病院勤務でやはり非番だった夫は浪江町に出かけていました。

二人とも十四時四十六分の地震発生直後にわが家を目指して帰ろうとしたそうですが、帰宅できたのは十六時過ぎでした。道路は陥没や亀裂が激しく、橋と道路との間に段差ができて渡れないなど、最悪だったそうです。

電気は通っていましたので、テレビでは岩手県、宮城県の津波の状況が映し出されていました。町内の防災放送も津波からの避難を呼びかけていましたが、家が流され人が亡くなるなど大変な状況になっていたことは後で知りました。

十七時ごろ携帯から病院に電話をかけ、高塚事務長に「すぐに行きましょうか」とうかがったのですが「夜勤の人も来ているので大丈夫だ」との答えで、緊迫した様子を感じませんでした。今思えば、六〇歳を過ぎた私ゆえに事務長も遠慮されていたのでしょう。電話はこれ一度きりで、二度と通じませんでした。すべての通信網が途切れてしまったのです。翌十二日土曜日。六時に起床すると双葉町の防災放送で、「川俣方面に避難するように」と指示が流れていました。「原子炉かな」と思いました。病院も心配でしたが、幼い孫がいるので夫や娘とともに避難を決めました。

国道六号線も旧国道も通ることはできず、裏道から裏道へと回りながら川俣町に向かいました。進まない車の列の中、ようやく昼過ぎに浪江町津島に着きました。そこは避難者でごった返していましたが、津島であれば病院にもそう遠くないと思い、知人宅に留まり様子を見ることにしました。

十三日には病院へ行こうと思いましたが、周りの人から「国道の検問が厳しくて双葉町方面には入れないだろう」と言われました。このとき初めて、前日に原子炉が水素爆発を起こしたことを知りました。避難途中の我々には、何の情報も入ってきていませんでした。

意を決し病院へ

十四日、なんとかして病院に行かなければならないと、午前九時に夫とともに津島を出ました。ところが、検問と思しき所には警察官も自衛隊もいません。どうしたことかスムーズに通過できてしまいました。

「通れたんだ、早く行けばよかった。人の話もあてにならないな」

と複雑な思いがよぎりました。後から考えれば、検問所の担当者には三号機爆発（十四日午前十一時一分）の情報が入り、すでに避難したあとだったのかもしれません。矢具野《やぐの》地区の山陰に自衛隊の集団がいました。なんだか隠れているようにも見えました。

そのまま三日ぶりに自宅へ帰り、飼っていたトイプードルを連れ出しました。犬は体全体の毛を逆立て、私に飛び付いてきました。一日ほどで帰れると思っていたので、置いてきていたのです。持ち出したものは通帳と年金手帳。夫は私に「そんなもの（年金手帳）まで持っていくのか」と言いましたが、案の定こんなことになってしまいました。

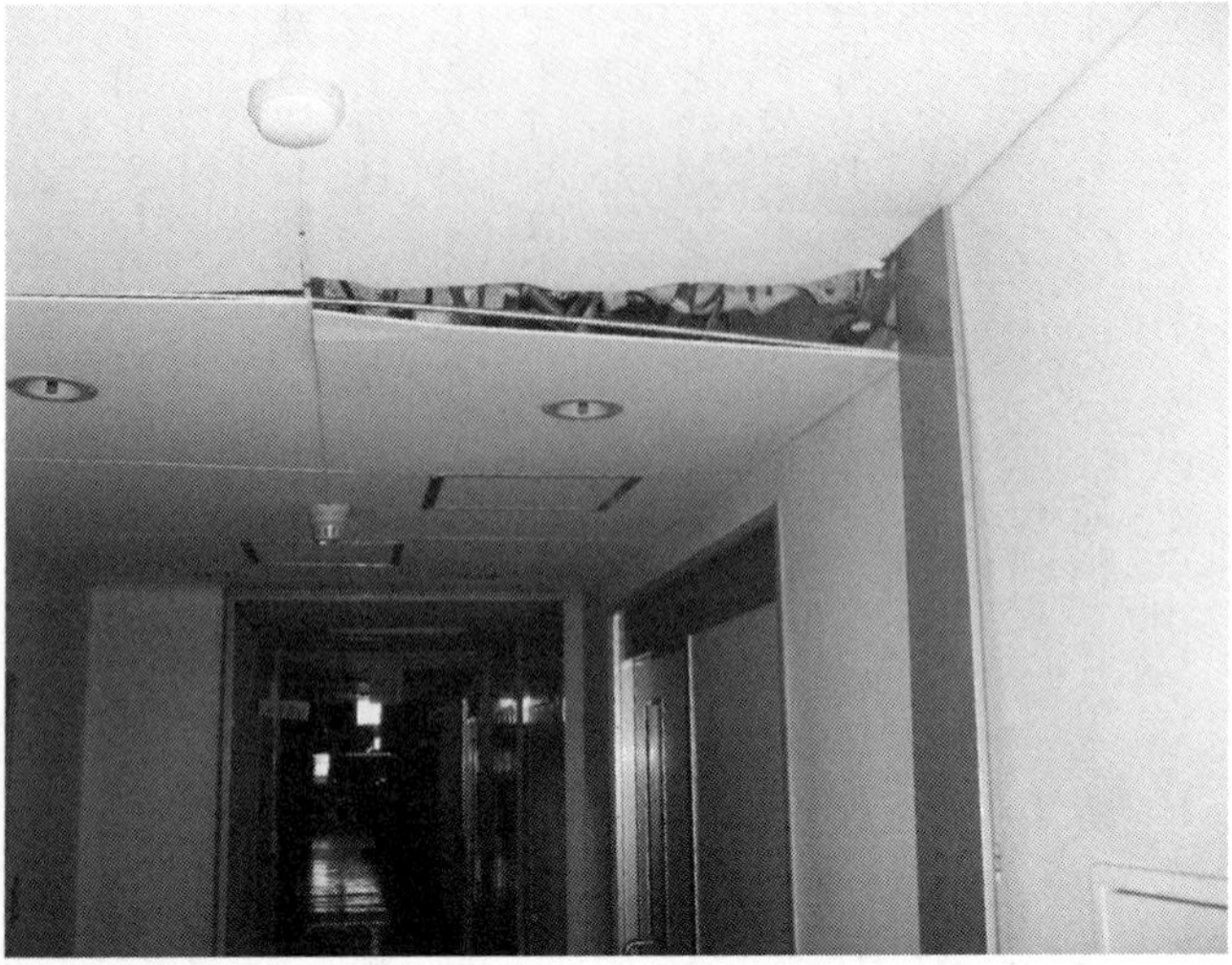

段差近くの天井の損傷——増築部分でもある「心電図室」あたり

不安の中で患者を守る

病院は暗く感じました。新館と旧館の間には一五センチほどの段差ができ、外来フロアは波打っていました。暖房が利かず寒く、スタッフはナース服ではなくジャージにジャンパーのような姿でした。私も私服にジャンパーを着てその中に加わりました。

十一日から、九人の看護師と、職員の家族の若い女性二人（看護師）が、透析センターと病棟を継続して看護をしてくれていました。みな本当に疲れている様子で、こちらから声をかけるのを少しためらったほどでした。患者はすべて広い三階に集められ、ナースステーションも一つに統合されていました。管理栄養士の松崎朋子さんがお米を研いでいるのを見て「ご飯が炊けているんだ」と思いました。

患者さんにお薬を飲ませるなど普段通りの業

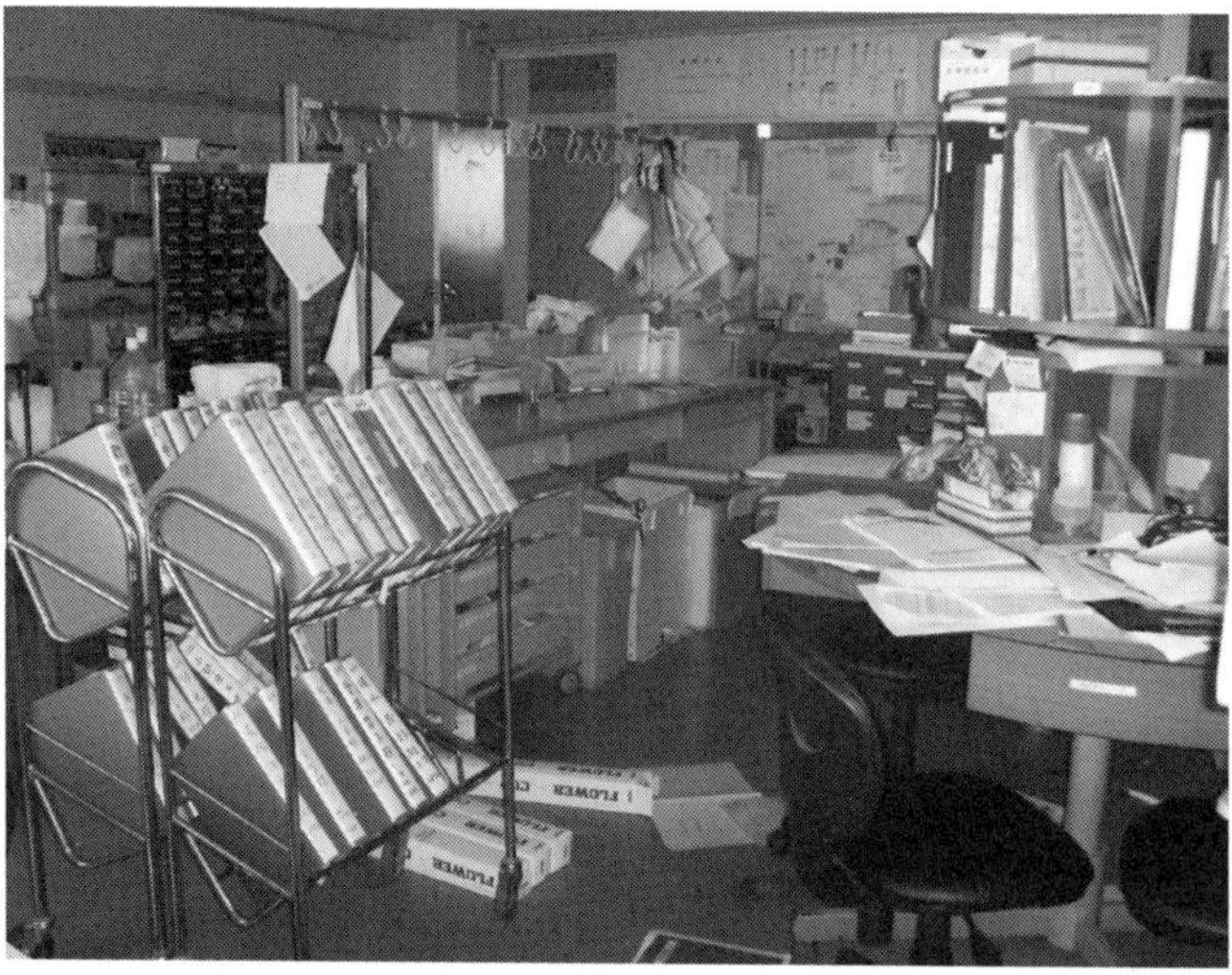
3階ナースステーションの内部――画面左が出入り口

務を始めました。まず患者さんのベッドネームを見ると、なぜかベッドにいる患者さんとネームが違う。

「ネームが違うんだけれど」と尋ねると、

「患者さんを移動したのでベッドネームは見ないで患者さんの腕を見てください」

と言われました。患者さんの腕にはマジックで名前が書いてありました。言葉を発することのできない高齢者に対しては、確実に確認できるひとつの方法だと感じました。普段担当しない患者さんもいましたので、間違わずに済みます。あとで受け入れ先の病院で「なんであんなことをしたんだ」と言われたそうですが、あの時にはそれしかありませんでした。間違うよりよほどよかったのです。

自衛隊のヘリで患者を移送することが決まったものの、まだヘリは到着していませんでした。

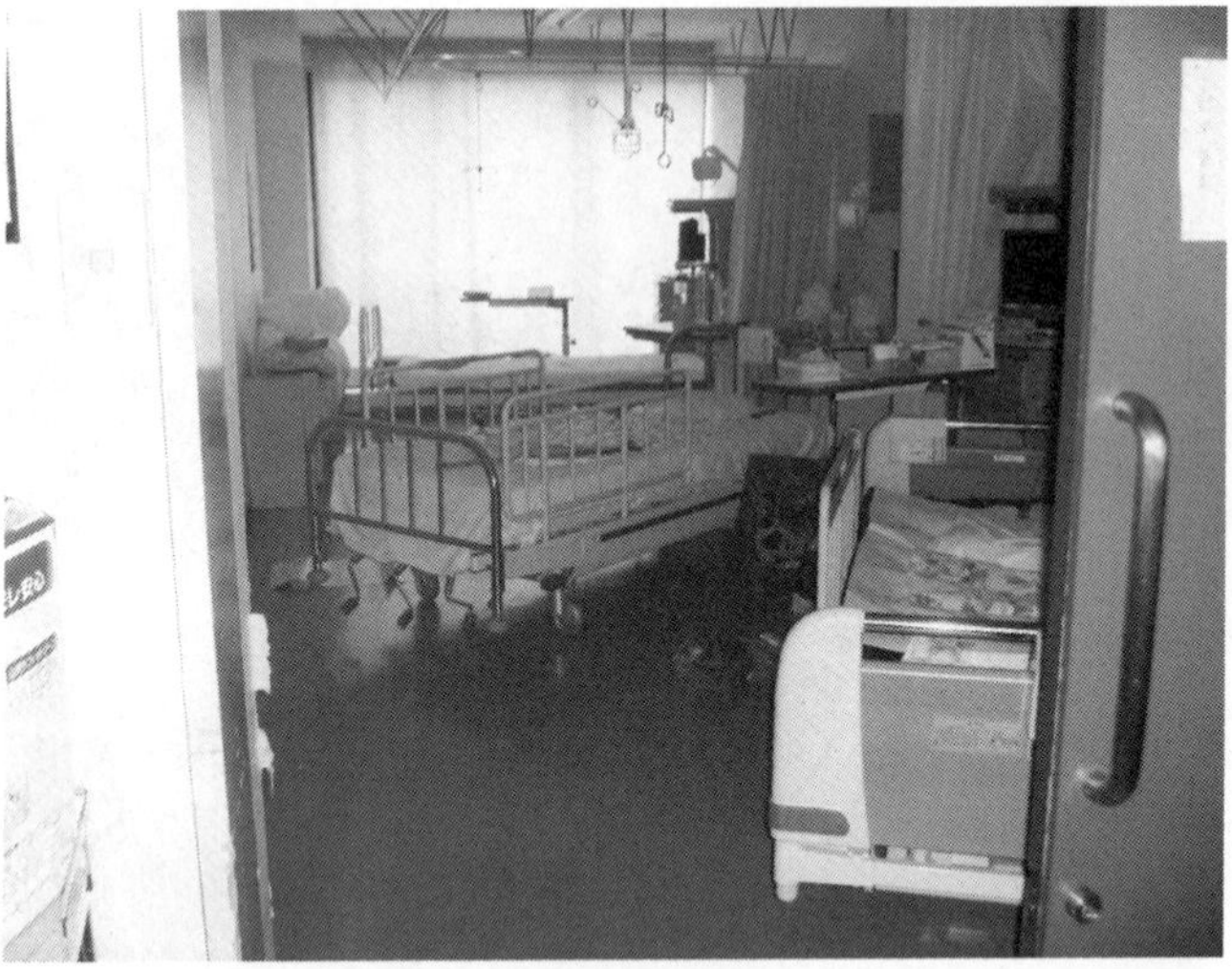
4階療養病棟のベッド。患者を3階に集めたため空きベッドになった——地震でベッドが動き斜めになっている

情報が十分でなく先の見えない不安に患者も疲れが積み重なるばかり。私が到着したのはまさにそのようなときでした。

八〇代の女性の患者から、

「みんなでどこかに連れて行こうという作戦なんでしょ、しょうがないから言うことをきくしかないね」

と言われました。

自衛隊機が到着しないので放射線技師も事務職も、全員で患者の昼食の介助をしました。床に休んでいる患者には、こちらも床に座り片膝を立て、そこに患者の体をもたせかけるようにしました。

患者のあごひげが伸び始めていました。剃ってあげたくてもとても手がまわりません。普段なら看護補助者が剃ってお風呂に入れてあげるのに。「オムツを替えてほしい」という患者にはオムツだけは替えましたが、スキンケアまで手が回りません。どうしてほしいのか訴えることすらできない患者も多くいたはずです。

十六時過ぎ、胃ろう患者の夕食の準備中に自衛隊のヘリが到着。透析室の看護師や調理員も含め、一七人のスタッフで患者を一階フロアに下ろしました。自衛隊員に声をかけて移動の介助を頼むと、みなきびきびと動いてくれました。警察官も応援に入ってくれて助かりました。声は出さなければ、と思いました。

十六時半頃に一機目が飛び立ち、二機目は十八時頃やっと到着。十八時三十分ごろ二機目が看護師一人を添乗して飛び立ち、その直後私たちも避難所を目指して病院を離れました。患者を送り出すとき、「暖かいところへ早く行ってほしい」と思いました。病院は本当に寒く、お気の毒だったと思います。

転々とする避難生活の始まり

三月十五日、津島地区にも避難指示が出ました。知人宅を出て国道四号を私の実家のある山梨に向かうつもりでしたが、郡山市に入ったところでガソリン切れ。ガソリンスタンドも駄目で、夫が知人にガソリンを借りようとしたところ、郡山総合体育館でスクリーニング検査をしているので行くようにアドバイスを受けました。

スクリーニング検査は幸いオーケーが出て郡山自然の家を紹介されましたが、ガソリンがないので夫の友人夫婦に送ってもらい、十九時ごろ自然の家に入ることができました。

娘は、受付を済ませるとすぐ「ミルクはありますか？　紙オムツは⁉」と係りの人に詰め寄るように尋ねていました。一歳二ケ月の子を持つ母親を強く感じました。大熊町の職員である娘の夫は物資の搬送をしていたようですが、携帯電話がなかなか繋がりませんでした。やっと繋がったとき、娘は夫に「これ以上遠くへ行かないで」と言われたそうです。

自然の家は避難当初ということもありぎゅうぎゅう詰めでした。二階の各部屋にはそれぞれ六台ずつの二段ベッドがあり、私たちの部屋は四家族一四人。一階のフロアには布団を敷いて五〇人近く、研修室には一〇〇人ほどがいました。教育機関の施設とのことで、教員の方々が統制を取ってくれていました。

一日の日程表も早くから掲示され、施設内の掃除も当番表に沿って皆でやりました。物資の配布もあり、混乱らしい混乱もなく、四〇日ほどをそこで生活できました。子どもだけは泣かせないように、抱っこしたりおんぶをしたり、娘と交代で子守りをつづけました。

四月二十二日から猪苗代町のリステル猪苗代に移りました。双葉町の役場の支所があり情報は豊富でした。避暑地でしたし、食事も出ました。贅沢ではありますが、どこかさびしく感じました。自由に自分たちでアジの開きでも焼いて食べたいねと、夫と話しました。

いわき市の現在の仮設住宅に移ったのは九月二十九日でした。猪苗代は冬の雪が深いので、浜通りに住みなれた私たちには、いわきの浜が合っていると感じました。

SPEEDI《スピーディ》が報道されてからは、私の実家である山梨の兄弟や伯父などから再三、来るようにと誘いがありましたが、娘の夫の勤める大熊町役場は会津若松に移転していることもあり、娘からも、

「お母さん、山梨に行くの？」

さびしそうにそう言われたのが忘れられず、山梨行きを断念しました。

仕事人生の最後は西病院でした…

私は、三三年間勤めた県立大野病院を定年退職してから、交通事故に遭って介護の必要な息子と二年間一緒にいました。残念ながら息子は二〇〇八年に亡くなり、少し時間のできた私に、西病院からお声をかけていただきました。高齢者雇用です。夫は西病院の先代の院長先生もよく存じ上げていました。

西院長をはじめ西病院のみなさんには大変良くしていただきました。二〇一一年四月からは大野病院が双葉厚生病院と合併して大野病院の名前がなくなってしまうことになっていました。西病院に来たとき、院長に「西病院に勤務できてよかった。大野病院の名前はなくなってしまうけれど、自分が最後まで働き続けた西病院がある。仕事人生の最後は西病院でしたと言えることができる」話していたのです。それがこんなふうになってしまいました。

もう看護師として働くことはないと思います。長いキャリアを終わらせました。ここまで自分

の意思で勤めてきて、本当は最後に納得して区切りをつけて辞めたかったのですが、突然このような形で途切れてしまいました。自分の意思とはまったく違うものです。

今回の事故は訓練で想定されていたようなものではなかった…

西病院のスタッフと時折電話で連絡を取り合っています。看護職は求人も多いですが、病院が再開されることも考え、みな休業手当を受けながら生活しているようでした。私自身は慢性腎不全《まんせいじんふぜん》を持っているので、西病院にいた頃は尾澤先生に診察していただいていました。いまでもひと月に一度お薬をもらわなければならないので、尾澤先生の診察を受けに行ってお話もさせていただいています。一時帰宅に行ってきたよとか、浪江は一時帰宅のオーケーが出やすいよとか。

双葉の家は雨漏りがひどく、帰ると二階の部屋に敷いた絨毯《じゅうたん》が水を含んで、踏むと、ぐじゃ、ぐじゃと音を立てます。もう住めないでしょう。放射線の影響を考えればこの先一〇年以上は帰れないと覚悟をしています。除染《じょせん》と言っても形だけのものですし、水がなければ誰も暮らせない。

東電には「安全ですよ、事故は起きませんよ」とずっと言われてきていて、私たちはみな、あそうなのか、と思ってきました。大野病院に勤務していた頃は、原発事故の訓練もしていました。現場で放射能汚染した人を洗浄して、ホールボディカウンターで内部被曝を測定して福島医大病院に送るというようなストーリーで、白い防護服も着て訓練をしました。でも、今回の事故はそんなものではなかった。

志半ばで津波のため亡くなった同僚看護師がいます。奥さんや子どもさんを亡くされた若い工学技師もいます。気持ちは重く、三月十一日を迎えることは本当につらいです。

先が見えない生活は続いています。応急仮設住宅の暮らしは今でも気持ちが休まりませんが、日本中に散らばった西病院のみなも、同じ気持ちでいるのではないでしょうか。

「大変なのは自分ひとりではない、イライラしないで。健康に注意して、どこで仕事を再開しても、西病院にいたころのように元気で働いてほしい」

そう思っています。

手記とインタビューから（2）

できるときにできるだけのことをしよう

松崎朋子

◉管理栄養士　◉勤務歴：一二年　◉震災時の職位：栄養課課長　◉現在：会津若松市在住　◉家族構成：夫と娘一人　◉
一九七四年生まれ

食料の確保に奔走する

私は本館一階の北側奥にある厨房向かいの栄養事務室で、普段通り何か書き物をしていたと思う。突然携帯電話の緊急地震速報が鳴りびっくりしたとたんに大きな揺れがきて、あわてて厨房へ飛び込んだ。厨房には調理担当者が四人と、栄養士で院長の娘の西奈津美さんがいたが、とにかくガスの元栓を止めて全員で外に飛び出した。

揺れが収まってから厨房に戻ると、業務用の冷凍冷蔵庫が二台と食器消毒保管機が倒れて入るに入れない。その上、業務用の揚げ物機から廃棄処理のために出してあった油のバケツが倒れて、固化剤を混ぜた油が一斗缶まる一杯分ほど床に広がって悲惨な状態だった。

電気はついたがプロパンガスは危ないので使えない。業者さんが来てガスはすぐに元から止めてくれた。水は蛇口からちょろちょろ出るだけで、仕方なく透析室の非常用地下水を汲みに行き、院内の電気ポットで煮沸して使おうということになった。

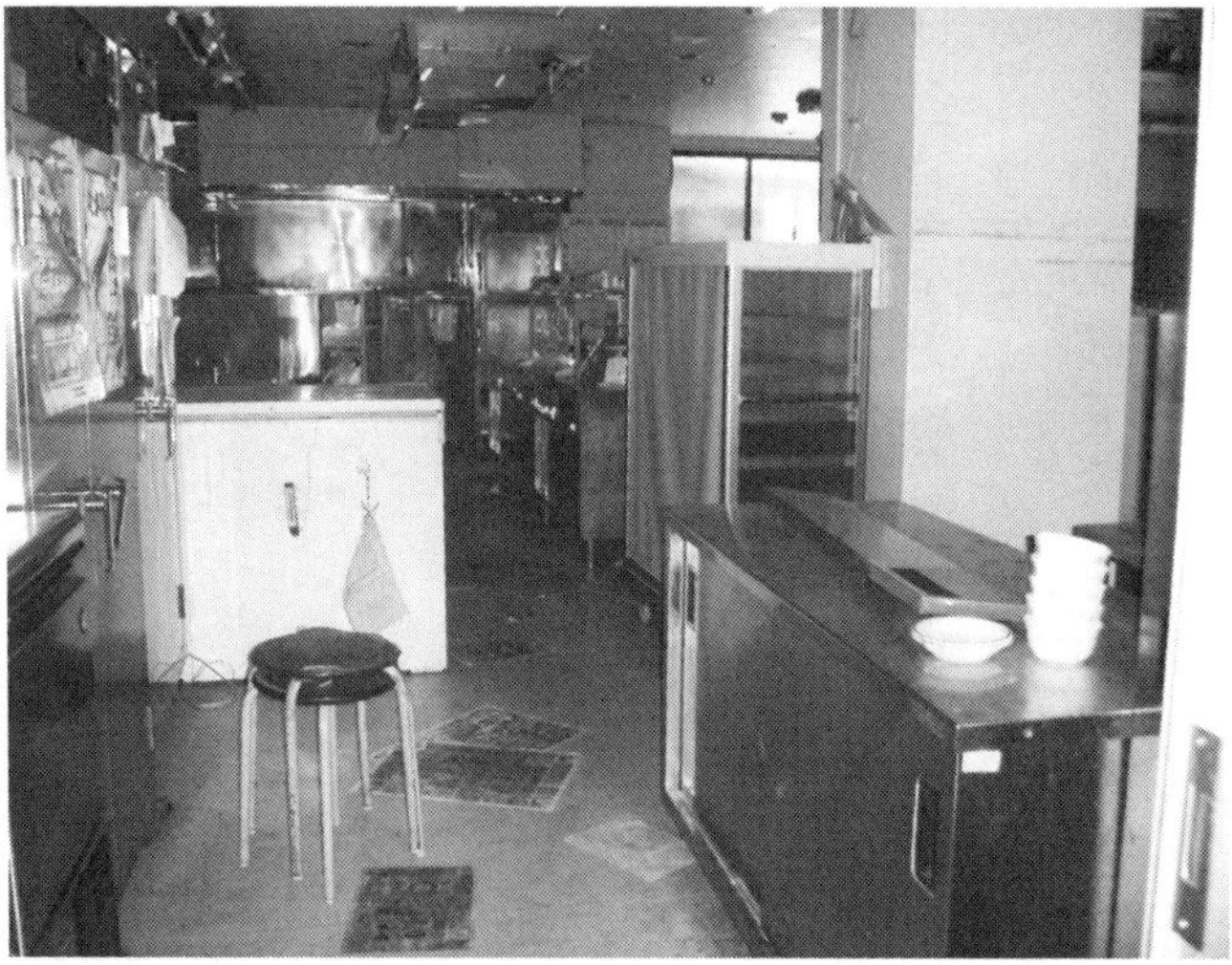
厨房内

高塚事務長から、とにかく患者用の食料を確保してほしいと言われた。厨房の奥の食品庫には調味料や乾物、お米、缶詰などが入っていたが、やはり一斗缶一杯分ぐらいの油がこぼれていた。

余震が断続的に襲ってくる中、西さんと二キロ先の食品卸の伊藤商店へ私の車で向かった。普段なら五分もかからないのだが、道路には人がたくさん出ており、建物が倒れていたり、信号が点滅になっていたりして、一〇分か一五分ほどかかっただろうか。

伊藤商店では社長と二、三名の社員の方々が、とにかく出せるものは出しましょうといって、ペットボトルの水、レトルトのご飯、カレー、濃厚流動食や低タンパクご飯などの治療食を出してくれた。倉庫の中も崩れて危険な状態だったのに、本当にありがたかった。

病院に戻ると売店のワタキュー・セイモアでも店内の物資は食料も飲料も消耗品も必要なだけ使ってよいと言ってくださった。売店の中も陳列棚が倒れ、ガラスが散乱してひどい状態だったがカップめんなどは箱でたくさんあり、ありがたく使わせてもらうことにした。

食品庫からかろうじて使えるお米と缶詰を運び出し、調達できた食料とともに病棟北側の職員用食堂を厨房代わりにすることにしてそこに運び込んだ。

余震が長く続き、夕食の準備に取り掛かったのは夕方五時を回っていただろうか。入院患者の中で固形のご飯を食べられる人はそれほど多くなかったが、地震の影響で透析患者さんや津波の被害者も来ているとのことだったので、とにかくご飯を炊いておにぎりをつくろうということになった。

厨房にあった一升炊きの炊飯器は油をかぶって使えないため、五合炊きの小さいものと、院長宅からも家庭用の炊飯ジャーを借りて一升分のお米を炊いておにぎりをつくり、ラップにくるんで病棟にもっていき、看護師たちに配膳をお願いした。普段おかゆ食などの患者さんにはこの日は手が回らないため、濃厚流動食を飲んでもらっていた。職員たちは皆食事どころではなかったのではないだろうか。私も何も食べなかったと記憶している。

家族のことが心配だったが、電話がほとんど繋がらない。夕方六時ごろ、「病院の電話がときどき繋がるから、かけてみたら?」と誰かに声をかけてもらい、ようやく原町の実家につながった。この日私の父が、五歳の娘を実家近くの保育園に迎えに行く予定だった。ちょうど地震の直後で、娘たちは防災頭巾をかぶり、みんなで園庭で固まっていたそうだ。両親は「こちらは無事だからそちらも気をつけて」といってくれた。

午後八時ごろ夫が鹿島の勤め先から病院へ迎えに来てくれ、実家へ帰ることができた。自宅にも短時間戻ったが特に大きな被害はなく、ほっとしたことを覚えている。

届かなかった県からの支援物資

十二日は朝六時半ごろ出勤。普段私は八時半出勤なのだが、この日は朝食を作る早番の職員にあわせ、一応来られる人はみな集合することにした。

私はまず病棟へ行き、患者さんの様子を見て、看護師とどんな食料がどれだけ必要かを話し合った。朝食は前日と同じくおにぎりを準備することにする。いつ電気や水が止まるかわからないので、とにかくできるときにできるだけのことをしようと、ご飯を炊いてはおにぎりを握るという作業を続けてもらった。

原発が危険だから避難せよとの命令が来ていると知った。広報車が回っていたそうだが、私には聞こえなかった。院長は重症の患者さんを簡単には動かせないからと、一度は避難を断ったらしい。病院の前の道路も避難の車やバスがあふれていた。

県警から防護服を着た警官が来て、患者さんをオンフール双葉へ運ぶという。職員全員で患者さんを病棟の三階から次々と下ろす。私も厨房の職員も看護師や先生方が采配を振る通りに、車椅子ごと患者さん持ち上げたり、運びおろした患者さんが勝手に移動したりしないよう見守ったりしていた。何が起こっているのか先が見えない状態の中、ただただ時間だけが過ぎて行った。

いつ停電するか、地下水が使えなくなるかわからない。いつ救助してもらえるのかゴールも見えない不安の中、県警が何度も避難しろ、何をやっているんだとばかりせかしに来るのが本当に腹立たしく、怒りが湧いた。こちらはどのスタッフも普段着のまま。オンフール双葉に患者を運びに往復した看護師や技師たちも防護服などない。それなのに、県警は防護服を着込んで防毒マスクまでしている。

院長や事務長が、何度も「とても避難させられる状態の患者ではない」と断っている様子が聞こえてきた。避難しろと言われて寝たきりの患者さんたちを運び出して、やはりバスでは運べなかったと言われたとき事務長が、

「この人たちをどうするんですか、そちらで元の部屋へ戻してくれ」

と言い、県警が

「それは私らの仕事ではないから」などと言っていた。

防護服の警官が来るたびに、スタッフの間では、

「また来たよ」

「来たって何もできないんだから、せめて水の一本ぐらいもってきてよ」

と囁き合った。

そうこうしているところへ、業務委託先の日清医療食品の営業の若い男性が、パンや牛乳などの食料品を普段の配達の車ではなく自家用車に積んで来てくれた。食料も会社からもってきたのではなく、途中のコンビニなどで可能なかぎり調達してきてくれたらしい。牛乳は、普段卸してもらっているところからコンテナごと受け取ってきてくれたようだ。

本当に驚き、感謝した。院内の人手はみな患者の移送などにとられていたので、申し訳なかったが貴重な男手、その営業さんに厨房の機械などを起こすのを手伝ってもらった。

あとで聞いた話では、悪路を無理して来てくれた営業さんは、帰りに車をぶつけてしまったという。にもかかわらず、そのあとも何度か西病院へ食料を届けようとしてくれたようだが、検問で通れなかったそうだ。

事務長が県の災害対策本部とつながったと電話を代わってくれた。必要な食材を届けてくれるという話だったので、無洗米、おにぎり、水など数日分を届けてもらえるようお願いした。これで患者さんたちの食材の確保ができたとほっとしたのだが、結局その後連絡は途絶え、最後まで県からは何も届かなかった。行政はまったく機能していないように感じた。

昼食、といってもおにぎりと流動食、カロリーの取れるゼリーなどを準備し、職員全員で患者さんの食事介助を行なった。

暗くなると道路状況もわからず、電話も繋がらない。家族がみな無事ということで、この日は病院に泊まることにした。

取り残される西病院

十三日朝。比較的元気な患者さんはオンフール双葉に行ったので、おにぎりを食べられる患者さんがほとんどいなかった。そのため朝食は、炊飯器でお粥《かゆ》を炊き、紙コップに注いで病棟にもって行った。厨房職員全員で食事介助を手伝う。職員には、日清医療食品がもってきてくれたパンや売店にあったカップめんを食べてもらい、おにぎりやお粥は患者さん用にしていた。

昼ごろ、病院に来てくれた夫とともに南相馬市小高区の区役所へ向かう。電話がまったく通じなくなり事務長が浪江の消防署・警察署へ救助の要請に行ったのだが、誰もいなかったといって帰ってきたので、なんとか外部と連絡を取らねばと皆が奔走していた。

テレビで病院の避難などの情報も流していたが、西病院のことは一向に出てこない。このままでは患者さんも自分たちも取り残されてしまうので、とにかく電話の繋がるところまで行ける人が行くことになった。南相馬に入ると、携帯電話は繋がるようになった。西病院のことを知らせなければとテレビ局などに電話したのだが、まったく繋がらなかったので小高区役所へ行った。

小高区役所には近隣の人が大勢来ていた。受付で浪江の西病院の職員だと名乗り、なんとか救助にきてほしいと事情を話した。最初は管轄が違うと難色を示されていたのだが、結局区役所の隣の消防署から県の災害対策本部に無線で連絡を取ってくれたようだった。その無線も、繋がりにくそうだった。

病院へ帰ると、オンフール双葉へ避難したはずの患者さんとスタッフが帰ってきてびっくりした。オンフール双葉ではほとんど食料がなく、ひどい状況だったそうだ。おにぎりを食べられる人たちが戻ってきたので、作って病棟にもっていくと年配の患者さんが、

「戦争のときにはこんなに食べられなかった、おにぎりも一日一回で十分だから」

などと言っておにぎりを返しにきた。

「いいから、いいから、持っていて食べられるときに食べて」

となだめながら再び手渡した。

食料がだんだん乏しくなり、とうとうお米が底をついた。院長の家のお米をいただいたのだが、皆で「どうしようね、お米は大事に使ったほうがいいかしら」と話した。

この日は午後七時ごろ、原町の自宅へ帰ることができた。

「お疲れ様」の気持ちで病院を離れる

十四日朝六時半ごろ出勤。おにぎりを作るぐらいしか厨房の仕事はないのだが、私以外の厨房職員や栄養士は、みな泊まり込み状態で本当に疲れ切っていた。患者さんの食事の介助をしたあと、この日は自衛隊のヘリで患者さんを移送するということで、患者さんのカルテをコピーしたりして準備を手伝った。先生方は徹夜で紹介状を書いていたと聞いた。

夕方になって、自衛隊のヘリがやっと患者さんの移送のため来てくれた。自衛隊の人たちは、崩れた壁にシートをかけてくれたり、患者さんたちの移送も丁寧にしてくださった。本当に感謝

の気持ちでいっぱいだった。

午後四時半ごろ一回目の移送を見送ったあと、もうあとはヘリで患者を運ぶだけだからという ことで、事務長や院長に促され、私も帰宅した。できることはやったという気持ちだったし、無事見届けたと思っていた。まさか私が離れたあとにまたひと悶着《もんちゃく》あったとは知る由もなかった。「お疲れ様でした」という気持ちで皆と別れ、帰路に着いた。まさかそのまま、戻って来られなくなるとは思わずに。

事務長は「家族のいる者は心配だろうから」と、とにかく職員を帰そうとしてくださったのだが、実は県警や自衛隊は「勝手にここを動かれては困る」という感じでもあったとあとで聞いた。放射能汚染された人間が散らばることを懸念したらしく、実際にそんなことを言われて止められそうになった人もいたと聞く。

浪江にいる間は携帯電話がまったく繋がらなかったが、南相馬に入ったとたんに、次々とメールや着信履歴が入ってきた。

この日の午前十一時ごろ原発三号機が爆発したため、娘と両親は磐梯熱海《ばんだいあたみ》へ無事避難しているとの連絡だった。自宅では夫が待っていてくれた。

避難者の間に飛び交うさまざまな噂……会津へ

十五日早朝、夫と二人で自宅を出て磐梯熱海の避難所となっているホテルに向かう。そのまま帰れなくなるとはよもや思わず、持ち出したのは一週間分の娘の着替えぐらいだった。昼ごろ、両親と娘と合流。娘がどんな顔をしているかとずっと心配していたのだが、いつもどおり元気いっぱいで、旅行だと思っているのか楽しそうにはしゃぐ様子に胸をなでおろした。しかし、両親たちはホテルから、

「食料や重油も限られている。無くなり次第出てくれ」

と言われていた。磐梯熱海の別のホテルに移り、十八日には会津若松市の東山温泉へ移動。原町区の住民はみなバラバラに避難したおかげで、避難者の間でさまざまな噂が飛び交っていた。中通りも放射線量が高いから会津へ逃げるほうがよいとか、東山温泉では避難者受け入れをしているらしいとか、あいまいな噂に従って動いていたのだ。

東山温泉には一〇日間滞在したが、三月二十八日、会津の知人の口利きで現在のアパートに引っ越した。ホテルに滞在していると費用が一日一人あたり五〇〇〇円、両親と私たちで一日二万円ぐらいはかかってしまうので、たとえ一ケ月でもアパートを借りたほうが安上がりだという判断だった。

今でも繋がっている感じ

私たちの住む原町区は、屋内退避から緊急時避難準備区域になった（二〇一一年九月三十日解除）。住めないわけではないが放射線量は高く、幼い娘を連れて帰るのは危険だと夫と話した。四月に

入り、夫は鹿島の勤務先での仕事が再開された。会津若松からでは片道二時間半もかかってしまうので夫だけが原町区の自宅へ帰った。アパートを借り上げ住宅にしてもらい、私と娘は会津若松に残ることになった。

娘は二〇一二年四月、会津若松で小学校に上がった。借り上げ住宅の期限は娘が二年生を終わる頃まで延長されているので、それまではここに留まろうと夫や両親と相談して決めた。

除染はどこまでやってもらえるのか。原発は何年もかけて燃料棒を取り出すなどと言っているが、うまくいくのだろうか。そう思うと、自宅に戻る決心はつかない。両親は原町の実家から時折娘に会いにきてくれる。夫は仕事の都合で休みが平日なので、娘はパパと過ごす時間がとても短く、かわいそうだ。私は、今は娘のために仕事はせず家にいるようにしている。

もし震災も原発事故も起こらず、西病院にあのままいられたならどんなによかっただろうか。栄養士の西奈津美さんとも、

「みんなでがんばろうね、私も定年までがんばるから！」

などと話していたのだから。

院長も事務長も、西病院の名前を残してくださっていることがとても嬉しい。だから今でも西病院と「繋がっている」感があるのだと思う。近くに住む元スタッフとはときどき旧交を温めている。戻れるなら、もう一度戻りたい。

手記とインタビューから（3）

西病院の透析患者とともにありたい

尾澤康彰
◉医師　◉勤務歴：二〇年　◉震災時職位：副院長・透析センター長　現在：いわき市在住　◉家族構成：実母、妻と一男二女（いずれも他県在住）　◉一九五二年生まれ

すべてマニュアル通りの手順で

いつもどおりの一日の始まりだった。七時四十五分に家を出て徒歩で病院へ。八時三十分、通常の業務開始。午前は外来、透析室、病棟での仕事を行ない、午後は患者・家族と面談。その後病棟回診のため、本館三階病棟のナースステーション前の廊下にいたときに地震が起きた。とても動ける状況ではなく、柱につかまってじっと立っているのが精いっぱい。視界の隅で看護師が転ぶのが見えた。

揺れが止まるのを見計らい、透析室へ走る。患者一六名がいるはずだった。エレベーターも止まり、無我夢中で階段を駆け降りた。一階フロアは波打ち段差ができていて、そこでつまずいて一度転んだ。

透析室に着いてみると患者はみな驚くほど冷静だった。幸いなことに怪我人もなく、パニック

を起こした人もいなかった。ベッドはかなり動いていたが、日ごろから行なってきた防災訓練で「揺れている最中は動けないから、誰も助けにこられないよ、キャスターがついているからベッドや機械は動くけれど心配ないからね。チューブを握って毛布をかぶっていてね」と言ってあったことが功を奏したようだった。スタッフも全員無事で、マニュアル通りに対応が行なわれていた。

「先生、どうします？　透析続けますか？」

と、混乱の中での言葉とも思えぬ冷静さで尋ねられた。繰り返し行なってきた訓練の成果が出ていた。

透析器機類も損傷はなかった。カルテ、保存資料、レントゲン写真などが落下し散乱、床はバケツに汲み置かれていた水や単身用透析機の液で水浸しだった。停電はしていなかったものの断水している。この時点で透析のための水供給用タンクに水は十分あり、透析継続可能な状態であった。

しかし、大きな余震が何度も来るため透析中止を決定。マニュアルの手順にしたがい血液を回収、透析を終了し患者全員を隣接する駐車場に誘導、そこで透析用の針を抜く処置をし、避難は無事完了した。しかし外はひどく寒く患者が駐車場に留まるのは無理だった。そのため、「翌十二日に改めて透析を行なうので来院するように」と告げて解散した。

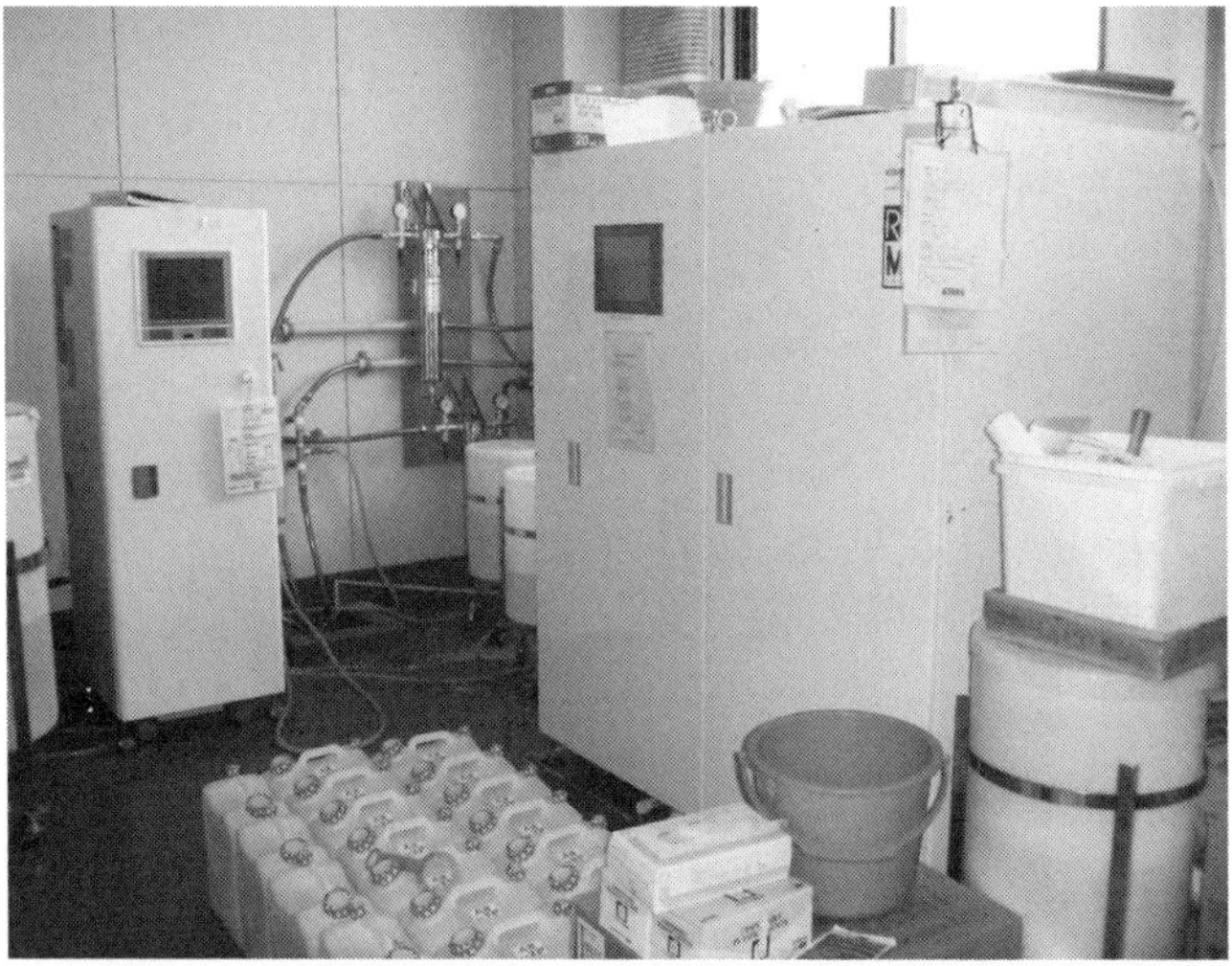

透析液作成機はアンカー固定のため倒壊を免れた

翌日の透析予定を連絡

午後四時ごろから津波にやられて怪我をした患者が次々と来院しはじめた。現場はあっという間に混雑を極めた。本館の損傷は激しく、レントゲン室はドアが曲がり、ＣＴも使用不能。診察室はすぐにいっぱいになり、それ以上患者を収容できないため本館の待合室の椅子をベッド代わりにして診療を続けた。

西院長と管野寛昭先生が内科系を担当した。私も内科医だが外科を担当し、五、六人の患者の傷を縫合する処置をした。七〇代ぐらいの女性は傷の処置を受けながら、「家がつぶれて夫の声がしない、もうあの人は死んだと思う」と意外なほど冷静な口調で話していた。その後、実際にご主人が亡くなり、遺体が庭にあったことがわかった。

損傷して危険な本館を避け、暖が取れる透析

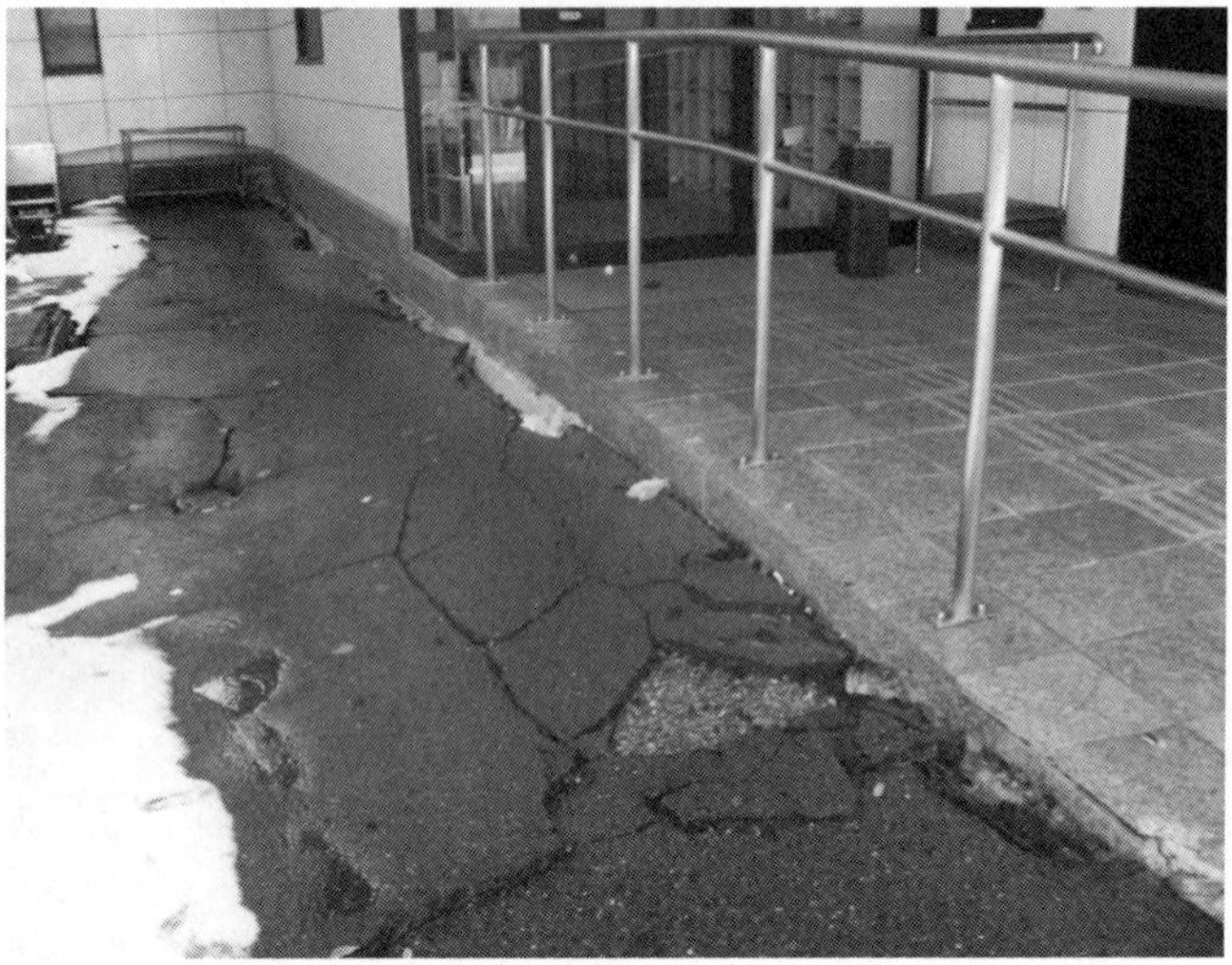

透析センター入口

室を病室代わりにした。帰宅できない患者、家族、職員、避難してきた近隣の住人も交え一五名前後が透析室で一夜を明かすことになった。水も十分にあり、調理師が温かい食事を準備してくれて本当に助かった。

午後七時ごろ、状況把握のため災害時優先電話で南相馬市原町区の小野田病院へ電話し、相馬地区の状況を聞いた。小野田病院は水供給系統損傷。復旧可否は不明。相馬市の相馬中央病院は水系統の損傷、当面復旧不能。そこで、「西病院は損傷もなく、透析患者の受け入れが可能だ」と伝えた。次に富岡町《とみおかまち》の富岡クリニックに電話したが繋がらなかった。福島県透析医会の災害ネットには、インターネットで状況報告を行なった。

透析患者の連絡には、NTTの災害用伝言ダイヤルを使うことになっていた。毎月一日には、欠かさず伝言ダイヤルを使う訓練も行なっていたので、訓練通りに「透析室に損傷がなく十二日は通常通り透析ができる予定だが、送迎バスが出せないため自力で来院するように」と二回にわたって伝言を入れた。

自宅からは、妻がおにぎりをたくさんもってきてくれた。実はこのとき妻の両親は、自宅のあるいわき市豊間《とよま》で津波に遭い亡くなっていたのだが、連絡不能で、知る由もなかった。

大混雑のオンフール双葉へ

十二日早朝五時四十四分、福島第一原発より半径一〇キロ圏内に避難指示が出された。この時点では、これはもしもの時のための一時的な避難で翌日には避難指示が解除されるものだと考えていたため、看護師に、災害用伝言ダイヤルに「本日の透析を中止し、十三日に行なう」と連絡を入れるよう指示した（のちに、電話が途絶していて連絡が入れられなかったと報告を受ける）。

患者には、何かあったら病院に集まり、そこから集団でバスで逃げるように想定してあった。しかし、実際にはそれは不可能だった。みな家族とてんでに避難していたのだ。患者心理を考えていなかったと痛感した。そのうえ、一部の患者はマニュアル通り西病院に向かったものの、途中の検問で戻るように諭されたとあとで聞いた。

役場からの避難命令により、入院患者約三〇名を浪江町の指定避難所であるオンフール双葉へ移すことになった。浪江町のバスに管野先生と、ナース数名が付き添い、私は病院の車で後を追

東日本大震災・福島第一原発事故後の西病院の災害対策評価

功を奏した対策	○地震発生時の患者への教育・訓練（患者用マニュアルの配布、月１回の防災訓練、災害伝言ダイヤル訓練） ○スタッフへの手技・操作の訓練の徹底 ○透析器機類のキャスター化、フレキシブルチューブ化、透析液作成機の固定 ○断水を想定した非常用地下水の確保
機能しなかったもの	○災害時優先電話（12 日午後には不通） ○ NTT 災害伝言ダイヤル（12 日午前には不通） ○一般電話・携帯電話・インターネット（11 日夜には不通）
新たに検討しなければならない点	○個人情報の取り扱い（患者転院先病院にて個人情報を理由に安否確認を拒否された） ○治療情報提供・紹介状の扱い（患者受け入れ側病院でどのような情報が必要か、普段から対策を考える必要がある） ○患者の心理を考慮した避難誘導（透析施設に一度集まってから集団避難を予定していたが、患者は個々の判断で避難してしまった） ○行政（役場）、警察、消防等との情報共有

災害（地震）に備えて―西病院透析室の患者さん用マニュアル（抜粋）

透析中に災害（地震）が発生したとき	1、まず一呼吸して冷静に行動する 2、回路、針が抜けないようにチューブをしっかり握っている。万が一抜けた場合はガーゼを当てて手で押さえる 3、毛布を頭からかぶり、落下物から身を守り、揺れがおさまるまで起き上がらない 4、揺れが収まると同時に、出血やベッドからの転落など応急処置が必要な患者さんから救助を行なう 5、透析維持が困難と判断された場合、医師・スタッフが " 通常の回収 " か " 緊急離脱 " なのかを判断する。あわてず冷静に行動 6、避難する際は外傷予防のため必ず履物を履く
普段からやっておこう自己管理	1、災害はいつ発生するかわからないので、2、3 日透析ができなくても大丈夫なように自己管理をしておく 2、2、3 日透析ができなくなる事態に備え、体重増加、カリウム増加に普段から注意 3、飲み薬や注射薬（カリウムの薬やインスリン）は 3 日分ほど余分に準備しておく 4、他の施設に移ることを考慮し、内服薬、インスリンの種類・使用量を記録しておく 5、基礎体重、ダイアライザー、抗凝固剤等の重要情報を記した透析患者カードと保険証は常に携帯しておく
西病院で透析ができなくなったとき	1、西病院透析室の被害状況や透析室の連絡は「NTT 災害用伝言ダイヤル」を通して行なう。混乱を避けるため、直接西病院への電話は差し控える 2、西病院以外の透析施設を把握しておく 3、交通がマヒした場合の移動方法を各自考えておく 4、病院や患者さん同士の連絡方法を考えておく

西病院で行なわれていた地震対策

尾澤康彰・腎臓内科医師

福島県浜通り北部、相双地区にある６つの透析施設（公立相馬病院、立谷病院（現在、相馬中央病院）、小野田病院、大町病院、西病院、富岡クリニック〔下図〕）は、十数年前から相双地区透析施設連絡協議会を結成し、地震発生時に関する勉強会等を開催し、施設間の連絡、透析ができなくなった施設が出たときの対応、透析データの取り扱いなどが話し合われていた。阪神・淡路大震災、新潟県中越地震などの経験から、透析施設が大地震に際して取っておくべき対策のノウハウは蓄積されていた。

西病院では2005年から患者・スタッフへの災害時教育・訓練を開始した。想定では１週間以内に緊急事態を脱することができることになっていた——今回、全員避難の日まで透析が行なえていた西病院では、想定外の原発事故さえ起こらなければ、１週間以内の対応に問題はなかったと言える。

透析は、透析患者にとって欠かすことのできない命にかかわる「仕事」である。東日本大震災・原発事故を踏まえ、新たに検討しなければならない点も出てきている。

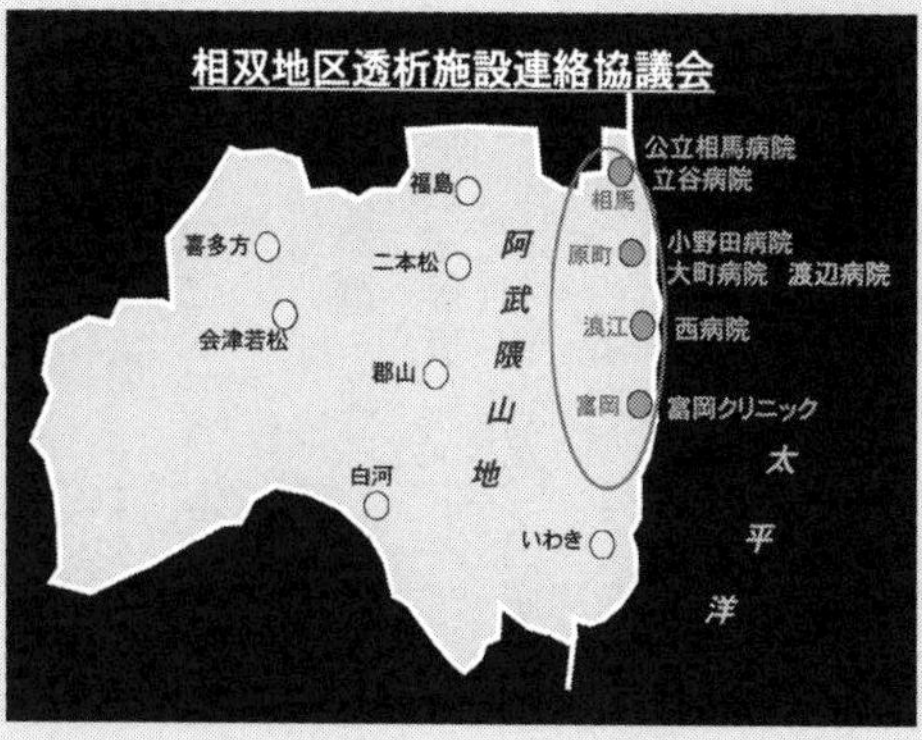

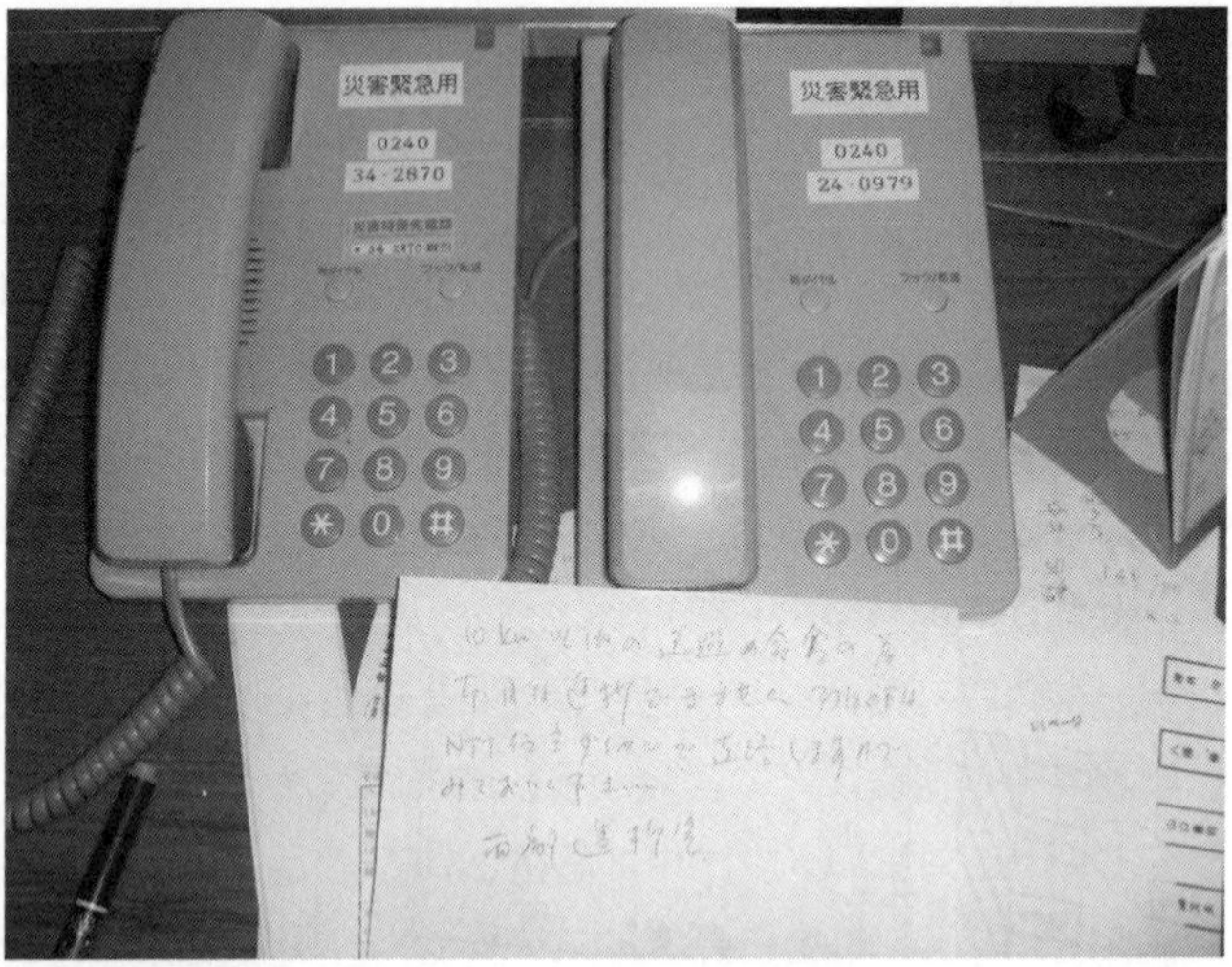

期待通りの役を果たさなかった「ＮＴＴ災害用伝言ダイヤル」――電話の前のメモには「10km 以内の避難命令の為本日は透析できません。今後の事はＮＴＴ伝言ダイヤルで連絡しますのでみておいて下さい。　西病院透析室」とある

い、院長は病院に残った。道路は避難者の車で大渋滞していた。普段であれば車で一〇分程度の距離なのにこのときには一時間半もかかった。

　オンフール双葉は停電・断水の上、大混雑していた。一般の避難者に交じって、他の病院から避難してきた新生児、出産間近な妊婦や、寝たきりの患者が集まっていた。この患者たちには医師や看護師が付き添っていなかった。

　十二時半ごろ私は一度病院に戻り、西院長と高塚事務長に状況報告を行ない、重症者の管理ができないオンフール双葉から、状態の悪い透析患者二、三名を病院に戻すことにした。スタッフらと病院の車でオンフール双葉と病院を往復して重症者を病院に移送した。

午後三時半少し過ぎ、オンフール双葉でボーンという音を聞いた。のちにそれが、福島第一原発の一号機が水素爆発した音であったと知る。

十三日、午前中には外来の透析患者数名が来院、また入院透析患者一七名全員に透析を行なった。この日が透析日でなかった患者も前倒しで透析を行なっておいたことがあとで非常に役立った。遠方へ送られた患者が透析をしないでいられる期間を延ばせたおかげで、受け入れ側の病院に余裕ができたのだ。

昼すぎ、オンフール双葉担当の管野先生より「とても治療を継続できないので全員を病院へ戻す」と連絡が入った。

午後、院長から「十四日に自衛隊ヘリで患者移送になるかもしれないので紹介状を書いておいてくれ」と指示があった。院長と管野先生が病棟の入院患者の紹介状を作成、私が透析患者約一〇〇名分の紹介状を作成した。

患者の経過が書かれている退院サマリーをプリントアウト、看護師に処方箋をコピーしてもらい、臨床工学技師に透析条件を書いてもらってサマリーに貼り込む。最後に自分でその患者に関する注意事項や重要事項を手書きで記入するという形で、不十分なものではあった。疲れてへとへとだったが、翌朝までかかって紹介状はできあがった。

この晩、私の自宅のある北西の方角で空が赤く染まった。電気のない真っ暗な中だったので、より赤く見えたかもしれない。私を含め男三人が、車で様子を見に行った。幸い私の家ではなかったが、近くの身体障害者施設のあたりで火の手が上がっていた。

付近に数人の人影が見えたが、私たちには何もできず、そのまま戻ってくるほかなかった。その後、火事がどうなったのかまったくわからず、噂にも上らなかった。自衛隊が消火してくれたのだろうか、嘘のような、夢のような不思議な出来事だった。

西病院での最後の透析

十四日の早朝、津島の避難所にいる妻に電話。外部との連絡は一切断たれている状況だったが、看護師の一人がもっていたソフトバンクの携帯が通信可能だとわかり、それを借りたのだ。このとき初めて、妻の両親が津波で亡くなっていたこと、十五日にいわき市で火葬することを知った。

この日午前は外来透析患者四名の透析を行なった。断水は回復せず、予備の水も枯渇したため、最悪の事態に備えてあった地下水の使用を決定し透析を続けた。西病院での最後の透析になると考え、透析終了後備蓄してあったダイアライザー、透析回路などを警察車両で、このときまだ稼働していた小野田病院へ送ってもらった。

義父母の死と火葬の予定を知った院長が、妻の避難する津島へ行って話をしてくるようにと勧めてくれた。心遣いに感謝しつつ病院の車を借りて津島に向かい、昼ごろ妻と合流。避難所では浪江町役場の職員に連れて行かれ、スクリーニング検査を受けさせられた。今にして思えば津島のほうが放射線は高かったのだが、妻との話を済ませた私が病院へ戻ると言うと職員がなぜ戻るのかと聞く。

「たくさんの患者がいるんだぞ、医者がいなかったらどうするんだ！」

と怒ると、びっくりされた。誰も西病院に多くの患者が取り残されていることを知らなかったのだ。唯一の情報源はテレビであった。テレビでは「浪江町の住民すべて避難完了」と繰り返し流していた。患者さんたちやわれわれスタッフがたくさん取り残されていたのに、である。不思議な感覚であった。

余談だが、後日こんなことがあった。妻から連絡を受け、私たちが西病院に取り残されていることを知った長男、長女、次女は、厚生労働省、防衛省、福島県庁とあらゆる行政機関に電話をしたのだそうだ。紋切り型の返事しか帰ってこない中、防衛省からは、ずいぶん詳しく事情を聞かれたという。子どもたちには「お父さんが生きていられるのも私たちのおかげなのよ」と冗談半分に言われた。

医者である私は「いきがって」放射能の中で思う存分仕事をして「満足」していたのだろうが、それが家族の心配と協力の上に成り立っていることを思い知らされた。ありがたくて、涙が出た。

ヘリの行き先を教えてくれなかった自衛隊

津島からとんぼ返りで病院へ戻る。午後四時ごろに自衛隊ヘリが来て、移送を開始するという。全職員総出で患者を本館一階フロアまで移動させた。

患者の移送先を尋ねたが、なんと自衛隊は行き先を教えてくれない。業を煮やして、

「透析が必要な患者さんたちなんだぞ。透析設備のない病院に運んでどうするんだ。ベッドもないところに重症者は運べない！」

と詰め寄ると、福島市だとだけ答えた。福島市なら日赤か福島医大病院。ヘリが降りられるのは医大病院だろうと聞くと、返事はなかったがどうやらそうらしいとだけわかった。

ヘリ移送の一回目が終わったあと、院長に呼ばれ、いわきへ行くよう促された。「あと二回移送するだけで、人手はいらないから」とのことだったが、義父母の火葬に間に合うようにとの配慮に違いなく、ありがたさに胸が詰まった。

午後四時三十分、院長の言葉に甘え、避難する看護師一家の車に乗せてもらって病院を後にした。津島で妻と落ち合い、妻の車でいわきへ向かった。ガソリンが少なかったが、葛尾村《かつらおむら》、船引町《ふねひきまち》（田村市）、小野町（田村郡）を経て夜中にようやくいわきに到着、義父母の遺体と対面を果たし、その夜からいわきの義妹宅に身を寄せた。

患者を訪ね避難所を回る

十五日に義父母の遺体を火葬して遺骨を寺に託した。

妻の父は、船乗りだった。津波が来る直前、海のほうを見ていたそうだ。ちょうど、小学六年生の孫娘が帰ってくる時間だった。自分たちが逃げていなくなったあとに孫娘が帰ってくれば津

波にやられてしまうかもしれないと、待っていたのではないだろうか。その孫娘は、学校にいて助かった。

義理の両親は、自分たちの命と引き換えるように孫娘を守ったのだ。孫娘が助かってよかったと思ってくれているのではないだろうかと私は思う。医者がこんなことを言ってはいけないが、命が一番大事というけれども、もっと大事なものが誰しもあるだろう、と思っている。棺の中のふたりの顔は傷もなくきれいで、たくさんの花で埋め尽くされていた。

いわきは水不足と食料難が深刻だったため、翌十六日に神奈川県に住む次女夫婦宅に移動。結婚したばかりの次女夫婦のアパートに、私たち夫婦と母、義弟夫婦と子ども二人、義弟の妻の両親が転がり込み、総勢一一人が雑魚寝となった（後に仙台から避難した長女が加わる）。

そこで患者の安否確認と、紹介状なしで避難した患者が透析を受けている施設への紹介状送付に取り掛かった。といっても患者の連絡先がわからないので、私の携帯番号を携帯サイトに公開した。すると患者から次々と電話が入り始めた。患者が頻繁に移動するので作業は困難を極めた。妻と二人の娘も送付を手伝ってくれた。妻を第一秘書、娘たちを第二秘書・第三秘書などとおどけて呼んでいたが、彼女らの助力のおかげで、おおむね三月三十一日までには完了することができた。

各医療機関に連絡して、西病院の患者が行っていないか尋ねる作業を行なったが、患者のプライバシーや守秘義務を盾に何も情報提供してくれない病院もあった。患者のために申し送りしなければならないことがあるのに、と非常にもどかしく、腹立たしい思いをした。しかし東大病院、帝京大病院などいくつかの病院では、すぐに担当医と直接話ができ、無事患者の情報を渡すことができた。非常時なのだから、こうあるべきだと思う。

三月二十二日、福島医大病院経由で八名の患者が転送された東大病院、七名が転送された帝京大病院を訪問。患者と担当医に会い、可能なかぎりの医療情報を伝え、治療継続をお願いした。そのほか、横須賀共済病院、さいたまアリーナ、相模原、二本松の避難所を訪問、患者の相談に応じ、治療上問題が起きないよう手配した。

三月二十四日には帝京大病院に移送された患者の一人が脳出血を発症、再び訪問したが、残念ながら危篤状態に陥り、翌日亡くなってしまった。震災直前に透析導入をしたばかりのこの患者と家族には、ちょうど面談で地震のときの対処について話したばかりだった。

四月に入り、娘宅からいわきの実家へ戻った。合同慰霊祭に出席、妻の両親の葬儀を執り行なうことができた。

新しい道より、自分らしい道を

ボランティアをしようと思ったが西病院に医師免許証を置いたままだったため、医療活動ができなかった。厚生労働省に問い合わせると南相馬の原町保健所に連絡せよと言われた。保健所では再発行に三ケ月はかかるという。

住民票なども必要といわれたのでやむなく四月十二日、浪江町の仮役場がある二本松で住民票などを取ってこようと考えて二本松に向かった。二本松に移転してきていた津島診療所で、西院長や管野先生に会うことができた。

「そんなことしている暇に病院へ行って取ってこい、大丈夫だから」と言われ、放射能に満ちた西病院と自宅に戻り、医師免許証を持ち出してきた。

五月にいわき市内のふたつの病院、診療所でアルバイトを開始した。あえて、正規職員ではなくアルバイトにしてくれと頼んであった。長く勤めれば正規職員にと乞われるようになり、新しい患者にも頼りにされるようになる。

ありがたいことだが、そうすることは、西病院の患者さんたちに申し訳ないと思った。皆、本音は浪江町に帰りたいのだ。それなのに医者の私がさっさと見切りをつけ、新しい道を歩み始めたら、患者さんたちはどれだけ失望するだろうか。だから、「俺はアルバイトなんだよ、いつでも西病院に戻るんだよ」という気持ちでいようと思っている。

アルバイト先の病院でポストを用意すると言われるたびに心苦しくなり、私はその病院を離れる決断をせざるをえなくなった。私があいまいな態度を取っていては、アルバイト先の患者さんやそこで働く先生方に迷惑をかけてしまう。

西院長も、ほかに就職してもいいよと言ってくれているが、給料が出なくても私はまだ西病院の職員だという思いがある。仕事というものは、飯のたねだけではないと思う。プラスアルファとなる生きがいとか、医者としての倫理観。自分が生きていく上で大事にしたいものがある。西病院では、西院長が私に自由にやらせてくれた、という思いがある。患者にとって、よかれと思うことができた病院だった。

再開は難しいのかもしれない。だが、私は望みを捨てられないでいる。

手記とインタビューから（4）

もう浪江には戻れない

管野寛昭

◉内科医師　◉勤務歴：三五年　◉震災時職位：副院長・内科部長　◉現在：田村町立三春病院内科部長　◉家族構成：妻と二人暮らし（長男・長女が東京に在住）　◉一九四七年生まれ

大津波警報と津波被害患者

激しい揺れが来たとき、一階の外来診察室から外へ飛び出しました。ちょうどニュージーランドの地震のあとで、建物の中でつぶされたらかなわないと思ったのです。駐車場のアスファルトにみるみる亀裂が入ってそこから水が噴き出して、液状化現象だと思いました。建物が大丈夫だったので中へ入って、テレビをつけると大津波警報が出ていると知って驚きました。津波警報

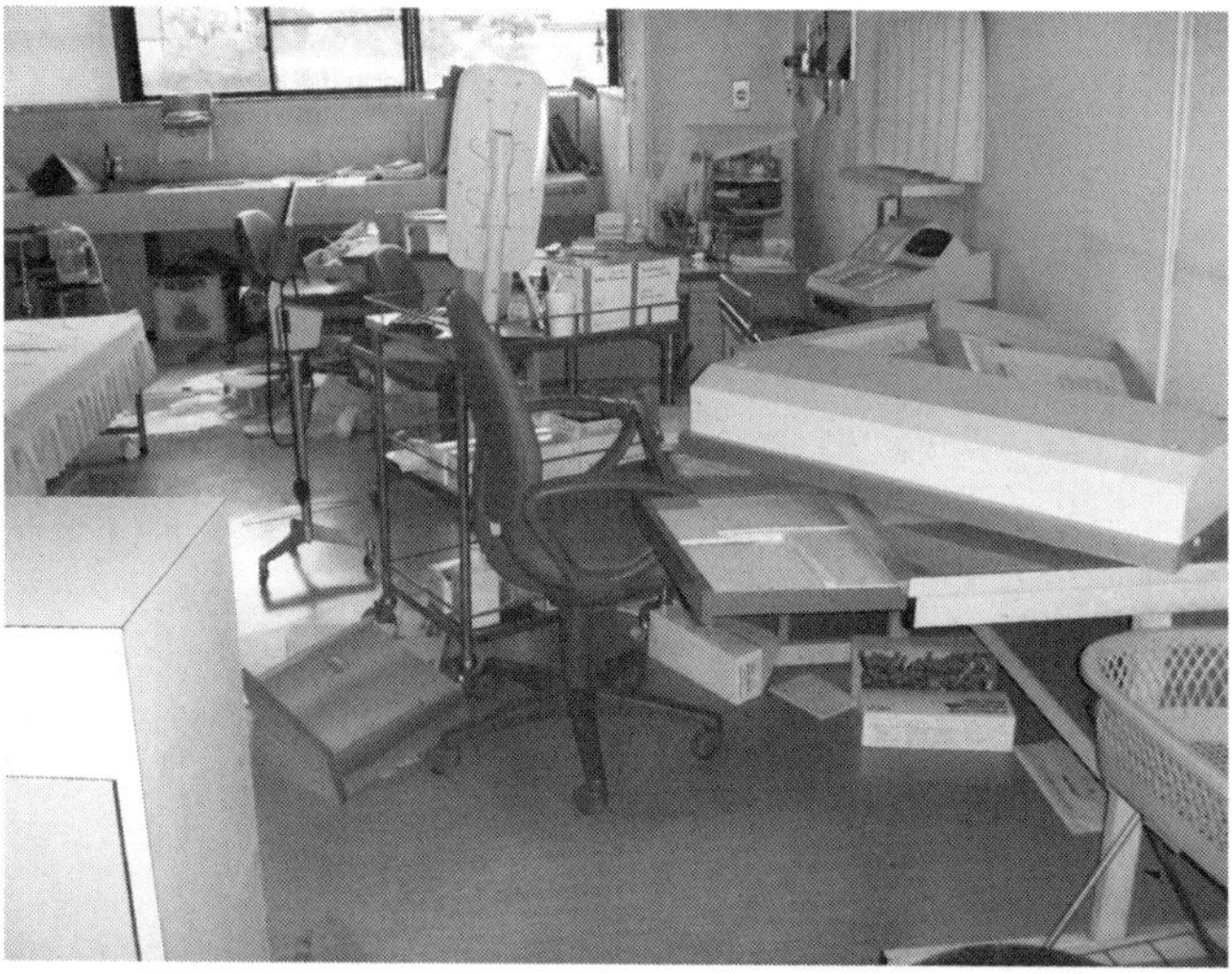

1階外来診察室内の様子

は聞いたことがありましたが「大」がつくのは初めてでした。

　午後三時半ぐらいに落下物で額を切った人など二、三人と、薬を求めてきた人が一〇人ぐらい来たようです。怪我をした人は尾澤先生が診ました。建物がつぶれて大騒ぎになるだろうと覚悟していたのですが、静かでした。救急車の音もなにもしない。思ったより被害が少ないなと思っていた頃、津波の被害者が運ばれてきました。

　午後四時過ぎにまず運ばれてきたのは、全身泥まみれの人。目も鼻も耳も泥がびっしりとつまっていて、目が痛い痛いと叫んでいました。この分では相当泥水を飲んでいるだろうから、あとで肺炎になると思って抗生物質の点滴を指示、透析室のほうで処置をしてもらいました。そのあとは、知的障害があるらしい女性。親族

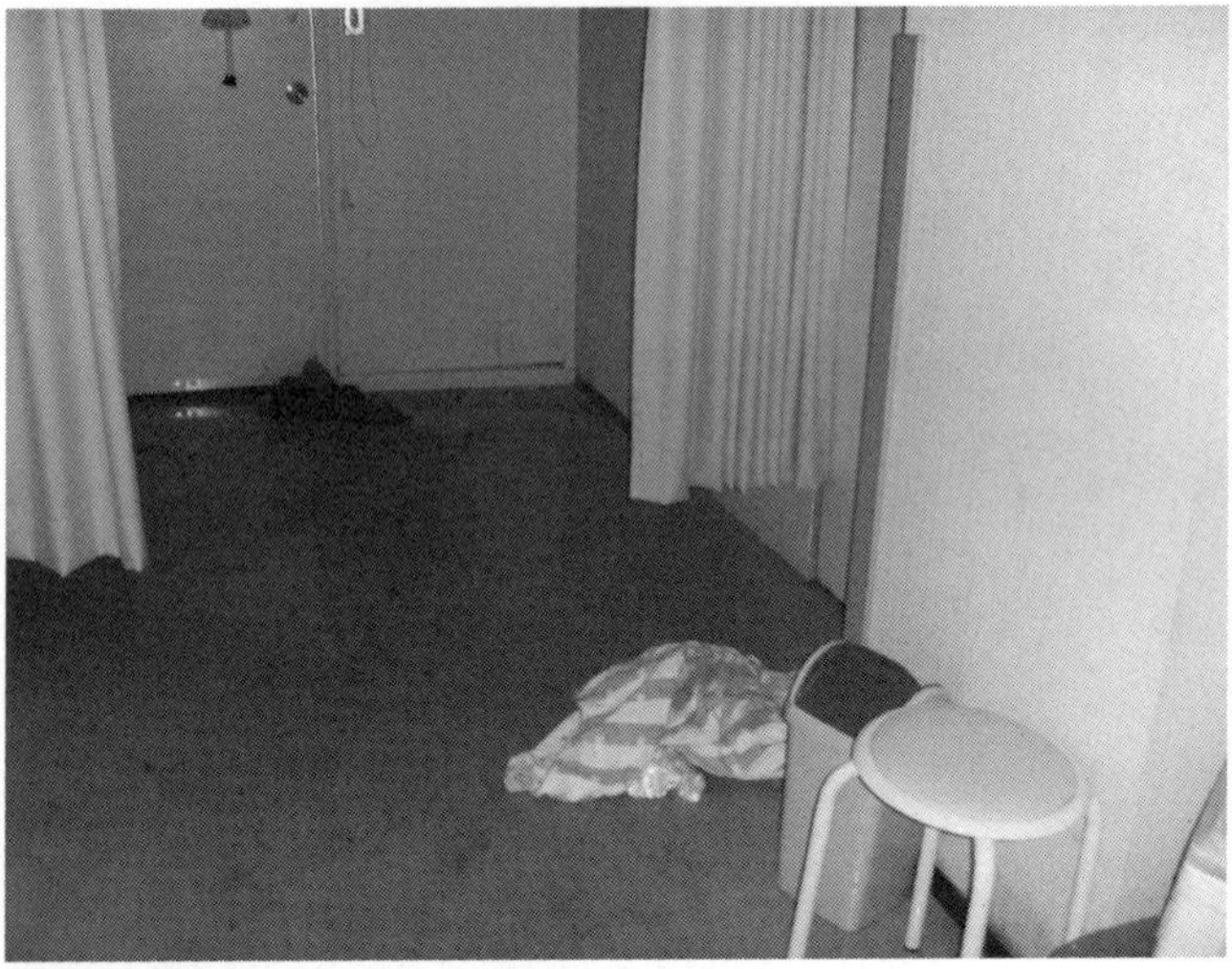

外来診察室の中待合に残る津波罹災者から落ちた汚泥

らしき人は誰も来ておらず、びしょ濡れで寒い、寒いとうめくばかり。名前もわかりませんでした。もう一人が中学生ぐらいの男の子で、三人ともやはり翌日に発熱しました。この分では大変な数の人が運ばれてくるかと思いましたが、五時を過ぎて暗くなるとあとはぴたりと来なくなりました。

私の自宅は病院のすぐ隣でしたが、行ってみると近所の人が来ていて、

「家の中にはだれもいないけれど、屋根瓦が落ちてるから気をつけて」

と言われました。妻の車がありませんでした。気がかりは妻が相馬市の私の実家へ行っているのではないかということでした。私の母が寝たきりで数日前から具合が悪く、点滴をしていたので針を抜きに通っていたのです。家は高台にありますのでよほどのことがないかぎり津波は

こないだろうと思いましたが、相馬に行くには浜街道を通って行きます。津波にぶつかったのではないだろうかと思いました。

しばらくしてまた行ってみると、妻が帰ってきて車の中にいました。よかった、生きていたと思いました。母と同居する妹から連絡があり、針は自分で抜くからいいと言われたので、別の用で郡山に出かけていたのです。その夜、私は病院に泊まり込み、妻は余震を避けて車の中で過ごすことになりました。

役所の命令にしたがい避難

翌朝八時ごろだったでしょうか。いきなり病院の横に大型バスが三台横付けされました。ちょうど私は駐車場で建物の被害を見ていたところだったので、運転手に何だと聞くと、

「西病院に行けと言われてきました、避難用です」

という。病院の前から見てみると、国道一一四号線に避難の車がひしめきあっているのが見えました。原発に問題が生じ避難指示が出ていることをこのとき初めて知りました。

院長の指示でバスに乗れる入院患者だけを乗せて避難させようということになりましたが、介助があれば歩けて、なんとかバスの座席に座ることができる人はせいぜい一六、七名でした。その他に外来の透析患者、昨日の津波の患者、患者の親族たち、看護師が一〇名ほどと、職員の親族で介護などの資格をもっている人たちが数名、手助けに一緒に来てくれました。バス一台で十

分でしたが、二台に分乗して出発しました。

オンフール双葉までは普段なら一五分ほどの距離なのですが、このときは一時間以上かかったでしょうか。バスの中で他の職員と、「避難は少し長くなるかもしれない、でも四、五日かどんなに長くても一週間で戻れるだろう」と話していました。原発は絶対安全だという考えは誰の頭にもこびりついていました。爆発しそうになったけれども、落ち着いたから避難指示は解除になる。そういうものだと思っていたのです。

不穏な一夜を過ごす

避難所とは、着いたら炊き出し部隊などの人がたくさんいて、わぁわぁと救援をやっているものだと思い込んでいました。しかし予想に反して、大きめの部屋を三つぐらいあてがわれて「ここを使ってください」と言われただけ。

一週間に一度診察で来ていましたのでオンフール双葉の職員の顔も知っていましたし、浪江町役場から来ている担当者二人も顔見知りでしたが、みな右往左往していました。停電しているし、水も使えません。食料もほぼまったくと言っていいほどなく、オンフール双葉の施設長がほんのわずか分けてくれただけでした。

病院を出るとき、おにぎりをたくさん作って持参していました。西病院は電気が使えたので、調理の人たちが炊飯器でご飯を炊いていたのです。看護師数名が機転を利かせてそれを急いで握ってくれました。

「食料があるという保証はないから。用意してあるものだと思わないで、自分のことは自分でしないと」

と言いながら。それがなかったらどうなっていたかと思います。おにぎりは、この日の晩と翌朝の唯一の食事となりました。

そうこうしているうちに、三十数名の精神科の患者らしい人たちと妊婦がやってきました。後から知ったことですが、双葉厚生病院の患者たちで、手違いでスタッフが同行せず「患者行方不明事件」になっていたのです。今にも生まれそうな妊婦がおり、浪江町のY課長が必死で受け入れ先を探しているようでした。患者たちは部屋をあてがわれる様子もなく、ホール付近に皆ずっといました。

精神科の患者がひとりけいれんを起こし、医者が付き添ってきていないので私が持参した薬を注射しましたが、それがせいいっぱい。とてもその人たち全員に気を配る余裕などありませんでした。私たちの患者も療養中の入院患者です。オンフール双葉のスタッフも自分のところの入所者で手いっぱい。オンフール双葉の施設長が双葉厚生の患者たちをなんとかしようと奮闘していたようです。

その晩は、患者たちが落ち着かず本当に大変でした。もともと入院患者たちは高齢で認知症のある人も少なくありません。夜中に徘徊《はいかい》する人もいますし、電気がないので真っ暗闇。暖房もないフロアにみなくっついて雑魚寝、持参した毛布でなんとか寒さをしのいでいる状態でした。

私は白衣の上にスポーツコートを羽織っているばかり。床に段ボールを敷いて休んだ記憶がありますが、寒さはひどく、誰かしら起きだして騒いだりするのを職員ともどもなだめたりと、とても眠れたものではありませんでした。

患者のため病院へ戻ったほうがいい…

翌十三日朝、オンフール双葉からも避難せよという話になりました。郡山から避難のバスがこちらに向かっているというので行き先を聞くと、郡山北工業高校の体育館だというのです。思わず、

「病院じゃないのか」

と聞き返しました。

「病院じゃなければ患者たちがもたない、死んでしまうから、行かない」

透析患者もいたので、限界が近づいていました。ここにいても原発に何かあれば終わり。どうしたものかと頭を抱えました。昼ごろ、浪江町の職員と私と看護師代表の三人で話し合っているところに、西病院から職員のひとりの旦那さんが、院長からの言伝てをもってかけつけてきてくれました。院長が「西病院には電気も水も食料もある。帰ってこい」と言っているというのです。

驚きました。私は、病院本体はすでにどこかに避難して、われわれが取り残されているのでは

ないかと思っていました。すでに固定電話も携帯電話も何も通じず、私たちは病院本体がどうなっているか皆目わからない状態だったからです。

病院へ戻れば、確実に患者の命は守れます。しかし浪江町の命令はこのまま郡山へ行けという
ことですし、郡山なら原発からは離れられる。結論が出るまでに、連絡役の職員の旦那さんが、
裏道を抜けてオンフール双葉と西病院を二、三往復してくれたのではないでしょうか。そのとき、
Y課長がこんなことを言いました。

「命令に背いてでも、病院へ戻ったほうが患者さんのためにはいいんじゃないですか」

役場も警察も上からの命令でしか動かないものですが、もともと知り合いですから本音を言ってくれたのでしょう。結局西病院に戻ることになりました。郡山からこちらに向かっているはずのバスも、一向に来る気配はありません。

職員やその家族でワゴン車をもっている者が五、六台で、患者をピストン輸送しました。オンフール双葉も職員がワゴン車などを用意して避難の準備をしているようでした。

西病院は天国に思えました。電気がつき、水があり、食料がたくさんあり、何よりトイレが使える。女性たちはオンフール双葉でさぞかし困っていただろうと思います。十二日に私たちがオンフール双葉に行ったあと、病院では県警の命令で患者をバスで避難させるという話で、一度全員を病棟から下ろして、やはり無理だといって戻したとのことでした。手作業で患者を運んで、みなくたくただったと話していました。

私たちもくたくたでした。オンフール双葉に行った当初は緊張で空腹を感じていなかったのですが、寒さと睡眠不足に追い打ちをかけられ、時間が経つにつれ空腹がこたえました。会議室に食料がたくさん置かれていて、カップラーメンを食べた記憶があります。

夜になり、食堂の炬燵で休みました。院長が酒をもってきてくれて、尾澤先生らと飲んでいましたが、尾澤先生の家の近くで火事だというので、尾澤先生は途中で抜けたと記憶しています。

このとき、尾澤先生の奥さんのご両親が津波で亡くなったと聞きました。オンフール双葉の施設長も、親御さんを津波で亡くされていました。流されたとわかっていながら、それでも仕事をしていたのです。

テレビで相馬の津波の様子も流れていました。母と妹のいる実家が無事かと見てみましたが、わかりませんでした。なるようにしかならない。今からバタバタしたところで、助かるわけではないと腹をくくれました。

妻も私がオンフール双葉へ行くときに、自分で津島のほうへ避難していきました。津島がいっぱいで川俣で合流できたのは、十五日のことでした。

患者たちの顔つきが変わっていた

十四日は、自衛隊のヘリの救援に備え、朝から院長と手分けをして入院患者の紹介状を書きました。三階のナースステーションにすべてカルテがありましたので、そこで作業をしました。経管栄養の患者用の栄養剤も足りなくなってきていました。足りない場合はその分水分を入れて脱水を防ぐようにと指示しました。

いよいよヘリが来て乗せるというときに、看護師たちが患者を確認して、一人ひとりの寝巻の襟もとに紹介状の封筒を詰め込んでガムテープで止めました。皆でシーツの四隅を持って六十数名の患者を運びました。階段を一階降りるごとに息が上がりました。途中から担架をもった自衛隊の若い人がたくさんきてくれて楽になりました。

患者たちは顔つきが変わっていました。何度もシーツで上げ下げされて、不安だったでしょう。薄暗さも手伝って、患者の確認は決して容易ではありませんでした。自衛隊はヘリの行き先を教えてくれませんでしたが、ヘリで来たのだからまさか体育館ではなかろうと思っていました。

自衛隊も警察も、上からの命令だと言って何も教えてくれず、外部と連絡を取りたいと言っても、無線機などは一切貸してくれませんでした。命令で動くとはそういうことなのでしょう。三回目のヘリが来なかったのも、原発が危ないからと上から中止命令がきたに違いありません。置き去りにされるのではと話していましたが、私は自衛隊員も何人か残っていたので「これは人質だ、この人たちがいるなら助けにくるだろう」と思いました。

全員を病棟から下ろし終わったところで、院長が職員にも逃げろと言いました。真夜中になっていましたが、津島の学校まで車で行き、車の中で朝まで待ちました。着るものも何も持ち出せず、寒い寒い一夜でした。

陸の孤島からの救出

翌朝一番で町会議員をつかまえ、西病院に患者がまだ残っていることを話しました。すぐに自衛隊に連絡をつけてもらい、午前中にヘリを飛ばしてもらうと確約をもらって一安心し、私はそのまま津島診療所へ入りました。薬を持たずに避難してきた患者が診療所を一周ぐるっと取り囲むほど詰めかけていると聞き、手伝いに行ったのです。一人か二人診たところで役場の職員から呼ばれました。妻からの伝言で、母が亡くなったからすぐに来いというのです。妻は川俣の体育館にいるということでした。

急いで川俣に行き、妻と落ち合って相馬へ向かいました。相馬の看護学校の体育館に、母と妹がいました。生きていたのです。とぎれとぎれの連絡で死んだという話になってしまっていましたが、実家はかろうじて床下浸水で止まり、瓦礫の山に埋もれて、十五日になってやっと入ってきた群馬県警に助け出されたのです。

とはいえ母はすでに下顎呼吸になっており、その日のうちに亡くなるかと思われました。意識はわずかにあって、私を認めると「早く楽にしてくれ」と言うのです。何とも言えない思いがしました。母の主治医の先生が来てくれて、そっと紙を一枚、手渡されました。見ると、死亡診断書。日付と時間だけ自分で記入すればよいようにしてありました。

母はそれから少し持ち直し、避難所で死なせるわけにはいかないと急いで手配した相馬市内のアパートで、四月七日に亡くなりました。

三十数年にも及ぶ西病院との関わり

母を送ったあと、しばらくは相馬から二本松市木幡《こはた》に移った津島診療所に通いました。五月の連休ごろになると皆疲れと避難生活のストレスがたまってきて、診療所の仲間内でも血圧が上がって具合の悪くなる人が多くなりました。

「こんなときこそ、休みを取って好きなことをやらないと滅入ってしまう。みんな、それぞれ楽しいこと、好きなことをやろう」

と声をかけました。津島診療所院長の関根俊二先生は渓流釣りが趣味で、山へ。私はアユ釣りが趣味で、西病院にいる頃はアユの解禁日は必ず休みというぐらいでしたので、釣り仲間と声を掛け合って出かけました。

夏ごろに裏磐梯の北塩原診療所から手伝いにきてくれと頼まれました。双葉、大熊、浪江各町民が避難してきていたのです。次に岳《だけ》温泉に津島診療所が移動し、そこへ。今の三春病院へ来たのは九月一日でした。

三春病院は私の出身大学の系列病院でした。西病院を退職して三春病院の正職員になったのは「けじめ」だと思ったからです。西病院が浪江で再開できる見込みはなく、原発が爆発した以上、私も浪江へ帰るつもりはありませんでした。

私は四十数年前、大学の教授に連れられて研究医として大熊町へ来ました。東電が福島県に四億という金を寄付し、県が福島県環境医学研究所を建設、そこに配属されたのです。医師不足で困っていた県立大野病院との兼務の形でした。環境医学研究所には、原発の稼働が住民の健康に与える影響を研究するという名目で医師が集められたのです。

私はそこで、たとえば「低線量放射線が染色体に及ぼす影響」といった研究をするつもりでした。もともと放射線に関心はあり、広島の原爆病院や千葉の放射線医学研究所に見学に行っていたこともありました。結局、その研究は誰もしていなかった。人での研究は誰もできなかったのです。現在でも一〇〇ミリシーベルト以下の低線量被曝がどのような影響をもたらすかについてのくわしいデータはないのです。

研究が思うようにできない以上、民間病院に勤めてから開業でもしようと考え、西病院に手伝いに行くようになりました。環境医学研究所を五年ほどで退職したあと、西病院の内科医としてそのまま三十数年いることになったのです。

浪江にあった人と人との絆

何よりも居心地のいい病院でした。西院長は私が入ったあとに大学から病院に戻りましたが、決して怒らないし職員に命令しない。院内会議すらないのです。代わりに職員主催の飲み会が年に数回。焼き肉会だ、さんま会だと季節ごとに名前がついていて、午後から休みになって病院の駐車場でわいわい盛り上がる。酒が入れば本音が出ますから、それで十分でした。

院長の人柄と束縛のないおおらかな院内の雰囲気を慕って人が集まってきました。普通、若い看護師などはすぐ辞めるものですが、それがない。高塚事務長も「いろんな人がいて当たり前」というモットーで、最初から仕事ができるなどということを求めませんでした。患者もやさしい人が多く、注射の下手な新米看護師に自分の腕を差し出して「俺で練習していいから」などという人までいました。自然に皆仕事ができるようになり、職員が育っていきました。

浪江町という狭い地域の中で、療養型の西病院はお年寄りのために果たす役割も大きかった。今で言う〝社会的入院〟のようなケースも、福祉のほうから相談があればベッドが空いているかぎり受け入れてきていました。西病院の外来は楽しかった。患者さんとはみな顔見知り。病気の話でなく、釣りの話で盛り上がったり、病院の外へ出てもどこでも会う。杓子定規でない、人間同士の間柄がありました。

物を失うのは、一向に悲しくありません。自宅など東電に買い上げてもらって別のところに建てられればいい。ただ、今までツーカーでいた人たちがいなくなってしまうことが苦痛なのです。それは西病院の仲間たちもみな口にします。比較的近くにいる仲間同士でしょっちゅう会って飲んだりするのも、気心が知れた昔の友達がいいからです。何十年もかけて築いてきた人との絆を、突然私たちは奪われたのです。

西院長や高塚事務長が、必死で病院再建に取り組むのも、病院を取り戻したいだけではない。仲間をもう一度集めたい、取り戻したいと思っているのだと思います。どこかで病院を再開するなら、私が働ける年齢でいるうちなら、たとえ単身赴任になっても行こうと思っています。

西病院の一員として

佐藤伸哉
◉薬剤師　◉震災時：浪江町きよはし調剤薬局勤務　◉現在：三春町きよはし薬局駅前店勤務　◉家族構成：二〇一一年一〇月、旧姓・阿部泰子さんと結婚　◉一九七六年生まれ

佐藤（旧姓阿部）泰子
◉栄養士　◉震災時：日清医療食品より西病院栄養科の栄養士として出向　◉現在：専業主婦子育て休職中　◉家族構成：二〇一一年一〇月、佐藤伸哉さんと結婚　◉一九八五年生まれ

なぜ西病院に行くことになったのか（伸哉）

私の勤務していた「きよはし調剤薬局」は、浪江町幾世橋《きよはし》の手塚クリニックの処方箋を主に受ける薬局であり、西病院の処方箋は一日に一、二枚を受ける程度でした。では、なぜ私が三月十一日の震災直後、西病院に行くことになったのか。その理由は、少し時間をさかのぼることになります。

西病院との「つながり」は、震災の前年、二〇一〇年の十二月二日に、突然やってきました。西病院の栄養士として勤務していた現在の妻である泰子が、勤務中に指を包丁で切る怪我をして、手塚クリニックで治療を受け、薬を処方されて私のいる薬局にもらいにきたのがすべての始まりでした。

泰子に一目惚れした私は、悶々とした日々を過ごし、三人いる薬局スタッフの女性たちからもさんざん冷やかされ続け、そのうち彼女たちのうち一人が大きく背中を押してくれました。西病院のスタッフを通じて泰子まで話を伝えてくれたのです。

実際に泰子と直接話ができたのは、年が改まった二月二十五日。初めて泰子が薬局に来てから二ケ月半後、震災の二週間前のことでした。仕事が終わった夜八時頃、コンビニで夜の弁当を買っていた私のすぐ後ろに、偶然にも彼女が並んだのです。緊張して、どうしようかと悩みながらいったん店を出たのですが、そこで私は思い直しました。

「いま声をかけなければ、一生後悔するかもしれない」

私は店を出てくる泰子を待ち、思い切って声をかけたのです。

今も冷凍庫に眠る生姜焼き弁当（泰子）

二月二十五日、実は仕事が終わってから、きよはし調剤薬局に寄ってみる予定でした。西病院のスタッフから、伸哉のことを初めて伝えられたのが十二月。そのときには、どこの誰なのかは知らされておらず、一度お断りしたんです。それからしばらくして、きよはし調剤薬局の薬剤師さんだと知らされたのが二月二十五日でした。

どういうことなのか、直接会って聞いてみようと思っていたのですが、その日は仕事が終わるのが遅くなり、薬局には行けずじまい。公共料金の支払いをしようと立ち寄ったコンビニで偶然、彼と会ったのです。店を出たときに「指はもう大丈夫ですか？」と声をかけられたと記憶しています。

それから彼の車の中で夜中過ぎまで、ずっとしゃべっていました。彼が買った生姜焼き弁当は結局食べずに、なぜか私がもらって持ち帰り、深い意味もなく冷凍庫にしまいました。

実はその弁当は、現在も浪江の私の部屋の冷凍庫に入ったままです。帰れなくなってしまいましたから、冷凍庫の中は、とんでもないことになっていると思いますが……。

津波から間一髪で逃れる（伸哉）

数日前から小さな地震が頻発していて、その日のその瞬間も「また地震だ。最近多いねぇ」くらいにしか思っていなかったのですが、揺れはどんどんひどくなります。事務の女性たちと薬局を飛び出すと、斜め向かいの造り酒屋さんの酒蔵が大きな音とともに崩壊し、道をふさいでしまいました。

手塚先生とスタッフ、患者さんたちもクリニックの駐車場に飛び出してきました。患者さんたちをみな家に帰し、手塚先生たちと、どうしようかと話をしているところに、大津波警報のサイレンが鳴り響きました。

薬局スタッフの女性の一人のご主人が駆け付けてくれたので、女性たちを彼に託して高台まで連れて行ってもらい、手塚先生とも今生の別れのように「生きて会いましょう」と言って私は車に乗りました。

すぐに皆の後を追って高台に行くつもりだったのですが、そこで、例の泰子に話を伝えてくれたスタッフの家には、そのスタッフの義理の両親と、まだ小さな子どもがいるはずだと気づきました。もし津波が来たらという恐怖と闘いながら、私は海沿いにあるその家に向かいました。着いてみるとすでに車がなかったので、逃げたんだなと安心してすぐに引き返しました。

そのとき私は、なぜか最短距離を取らず、迂回する方向にハンドルを切ったのです。海を右手に北に向かう道でした。前を走る軽トラックが妙にゆっくり走っている。運転席の人は海のほうを見ていました。目線を海へやったとき、ゴォーッという低い音が耳に届いたのと、海から川を逆流する黒い波が目に飛び込んできたのが同時でした。あとはもう無我夢中でアクセルを踏み、とにかく海から離れることだけを考えて走りました。

後で聞いた話ですが、私が見に行ったスタッフの家は津波で流され、家族や子どもが乗った車も間一髪で、一台後ろの車は津波に呑まれてしまったということでした。私自身、もしあのとき迂回せずに最短ルートで逃げていたら、渋滞のさらにその列の後ろになり、津波に呑まれていたことでしょう。

途中道に立ちすくんでいたお年寄りを車に乗せ、走りながら周りを見ると、川べりでショベルカーに乗った工事作業員や、それに向かって「津波だから逃げなさい」と叫んでいた警官がいました。彼らは無事に逃げきれたでしょうか。薬局に来ていた患者さんも、かなり多くの人が津波で亡くなりました。

そこからは、何とも言えない時間だけが過ぎました。携帯電話も公衆電話もつながらない。青森の親には何とかつながったものの、泰子と連絡がとれないまま時間が経ちました。

楢葉から浪江までの八時間（泰子）

私は楢葉町《ならはまち》の天神岬《てんじんみさき》で、地域の栄養士の会議に出ていました。会議中に地震が始まり、皆で建物の中庭に飛び出すと、石灯籠が崩れてきました。とにかく凄い揺れでした。かろうじて財布だけはもって車に乗り、とりあえず浪江に向かいました。会議場は海の近くだったのですが、高い所にあったため、幸い津波は来ませんでした。

浪江に向かって走りながら、何度も伸哉の携帯に電話を入れましたが、まったくつながりませんでした。

言葉にならない不安の中でひたすら運転を続け、伸哉とやっと電話がつながり、彼の家で落ち合う約束ができたのは地震から六時間近くたった夜八時半頃でした。普段は一時間かからないくらいの道のりを、道路のひび割れや陥没のため山の方を迂回して迂回して走り続け、やっとの思いで彼と落ち合えたときには、夜十一時近くなっていました。

西病院へ（伸哉）

私のアパートは西病院のすぐ近くでしたが、部屋の中はもう片付けるとかの話でないほどグチャグチャ。いつまた、さらに大きな地震や津波が来るかもわからず、とりあえず毛布をもって二人一緒に車に乗り、高台の高速道路建設現場近くへ行って一夜を明かすことにしました

薬局の本社は三春町にあり、泰子の実家は郡山市。そこまで逃げることも考えましたが、泰子は、

「患者さんがいるから、朝になったら病院に行くね。誰もいないかもしれないし、私が行って患者さんにご飯食べさせないと」

と言いました。暖房とラジオをつけたまま、まんじりともせず一夜を明かし、午前六時過ぎに泰子を病院に送り届けました。

そのまま私はいったん薬局の様子を見に行きました。幸い薬局は津波を逃れていました。大切なものは持ち、そのあとは自宅へ。電気は止っていなかったので部屋の片づけをしながらテレビを見ていると、原発のことを報道していました。さすがに不安になった私は部屋を出て西病院に行き、事務長に「何か手伝えることはありませんか」と尋ねました。医療関係者だとわかるよう白衣を着て、その上からジャンパーを羽織って行ったのですが、面識のない人間が突然、しかも当時スキンベッドだったので怪しまれたのかもしれません。事務長からは「ここは大丈夫だから、あなたも避難してください」と言われたのです。

やむなくアパートに戻ったものの、夜になると正直、不安を通り越して怖くなってきました。

これはもう、西病院のメンバーに混ぜてもらうしかないと。再び病院へ行き事務長に、「実は阿部（泰子の旧姓）と付き合っている者なのですが……」と正直に話し、幸い自分も医療関係者なので何か手伝わせてほしいと申し出ました。今度は事務長も、快く私を受け入れてくれて、スタッフのいる会議室へ連れて行って紹介してくれました。

できることはやろう（泰子）

病院では職員の食堂を厨房代わりにして、厨房スタッフが集まり煮炊きをしていました。本当にバタバタしていて、誰が何をしていたのか、今となってはあまり記憶していません。一度合間を縫って一時間くらいだけ自宅に戻り、簡単に片づけをしたのですが、そこからは病院で寝泊まりすることになりました。

伸哉が病院に来ているのに気がついたのは十二日の昼頃、放射線技師の佐藤慎也さんや管理栄養士の松崎朋子さんが「阿部ちゃん、ロビーでだれか待っているよ」と。行ってみると彼でした。事務長に大丈夫だからと断られたらしく、そのときは帰って行きました。

そのあと会議室でみなとテレビを見ていたら、原発が爆発したという知らせが入り、「外には出ないように」ということになりました。自宅に帰った伸哉が心配だったのですが、外には出られない。どうしようと思っていたところに事務長が彼を連れて会議室に入ってきて、正直驚くとともに安心もしました。

スタッフは、会議室に机や椅子を並べてそこで寝泊まりしました。無我夢中だったせいか、不思議と疲れは感じませんでした。

十二日に日清医療食品が郡山からパンなどの食料を届けてくれ、また売店の飲み物などもあったので、食料には困りませんでした。

普段栄養士は直接患者さんと接することは少ないのですが、私たちがいなければ患者さんたちはご飯を食べられない、もしそれが続けば、患者さんたちは……だからできることはやろう、そんな思いでした。

ヘリコプターの音だけをたよりに（伸哉）

病院内の薬局も棚が倒れ、ガラスの破片も飛び散り、グチャグチャの状態でした。何とか使えそうな薬を拾い集め、調剤できる状態にまで整えることができました。当面どれだけの薬が必要になるかも、この状態がいつまで続くのかもわからない。西病院の門前の薬局も避難していて入ることもできない。私は自分の薬局に戻り、使える薬や流動食などを車に積み込み、西病院に運びました。

入院患者が七〇人ぐらい。避難していても透析にくる患者さんも十数人いました。医師が処方箋を書くのにしたがい、そのグチャグチャの薬局で薬を作りました。外来の患者さんも何人か薬局に訪れました。避難する前に何日か分だけでも薬をと、お薬手帳を持ってくる人もいました。

ない薬に関しては代用できるもので都合して渡しましたが、一人当たりせいぜい一週間分くらいが限度で「あとは避難先で何とか手に入れてください」と言って渡すほかありませんでした。

十三日には、警察も消防も役場もみな連絡がとれなくなり、西病院は完全に孤立した状態になりました。自衛隊がヘリコプターで救助にくるとのことでしたが、なかなか現れない。スタッフ全員、ヘリの音を待ちわびていました。

十四日の午後、ヘリの音が。タタタタというプロペラの音が大きくなり、今度こそ降りてくるのが見えました。患者さんたちをシーツに乗せ、医師がカルテや書類を患者さんの胸に抱かせ（多くは、患者の着衣に粘着テープで医療情報提供書を貼った）、スタッフで四隅をそれぞれ持って、ヘリコプターへと運びました。

二回目のヘリコプターが行ったあとだったと思いますが、事務長が「あとは大丈夫です。若い人たちはもう避難してください」と言いました。私と泰子は「ありがとうございました」と言って二人で病院を離れました。

夜、明かりもなく、どこが陥没しひび割れているかもわからない道路を走るのは危険だったので、いったん私の部屋に戻り、翌朝、三春町を目指して出発することにしました。

三月十五日。残り少ないガソリンを灯油ポンプで私の車から泰子の車に移し、防寒着と当座の飲み物だけを積んで、朝十時くらいに浪江をあとにしました。三春町に向かう途中で携帯電話がやっとつながったので、まずは親に無事の報告。それから三春町の本社に顔を出し、社長に挨拶をした後、郡山の泰子の実家に行きました。

泰子は実家に着く前に「薬剤師さんを一人連れていくから」と伝えていたのですが、実家では泰子の同僚の女性だと思っていたようです。こういう状況だから、うちに泊まったらいいだろうと。そこにいきなりスキンヘッドの男が現れて挨拶をされて、泰子の親父さんも相当面喰ったことだろうと思います。

三春町での日々（伸哉）

翌十六日から三春病院の前にある、同じ系列のさくら調剤薬局を二人で手伝うことになりました。私たちが西病院にいる間、郡山市の星総合病院が地震で損壊し、患者さんたちがトラックで三春病院に移送されてきていました。

それだけではありません。三春町には、浪江町、富岡町、双葉町、大熊町、葛尾村、川内村などからの避難者が多数きていて、学校や、体育館などはほとんど避難所となっていました。その避難者が薬を求めてさくら調剤薬局と系列の二つの薬局に殺到していたのです。通常の患者数の二、三倍の人たちが連日薬局を訪れ、職員は連日、朝から夜中までその対応に追われました。

残念なことに、近隣の医療機関の中には放射能の影響を恐れ、言葉は悪いですが、患者をおいて「逃げてしまった」医師もいました。避難所の患者の様子を見に行くのに防護服を着込んで行くような医師もいました。閉めてしまった医療機関や薬局もたくさんあります。

大変なのは高齢者等の施設です。今まで担当していた医師や薬局がいなくなってしまったために、必然的にうちの薬局が請け負う形となりました。私たちは朝から夜まで薬を作り、閉店後に真夜中まで施設の薬を作り続けました。

泰子はさくら調剤薬局で事務を手伝う傍ら、アパートに先に帰り食事の支度をしてくれたりしていました。泰子自身、夜中に帰宅することもしょっちゅうでした。そんな日々が、しばらくの間続きました。

三春町にも「きよはし」がある（伸哉）

一段落したころから、私は業務の合間を縫って、浪江町の人たちが避難している避難所やペンション、旅館やホテルなどをまわり、皆の安否を確認したり、薬を配達したりする傍ら、きよはし調剤薬局にかかりつけだった患者さんたちの消息を尋ねるハガキや手紙を書き始めました。きよはし調剤薬局は、かなりの地域密着型の薬局で、一人ひとりの患者さんとの距離がものすごく近いということもあり、一人ひとりに対する思い入れが深く、ずっと安否が気になっていました。

死亡者リストの中に知っている名前を見つけるたびに愕然《がくぜん》としながらも、無事を確認できた人、避難先のわかる人から手紙を書いていきました。行き先のわからない人には、転送されることを願って元の住所に手紙を出しました。戻ってきてしまう手紙も多数ある中、きちんと届いて、嬉

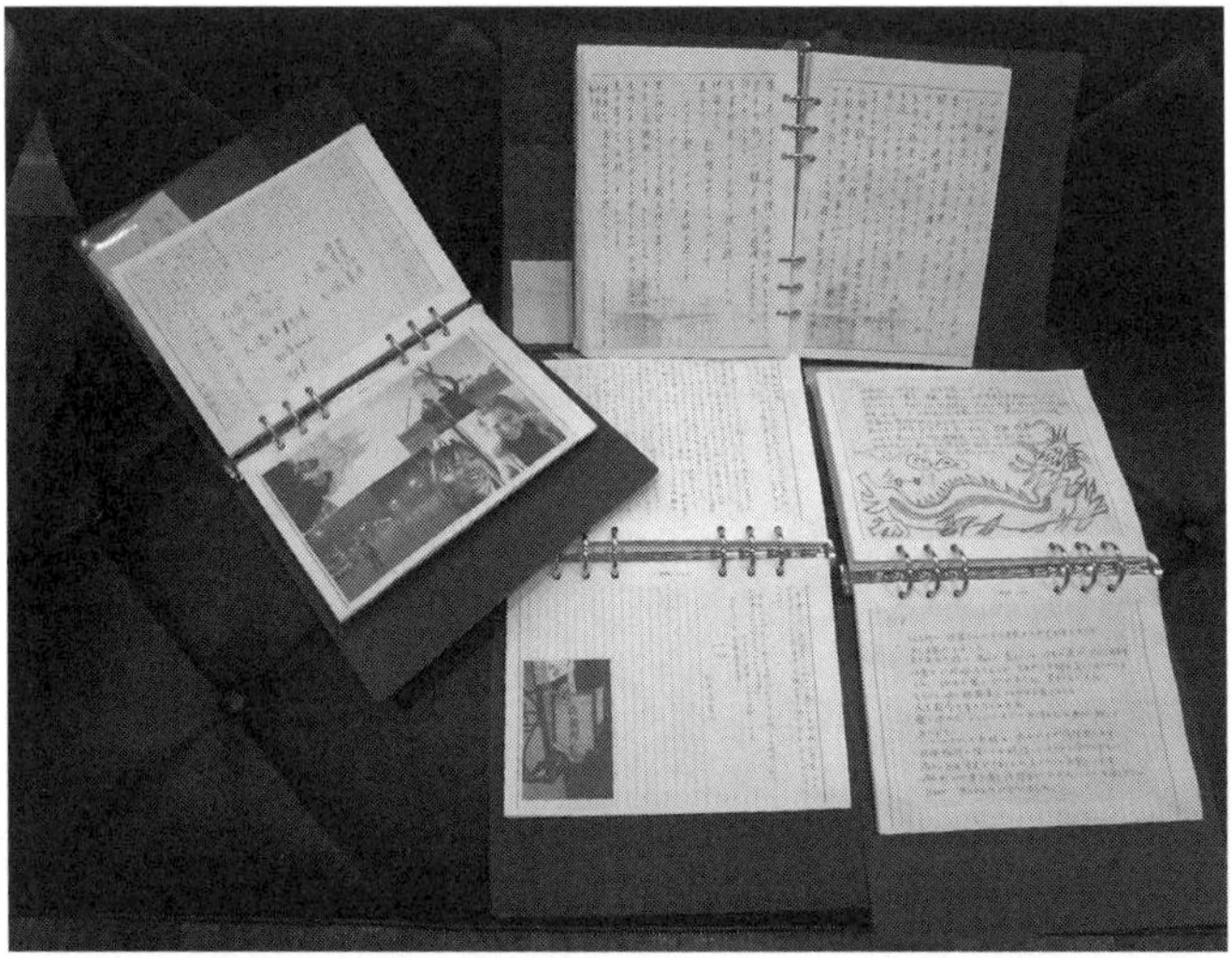

近況などがしるされた患者さんからの手紙――多くはびっしりと手書きの文字で紙面が埋まる

しい知らせが返ってくるようになっていきました。

浪江町の人が避難しているところのそばで、仮設の小さな薬局を作るなどして、そこでまた浪江の人たちとつながり、できるかぎりの支援をしていきたいという思いも強かったのですが、それらは色々なしがらみにもみ消され実現しませんでした。

じゃあ、私は私のやり方で薬局に来ていた人たちとつながっていよう。薬を間に挟まなくても、つながっていることができればそれでいい。薬局に来ていた人と久しぶりに会ったり、手紙が届いたりすると、ふわっと「前の感じ」の空気が流れます。今はその、「ふわっとした前の感じ」が、私たちにとっての浪江町です。患者さんたちとやりとりした手紙やハガキの数は、一年

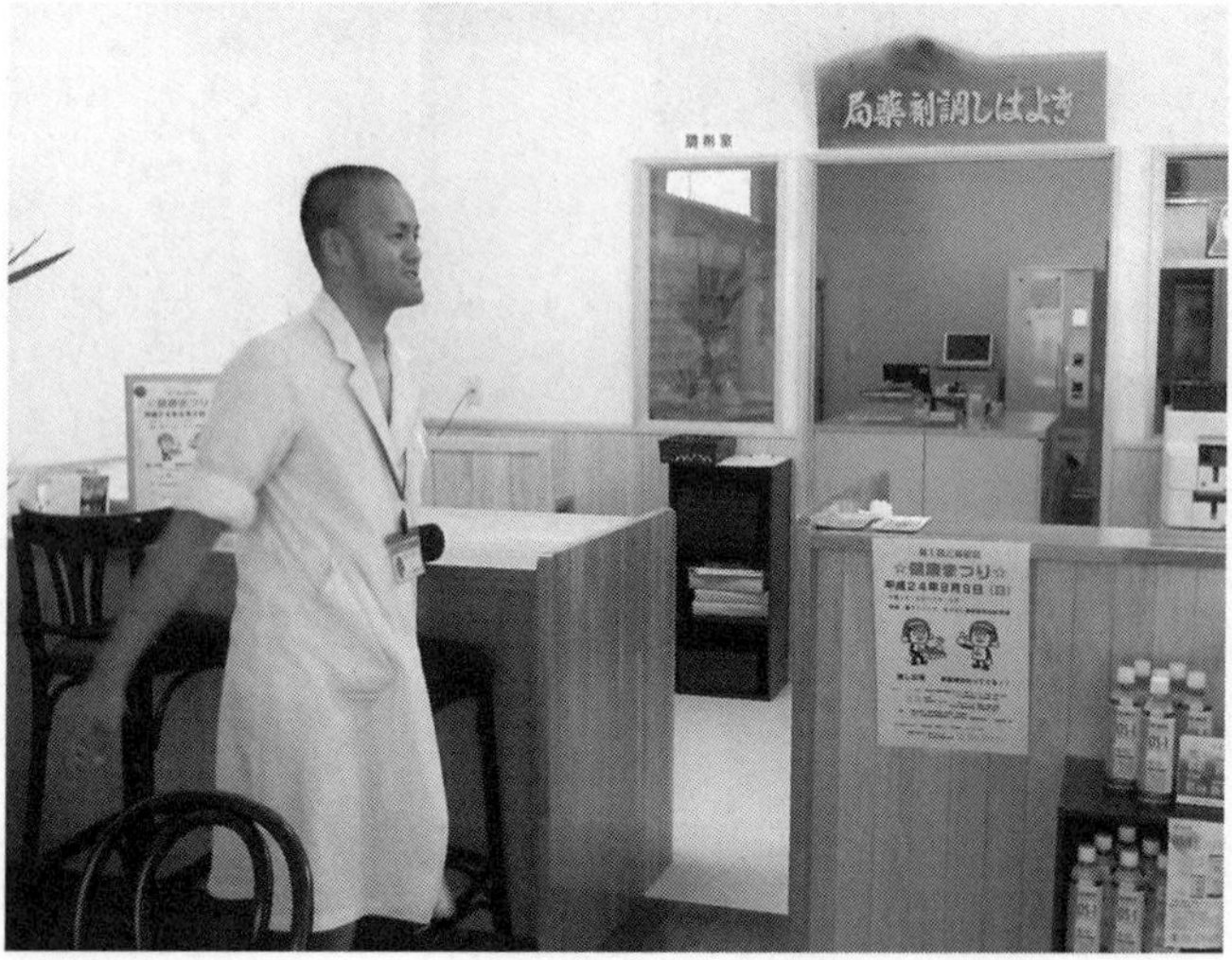

三春の新店舗の店内にかかる看板は浪江の店で使用していたもの。立ち入りの際にとってきた（左は佐藤伸哉さん）

半経った今、一〇〇〇通近くになりました。

私と泰子は、二〇一一年十月に入籍。翌年二月には、たくさんの方々に見守られる中、結婚披露宴をすることができました。千葉、仙台、いわきに散り散りになってしまっていた、きよはし調剤薬局のメンバーも、震災後初めての勢ぞろいとなりました。

そして三月五日には、三春町の駅前に「きよはし薬局駅前店」を開局。きよはしの名前は残す形をとりました。避難先からわざわざ薬局を訪ねてくれる浪江町や双葉町などの方たちも多数います。浪江のきよはし調剤薬局には沢山のドラマがありました。たくさんの人たちの思いや「かけら」が、「きよはし」という名前には宿っています。三春町にも「きよはし」がある。そんな思いがみんなに届いたらと思っています。

「きよはし薬局駅前店」を営む傍ら、紙とペンと電話とで浪江の「きよはし調剤薬局」も同時進行で続けている。そんな思いで今後もやりとりを続けていきたいと思っています。

たくさんの難局を、たくさんの人たちに支えられながら、奇跡的な瞬間を共有して二人で乗り越えてきました。

きっと未来は明るいはずです。

生まれてくる命（泰子）

震災後、はじめはとにかく前進しなければという焦りのような気持ちもあり、資格をとったり趣味を見つけたりしながら生活していました。

旦那になった伸哉は、日中は仕事に出かけ、帰宅して夕飯を食べると、そこからは相変わらず手紙やハガキを書くという生活。そんな伸哉を見て、「私もなにかやらなければ」と気が休まらず、半ば寂しさにも似た気持ちになることも多々ありました。

「浪江の人にメッセージを送り続ける旦那。そして、そんな旦那を支える私。今はそれが一番いい形なのかもしれない」

今はそのように思いながら、日々を過ごしています。

そんな中、ありがたいことに、子どもを授かりました。

二〇一三年の一月に産まれる予定です。仕事を再開する予定でいましたが、今は専業主婦としてがんばっています。わが子が無事に産まれてくることを願って過ごす日々です。

震災、原発避難、さまざまに状況が変化し、さまざまな難局がありましたが、そんな中でも生まれてくる命がある、新しい命がある、ということ。

お腹の中で赤ちゃんが動くたびに、そこから伝わってくるものは「生きよう」とする強い意志です。私たち二人のあいだにこの子が誕生するということ。その意味するところは、ものすごく大きいのだと思うのです。

「生」への力、「生きる」ということ。それを強く実感している毎日です。

（追記）二〇一三年一月十九日（日）、無事に元気な女の子を出産しました。

3◆病院再開をあきらめない

高塚昌利
◉震災時職位：事務長　◉勤務歴：三〇年　◉現在：南相馬市原町区在住　◉家族構成：妻と二人暮らし（娘二人は県外に在住）
◉一九五六年生まれ

職員安否確認のさなかの悲しい知らせ

二〇一一年三月十四日、どうにか患者さんの移送を見届け、切迫した状況の下、まったく何ももたずに病院から避難してしまった。重要書類や帳票、職員に関する帳簿、印鑑や通帳も何も持ち出せなかったために、後から思わぬ苦労をすることになった。

十五日から私と家族は二本松市で寺を営む友人のご厚意によりしばしお世話になっていたが、日増しに原発の状況が悪くなる中、妻や次女とも相談の上、十七日に東京都調布市の長女宅へ避難することとした。自宅のある南相馬市原町区は住民のほとんどが市内を離れており、郵便も配達されず、ハローワークも閉鎖されていた。今後の避難が長引くことも予想されたので、院長を

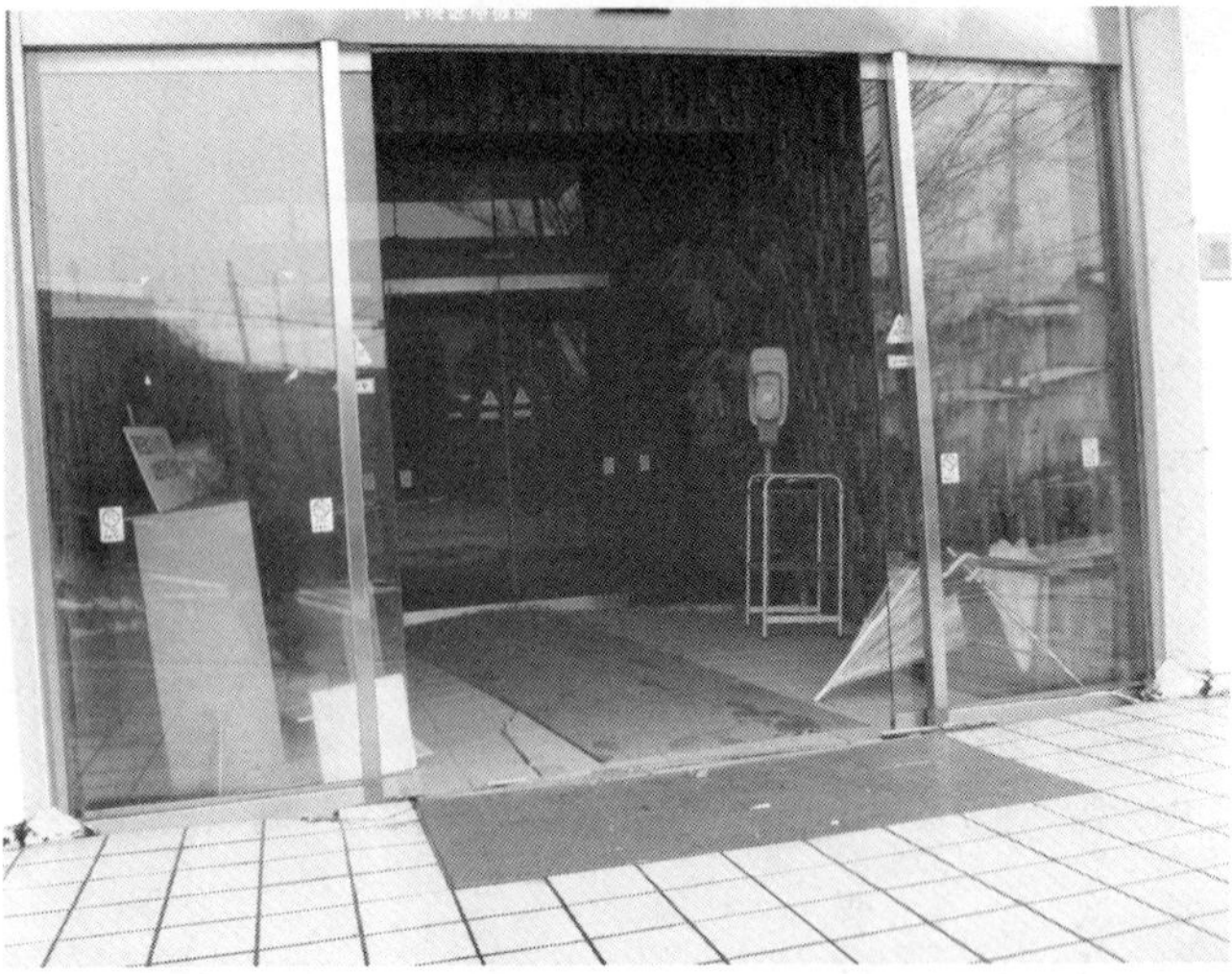
病院正面玄関ドア付近——撮影はいずれも３月８日の一時立入の際のものである

はじめとする病院職員や行政との連絡をつけるためにも、調布へ避難したことは結果的に好都合であった。

院長とは毎日電話で連絡を取り合っていたが、八一名の職員の避難先も消息もわからなかった。職種ごとに顔と名前を思い浮かべながら職員名簿を作成することから取り掛かった。携帯電話番号と避難先を記入することにして、私が知っている職員の携帯電話に連絡し、他の職員の電話番号を教えてもらうよりほかなかった。三月二十六日になってもなお四名の消息がつかめなかった。

そのうち一名の看護師は、すでに津波で亡くなっていた。浪江町請戸に自宅があり、震災後行方不明のままであったが、二〇一一年六月二十五日の新聞記事の死亡者名簿発表で死亡を確認した。未婚の若い看護師で、仕事

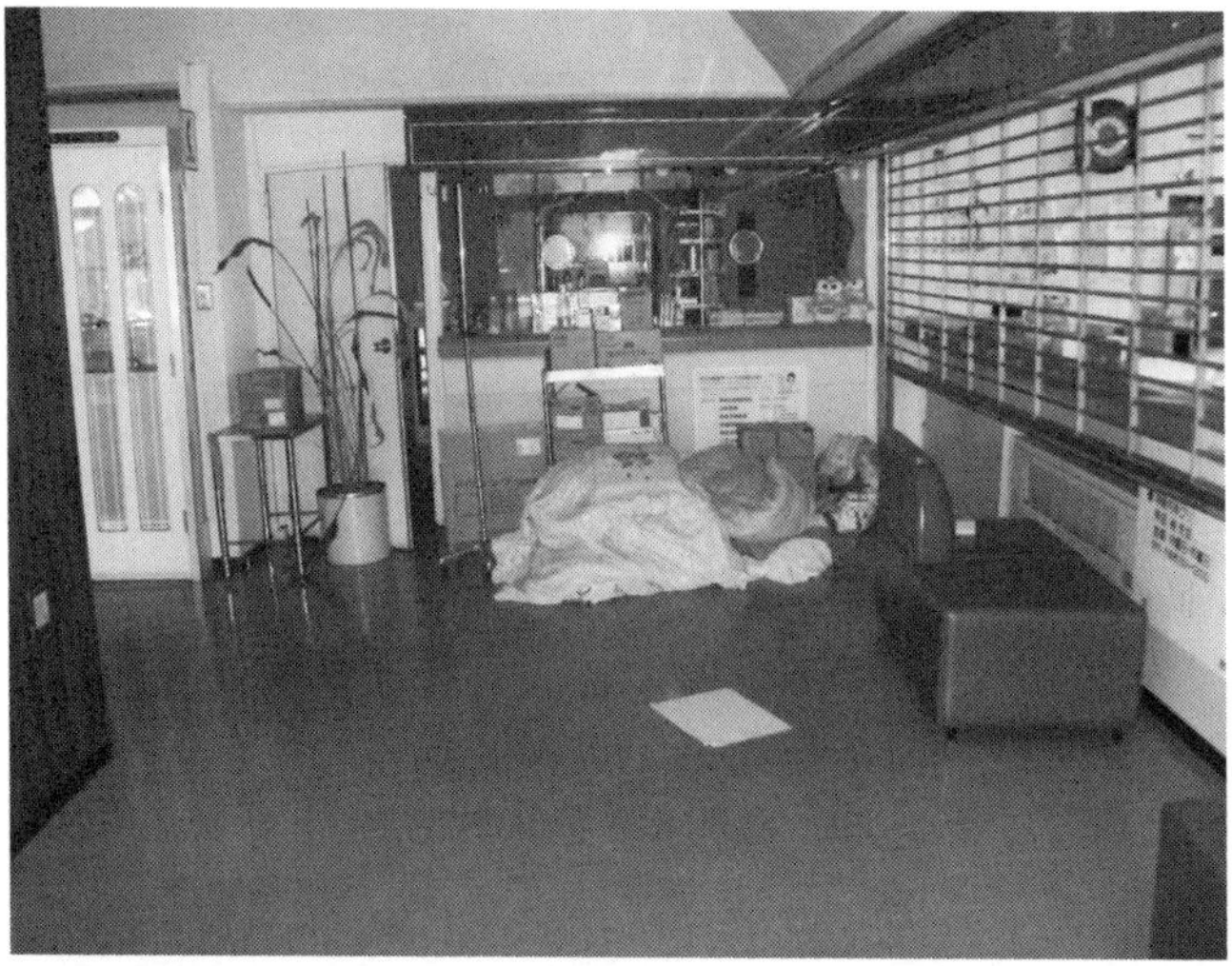
病院正面玄関内部（1）——正面は薬局、右手に受付がある

に責任感をもち、テキパキと業務をこなしている姿が忘れられない。将来のある人材を失ったことは、ただただ無念でしようがない。

「解雇」の選択肢はありえない

まずは病院の休止届を済ませ、早々に職員に失業給付を受けさせなければならなかった。雇用保険失業給付特例措置での選択肢は、全員を解雇して失業給付を受けさせるか、休業による失業給付を受けさせるかの二つだった。

院長も私も、病院を必ず再開すると固く決意していたので、再開のためには雇用を維持したいと考えていた。人は財産である。何より、解雇してしまえば職員は心の支えを失ってしまうと思った。同じ失業保険を受けるにしても、解雇されたのと、まだ必要とされていると思うのとでは雲泥《うんでい》の差がある。職員の心情を思えば、

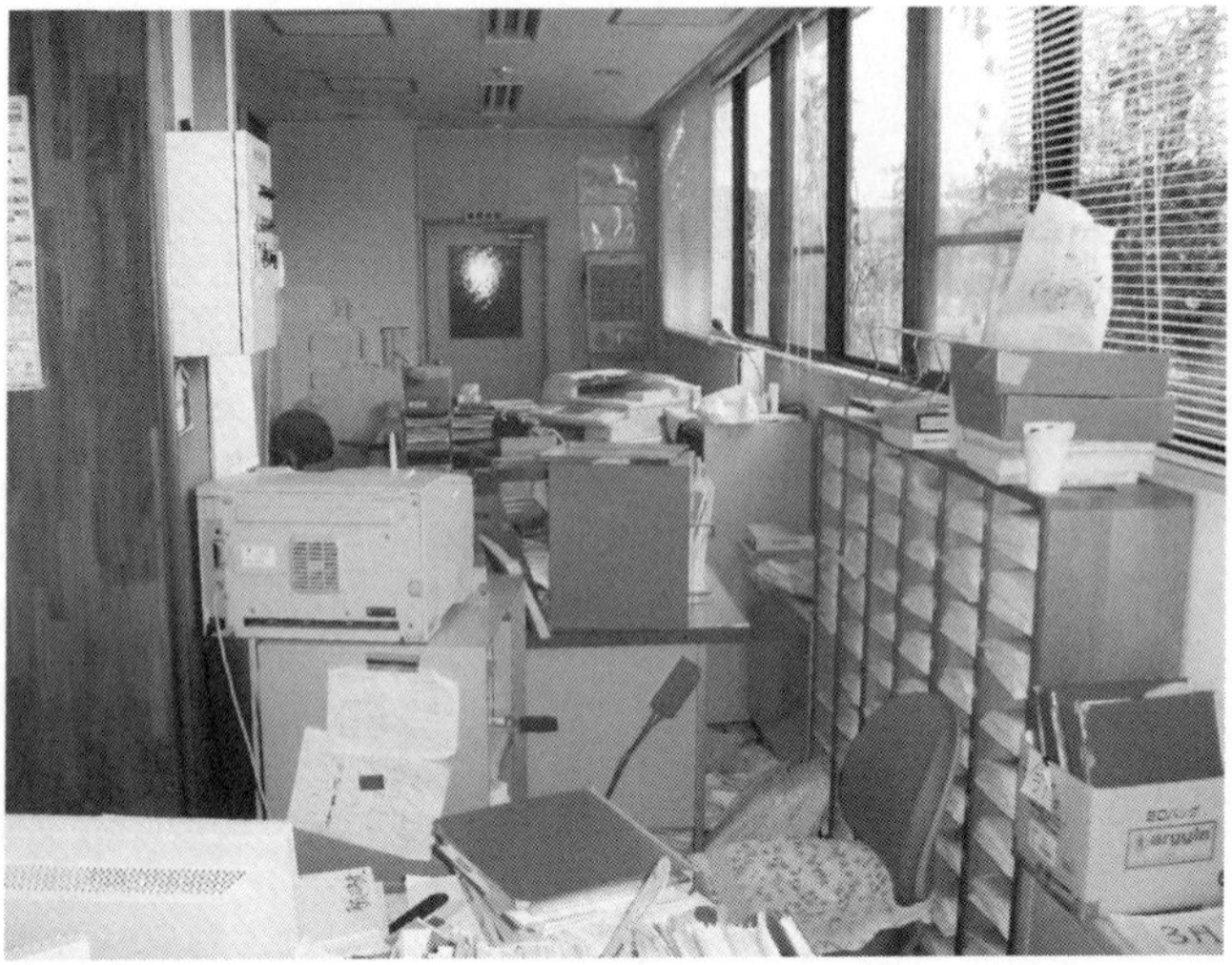

病院正面玄関内部（2）――受付裏の事務室内

社会保険料の継続はあっても解雇という選択はありえなかった。

　失業給付を受けさせるためには、事業主が「雇用保険被保険者離職証明書」を作成し、「雇用保険被保険者資格喪失届」を提出する必要がある。しかし職員の給与の証明ができる賃金台帳などの帳簿類がない。そこで、全職員に次のように連絡した。

「各自避難先の最寄りの年金事務所で、免許証などの身分証明書を提示して、自分の標準報酬月額を帳票で証明してもらい、それを持参してハローワークへ行ってほしい。着いたら担当者に私から説明するので電話をよこすように」

　職員が散らばった全国三六ケ所のハローワークから、連日手続き確認の電話がかかってきた。西は広島、兵庫、北は秋田まで。全職員の四〇％が県外に避難していた。

行政の避難指示を受け、何ももたずに避難したのは職員も同じだった。当面の生活資金もないのではと、三月分の給与をできるだけ早く職員に支給したいと思った。毎月二十日締めで二月二十一日から三月十四日までが支給対象だが、給与計算のパソコンもソフトもない。仕方なく、全職員一律一〇万円を口座に振り込むこととした。

しかしここでも問題発生。通帳ももたずに避難している者もいて、全員の口座が確認できない。取引銀行に依頼したが個人情報保護法が足かせになり、本人以外に口座を教えられないという。古くからお世話になっている担当者の裁量で、全口座名義人の生年月日の確認によって書留による全職員の口座確認ができ、ようやく振り込み依頼書を作成、支給にこぎつけた。

メールでつないだ職員との絆

避難当初より院長から「病院再開のためいつもアンテナを張って必要な情報を得ておくように」と言われていた。新聞報道その他で把握した義捐金《ぎえんきん》給付、社会保険料や保険証に関すること、医療機関での窓口負担、東電賠償金の内容と手続きのことなど、知りえた情報はその都度、全職員にメールで周知することにした。職員との気持ちのつながりをもちながら雇用を維持していこうと考えていた。

職員からも、メールを励みにしている、元気にしていると、心のこもった返信がたくさん届いた。中には、津波で亡くなった職員や、職員の家族などの葬儀日程を知らせるメールなどやりきれない内容のものもあった。

職員には避難先が変わってても移転先を連絡してもらっていたが、平均で五ケ所は避難所を変わっている印象だった。中には学校の体育館、公共施設、ホテル、親戚宅、仮設住宅、借り上げ住宅と、一一ケ所も転々とした職員がいたのには驚いた。

二〇一二年一月いっぱいで、失業給付は打ち切りとなってしまった。生活のため再就職せざるをえなかった職員からも、「西病院はアットホームで働きやすかった」と電話やメールが届いた。

単科病院で職員数が少ないということもあったが、職種ごとの横のつながりもあり、折に触れ職員同士が顔を合わせて話ができるレクリエーションも行なっていた。病院が主催する忘年会、花見、旅行。職員互助会主催のボウリング大会や暑気払い。常に職員同士の垣根を取り払うことを心がけていた。

事務職員と厨房職員は外部委託だったが、西院長も私も正職員と区別することなく接していたし、外部スタッフだからと職員内で不当な扱いをしようとしたときには断固として戒めていた。このようなことも震災直後から離れずにいてくれた一因ではないかと思う。

職員から寄せられるメールには、西病院の再開を望む内容が多数あった。

「また西病院でみなさんと一緒に働かせていただければと思っています」

「病院の再開のめどが立たないということでとても心苦しく思います」

「仕事をしないでいる毎日も辛いものがあります。そして西病院で働いていたあの頃が懐かしく思い出されます」

「職場からの連絡はとてもうれしくほっとします。グーグルで西病院へ通勤していた道を見ています。一日も早く働きたいと思います」

再開を待ち望む職員に対して病院として何もしてあげられないという思い、東電に対する憤り、無力感。複雑な思いが去来した。

被災病院が集まり東電との団体交渉にあたる

浪江町は三月十五日から災害対策本部を二本松市東和支所に設置、避難住民の対応に当たっていた。住民の診療を担う浪江町津島診療所も二本松に移転、避難先の西院長にも知らせた。事業主であった西院長には失業給付はない。現在も西院長は病院勤務医をしながら、週一回、仮設診療所で浪江町民の診療に従事している。

東電への賠償請求では、幾重もの壁に阻まれることとなった。

病院には何の瑕疵《かし》もない。それなのに原発事故によって診療停止に追い込まれ、放射線による汚染で資産価値も低下した。いつになれば戻れるのかそれすらわからない。警戒区域内の他の病院も同様の立場のはずだった。

私は、今後の賠償請求を医療施設が個別に進めてしまえば、大企業である東電に到底太刀打ちできないと考えていた。団体交渉をするべきである。そう考えていたところに福島県病院協会の事務局長から電話があり、警戒区域内の小高赤坂病院長の渡辺瑞也先生も同じく団体交渉すべきとの見解だという。

その後、渡辺先生には「警戒区域私的四病院の会」（小高赤坂病院、西病院、今村病院、双葉病院）の代表を引き受けていただき、大変なご苦労をおかけすることになった。また双葉地区被災四病院の連絡網設置を依頼したいという話であった。

これを機に、福島県病院協会を拠点とした「双葉地区被災病院検討会（仮称）」を立ち上げることとなった。各病院の事務長に電話で会の趣旨を説明して民間一〇病院の同意を得ることができ、病院協会会長の前原和平先生を代表として五月十六日に第一回の会合を行なった。

第二回目からは、正式名称を「東電原発事故被災病院協議会」と変更、三〇キロ圏外の相馬市、いわき市の病院の参加もあり二〇病院が出席することになった。原発事故による被害の甚大さを物語っている。毎月の定例会で、各病院の抱える諸問題を検討しつつ、東電との交渉や県や国への要望を求めていくことになった。

病院再開を阻む国と東電の理不尽な対応

原発事故の終息はいつになるのか。それが明確にされなければ今後の病院運営のあり方を考えることはできない。問題は山積みであり、しかも長期化が予想された。

病院に戻れるとしても、地域産業である農業、漁業、林業はもちろん、東電関連の事業所も機能していない。雇用のない街に住民は帰還できない。医療の需要も当然見込めなくなると考えていた。時間の経過とともに、病院の医療機器、建物や設備、配管も損傷が進んでいき、医業再開の可能性は刻々と低くなる一方だった。

失業給付の切れる九〇日後から、職員が離職し始めた。たとえ病院が再開できても、小さな子どもをもつ若い看護職員が復帰する可能性は極めて低いはずだった。医療従事者の確保が困難で、基準看護、基準施設が満たせなくなってしまうことは明白だった。

病院には、さまざまな支払いの返済もある。銀行からの融資、医療機器・医薬品・診療材料等の未払い金、退職者への多額の退職金の準備。病院が再開されなければ、これらを支払う目処も立たない。

銀行融資は、元本返済を猶予してもらい、現在は利息のみを返済している。未払い金については東電からの賠償金が得られてからの支払いということで、二〇一二年四月から返済を再開した。一度に支払いができない業者にはご迷惑をおかけすることとなったが、毎月分割で支払うようにしている。賠償金以外に収入のない西病院が資金ショートを起こさないことが最重要課題なのである。病院再開のために公的資金援助を得られるまでは、なんとか自力で踏みとどまりたい。

一度に数十名の離職者を出すことになるが、東電では離職者の退職金の支払いを拒否している。東電原発事故がなければ、当然離職者も出なかったはずである。それなのに事故当事者の東電は「退職金は企業が積み立てておくべきものである」との見解を崩そうとしない。驚くべきことに、労働基準監督局でも同じ見解だった。まさに「平時の理論で戦時を語る」としか言いようがない。

事故を起こして離職に追いやっておいて、そちらで支払えというのは、どう考えても理屈に合わない。もちろん職員には、どんなことがあっても退職金は支給する、心配しないようにと伝えている。当然である。これまで病院のために一生懸命働いてくれた大切な仲間なのだから。

二〇一二年六月現在、東電から賠償される逸失利益《いっしつりえき》以外に収入源はほぼない。逸失利益とは「原発事故がなければ得られたはずの収入から、実際に得られた収入を引いた差額から、原発事故がなければ負担していたはずの費用と実際に負担した費用の差額を控除した額」と定義される。

これは、これからも営業可能な事業者が、事業を再開・継続するために受ける補塡《ほてん》であり、原発事故によって経営基盤が根底から奪われた病院に適用されるべきものではない。逸失利益だけでは当然のことながら、事業再開ができないからだ。

理不尽はそれだけではない。原子力政策を進めてきた加害者たる国も、その賠償金に対して、事業所得等の収入金額とみなし、約四〇%の課税をするというのである。いったいどうなっているのであろうか。国の論法は、「賠償金も経常利益だから税金を納めろ」と言っているのと同じであり、問題だと考えざるをえない。現在、断固として非課税にすべきだと国に要望を提出している。

国は〝被災病院をつぶさない〟と明言した

現在東電には、全資産の買い取りを要求している。私たちの通常の社会理念では、事故の加害者が賠償するのはもちろんのこと、被害者が被った精神的慰謝料の支払いも当然のことだと考える。原発事故さえなければ、地震による施設の損傷はあっても、事業継続は可能だったのだ。これらのことに関しても、東電はいまだに明確な回答を示していない。

原発事故から一年三ケ月が経過、廃炉作業の難航、継続する放射性物質の漏洩《ろうえい》、効果の実証が不明瞭な除染《じょせん》。深刻な不安材料ばかりを前に、地域住民も町への帰還を望まなくなっている。はたして西病院を再開できるのかという思いにとらわれることはあるが、西院長は負債を返済して廃院にするという考えはもっていない。これからも病院としての機能を生かしながら浪江町民に寄り添って行きたい考えだ。

病院を再開するならば、震災以前の状態に復することは不可能かもしれない。病院規模に拘泥《こうでい》せず、身の丈に合わせたやり方で、とも考えている。病床数を維持したまま、少人数スタッフによる外来診療だけを先に再開するのもありだと考えている。

先般、浪江町復興ビジョンが示された。二〇一四年三月までに、町外コミュニティ（リトル浪江）が設置されることになった。設置地域は、「いわき市」「中通り《なかどお》り」の二ケ所とするか、「南相馬市」とするかのいずれかとしている。

住民が居住するようになれば、病院機能をもつ医療の提供が不可欠である。以前から相双保健所を通して県に対して、浪江町が「いわき市」または「中通り」に町外コミュニティを設置することとなっても、地域医療圏の特例として、町民が入院加療できる病院の再開許可を得られるようお願いしてきたところだが、県の回答は「福島県の医療計画では相双医療圏外での病院再開の許可は南会津を除いて認められない」を繰り返している。

平野復興相（当時）は、「被災病院をつぶさないことを第一にする」と明言している。[*] 県と国は、再開を待ち望む西病院職員と、病院を「見殺し」にすることなく、地域医療再生基金の制度を「絵に描いた餅」にしないためにも、双葉郡で一番人口の多い浪江町の地域医療を再生すべく、復興計画を主導してわれわれを支援してくれるものであると期待している。

院長も、私も、スタッフたちも、西病院の再開をあきらめてはいない。

＊福島県病院協会（前原和平会長）が、二〇一二年六月十五日、休止している警戒区域の七病院の存続や、東京電力による賠償の拡充などを復興庁に要望。そのときに平野達男復興相がこう発言した。

3章　あの日、わたしたちにおこったこと

＊写真は鹿島厚生病院の提供によるものです。

この章では、JA福島厚生連鹿島厚生病院と、浪江町《なみえまち》、富岡町《とみおかまち》、南相馬市で診療所を運営、クリニックをそれぞれ営んでいた四人の医師たちの体験を取り上げる。

まず一節では鹿島厚生病院（以下、鹿島厚生）・渡邉善二郎院長による被災記録をご覧に入れる。鹿島厚生は、小高区《おだかく》・原町区・鹿島区よりなる南相馬市の鹿島区に在る病院である。南相馬市は、相馬市と並び、福島県内で最も津波の被害を受けた地域であるが、鹿島厚生は太平洋沿岸から約四キロ離れていたことで津波被害を免れている。

鹿島厚生は震災から七日目の十七日まで外来と病棟での診療を維持し、十九日閉院に至った。これは薬剤や食料などの物資不足を賄えなかったこと（供給ルートの途絶）、なにより職員の半数以上が避難しマンパワー不足に陥ったためだ。入院患者や併設する老人保健施設の入所者、一二二名のほとんどは十八日に他施設に移している。

一時閉院したものの、鹿島厚生の診療再開は早い。四月十一日に診療再開を果たした。ところが、今度は〝みなし三〇キロ圏〟問題に悩まされる。その頃、第一原発から二〇～三〇キロ圏内にある小高区と原町区の一部には屋内退避指示が出され、居住制限が課されていた。自主避難の難しい子どもや妊婦、要介護者、入院患者の立ち入りを制限するものだったが、鹿島厚生自体は第一原発から三三キロと規制区域の外にあり、入院患者や入所者の受け入れに問題はないはずだった。病院周辺の避難所には入院治療を必要とする人たちがいたはずであるが、県は入院・入所を認めなかった。結局、入院病棟が再開されたのは五月の連休明けであった。

原発災害が招いた混乱として仕方なかったものなのか、再検討を求めたい。

二節は、診療所の医師たち四人に登場いただく。

浪江町国民健康保険津島診療所所長であった関根俊二医師は、浪江町民の一時避難先であった津島町で避難者の診療にあたった。そののち浪江町の全町避難に伴って町民とともに仮設診療所を設置、現在も二本松市内で被災した浪江町民の診療に携わる。

富岡町の富岡中央医院・井坂晶院長は、被災直後の川内村国民健康保険診療所での救援活動を始めに、ついで県内最大の避難所であったビックパレットふくしま（富岡町と川内村の住民で一時は二七〇〇人にも達した）の救護所へ移りそこで五ケ月間にわたり医療保健の支援につとめた。現在は病院勤務をしながら大玉村の富岡町仮設診療所で富岡町民の健康維持を生涯の仕事と定めて従事している。

南相馬市のかんのキッズクリニックの菅野弘之院長は、相双《そうそう》地区の小児医療を担う立場にあった。しかし、原発災害によって子どもたちが地域からいなくなり、地元医療の崩壊に心を痛めつつ仙台での再出発を余儀なくされた。

浪江町の手塚クリニックの手塚徹院長は、被災後、家庭人として家族の安全確保を果たした後、浪江町の仮設診療所での被災者ケアのため福島に戻った。

四人の医師たちの被災後の足跡を追うことで、相双地域や福島県の医療、災害時の医療行政、ひいては日本全体に横たわる医療の問題が垣間見えてくる。家庭人・経営者としての個人の生き方と、医療人としての生き方のはざまでの苦悩も災害によって表面化している。

震災と原発災害が医療に何をもたらしたのか、病院と診療所の違いにもここでは注目したい。

1◆南相馬・鹿島厚生病院でおこったこと

渡邉善二郎
◉医師　◉震災時：ＪＡ福島厚生連鹿島厚生病院院長　◉勤務歴：二一年　◉現在：ＪＡ福島厚生連鹿島厚生病院院長　◉一九五六年生まれ

当院は一九五二（昭和二十七）年に相馬郡鹿島町に開設された。現在福島厚生連に属する六病院の中では、白河厚生総合病院、塙《はなわ》厚生病院、高田厚生病院につぐ歴史をもった病院である。開設当時の町の人口は約一万八〇〇〇人。地域の主産業は、稲作を中心とした農業であった。開設にあたり、農業に従事する多くの町民の医療の充実と、また人口に占める高齢者の割合が高かったことから、高齢者医療への対応が求められた。一九九六年には老人保健施設・厚寿苑を併設している。診療圏は鹿島町一帯に及んだ。

鹿島町は二〇〇六年の原町市と相馬郡小高町との合併によって、現在南相馬市鹿島区に移行している。私と鹿島厚生病院との関わりは、一九九〇（平成二）年からである。

［三月十一日金曜日］

海水とヘドロにまみれた津波被害者

午後二時四十六分、外来が一段落し、病棟回診に向かう直前のことだった。かつて経験したことのない激しい揺れが、何の前触れもなく始まり長く続いた。立っているのが精一杯だった。

このとき、病院には入院患者七八名、外来患者一二名、厚寿苑には六一名の入所者また利用者がいた。各部署で備品の散乱、機器の破損があったものの、職員を含め在院者全員が無事であった。施設も外壁のひび割れ、天井の抜け落ち、スプリンクラー配管の破損などを認めたが、十分診療可能な状態を保っていた。三〇分ほどの停電があったが、自家発電が作動、以後ライフラインが正常に保たれたのは幸いだった。

揺れがひどく転倒した人二名、落ちてきた屋根瓦で外傷を負った人二名が受診。津波警報が出ていたものの、まだ平穏が保たれていた。

三時三十五分大津波発生。その後、消防団員が次から次へと津波に呑み込まれた人を運んできた。急患室、中央処置室、各科外来が津波被災者であふれ、さながら野戦病院のようであった。

非常に寒い日で、冷たい海水とヘドロにまみれた人たちは全員が低体温だった。衣服を脱がし保温、トリアージ後処置の繰り返し、最後の処置が終わったのは、翌朝四時であった。実に一二

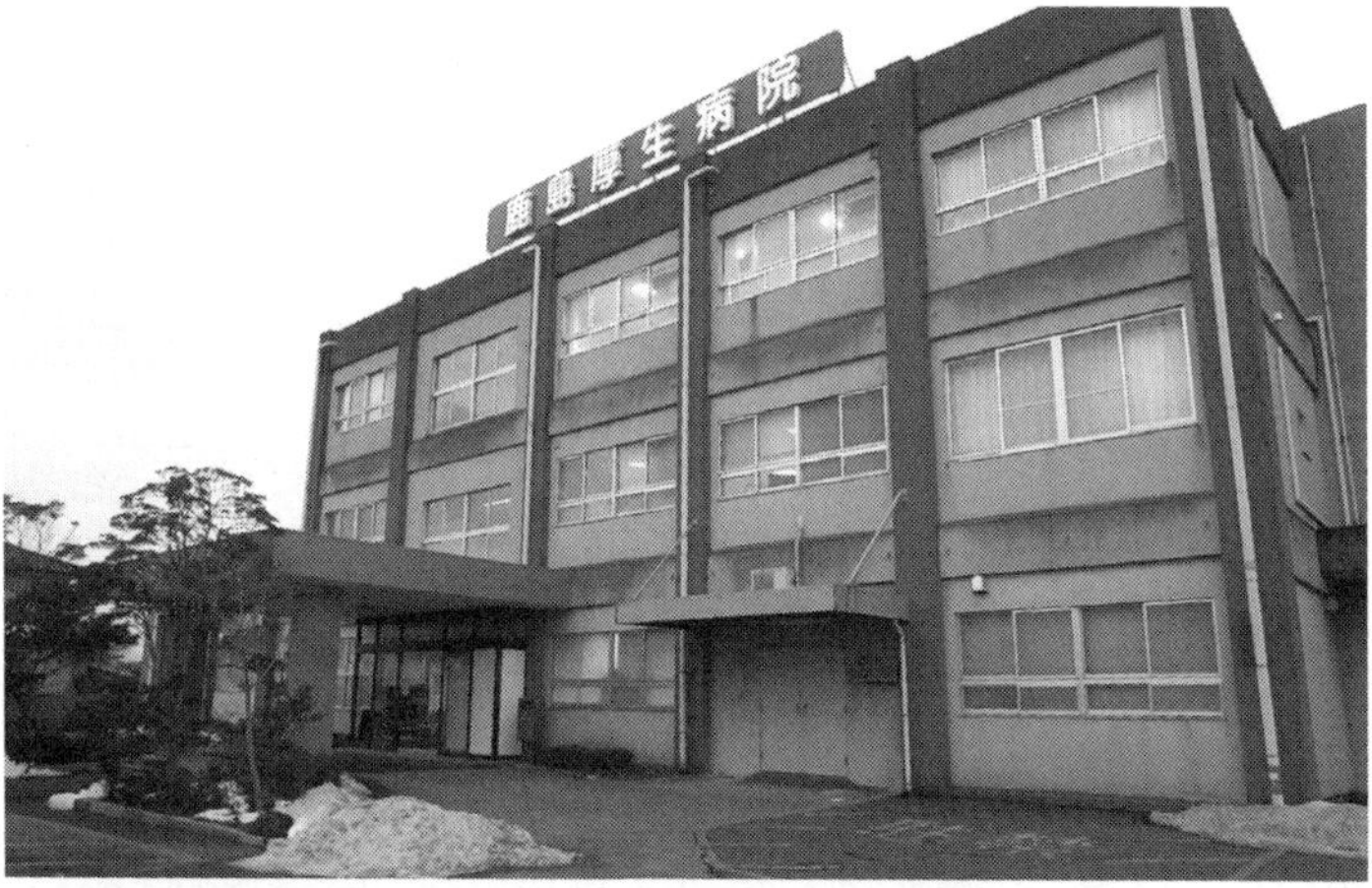

JA 福島厚生連鹿島厚生病院――写真は 2013 年 1 月 23 日撮影
福島県南相馬市鹿島区横手字川原 2
・診療科目：内科、小児科、外科、整形外科、眼科、耳鼻咽喉科、皮膚科、リハビリテーション科
・病床数：一般 40 床（震災後 80 床に増床）／療養 40 床
・付属・関連施設：介護老人保健施設厚寿苑、訪問看護ステーション万葉
・職員 143 名（病院 94 名／厚寿苑 36 名／万葉 3 名）

時間もこの作業を繰り返していたことになる。

この日運ばれてきた患者は、四四名、うち七名が入院した。CPA（心肺機能停止）三名、多発骨折でドクターヘリを要請した者一名（早い時間帯だったので、なんとか可能であった）、腰椎《ようつい》、上《じょう》腕骨《わんこつ》などの骨折四名、肺症状を呈した者三名、うち二名は避難先病院で津波肺炎のため死亡。縫合《ほうごう》処置を要した外傷四名だった。平日の日勤帯でなく、夜間、休日だったらと思うといまだに背筋が寒くなる。

朝六時過ぎ、屋根の上で一夜を明かした人、流木につかまりながら救助された人など数名が送られてきた。極度の疲労と低体温、命からがらとはこのことだろう。

低体温から戻った老婆は、孫も爺さんも目の前を家と一緒に流されていった。一人生き残ってしまった、と乾いた声で語り始めた。皆涙した。

◎経過メモ

（午後二時四十九分、大津波警報発令。午後三時四十分、津波第一波〈原町区渋佐《しぶさ》地区〉到達。最大波九・三メートル超を観測）

午後三時三十分　余震が続いていたので、安全確保のため、介護老人保健施設「厚寿苑」の三階の入所者を、マットレスを使用して階段にて全員二階に移動する。一八名の通所利用者は送迎車にて待機していたが、職員にて相談し、山側ルートで送迎を行ない、帰宅させる。道路事情により、八名が帰宅できずに再来苑となる。

午後四時　外傷者が次々に運び込まれる。救急外来のみでは対応できず、トリアージを行ない、四人の医師と外来・病棟看護師、技師、事務員など、総出で患者治療にあたる。

トリアージ

耳鼻科外来　軽症な女性、子ども

皮膚科外来　軽症な男性

整形外科　重症な男性

救急室　人工呼吸器装着者及び運び込まれる患者

外科外来　処置を必要とする一般患者
内科外来採血室　軽症な一般患者
内科外来一〜二診　経過観察を要する患者
内科外来三診　遺体安置
中央処置室（六床）　中等度受傷（酸素投与の必要性含む）による経過観察者

午後四時三十分　道路網の寸断によって、三階一般病棟では準夜勤の看護師が出勤時間に到着することができず、日勤がそのまま働く。
（午後四時三十分、緊急消防援助隊要請。同四十六分に県消防保安課より自衛隊災害派遣要請がなされる。相馬地方広域消防本部では十一日のみで、火災五件／救急二五件／救助一九件／油流失対応一件／行方不明者捜索・終日の出動を行なった。）
午後五時　地震によってガスボンベが転倒していたので、念のために夕食は非常食となる。
午後五時十五分　余震が収まらないことから、厚寿苑の入所者を通所ホールに全員避難させる――そのまま雑魚寝状態で一夜を過ごすことに。
午後六時　三階一般病棟では準夜勤の看護師がようやく到着する。
（午後七時三分、福島第一原発にて、原子力緊急事態宣言が出される。）
（午後八時五十分　福島第一原発より半径二キロ圏内に避難指示が出される。）
午後九時　病棟が落ち着き、勤務していたスタッフが家族の安否確認のため、ようやく帰宅し始める。

厚寿苑では余震に備え、本来の夜勤二名と日勤から勤務している二名の四名体制とする。

（午後九時二十三分、福島第一原発より半径三キロ圏内に避難指示が拡大する。また、三～一〇キロ圏内には「屋内」退避指示が出される。）

［三月十二日土曜日］

放射線が少し漏れた程度と思っていた…

通常診療。地震、津波関連の外傷者一六名、皆軽傷だった。病院は避難所ではないと思いつつも、行き場を失った人たちが大勢休んでいるのを帰せないでいた。電気も水道も温かい毛布もあるのは、病院だけなのか。

忙しく情報伝達もままならない。時折垣間見るテレビでは、津波による死者、行方不明者を報道するのみで概要がさっぱりつかめなかった。

午後四時前、福島第一原発で爆発事故発生、不要な外出を避け、窓を閉め屋内退避するようにと、市の災害広報車が触れ回っていた。その程度なら爆発とは大げさで、放射線が少し漏れた程度だろうと思っていた。

この日の夜、避難指示区域が第一原発から半径二〇キロ圏内に拡大された。南相馬市では、小高区全域、原町区の一部の住民が避難を開始した。鹿島厚生病院は第一原発から三三キロ離れて

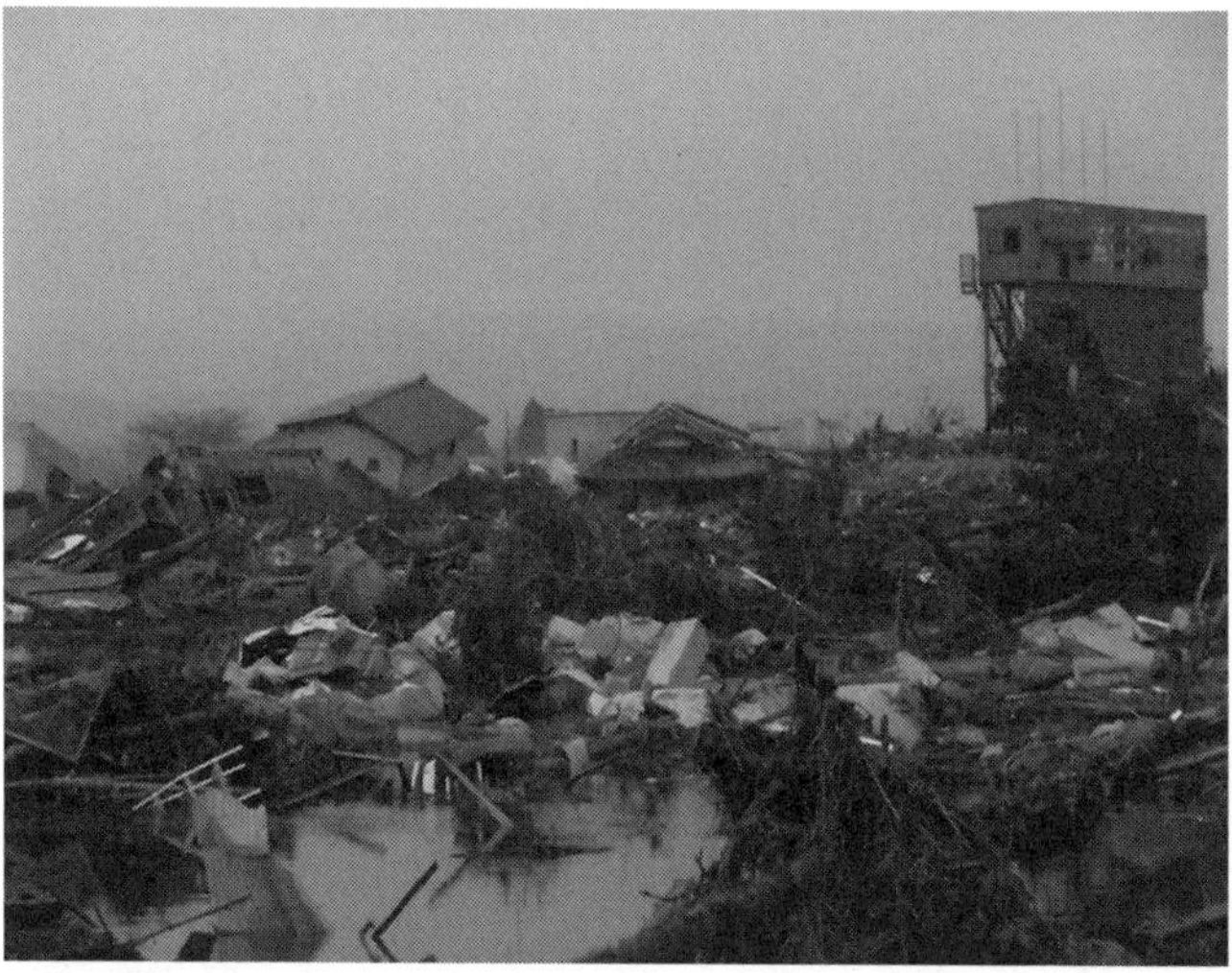

津波被害の大きかった場所のひとつ、鹿島区・みちのく鹿島球場付近――球場は海岸より約２キロメートル、市指定の「集落避難場所」でもあった（2011年３月15日撮影）

いることを初めて知った。

◎経過メモ

（午前五時四十四分、避難指示が福島第一原発より半径一〇キロ圏内に拡大する。）

午前六時　屋根の上で一夜を明かした人、流木につかまりながら救助された人など、九名が送り届けられる。

午前七時三十分　朝食も非常食となる。昼以降は通常献立を提供できた。

（午前七時四十五分、福島第二原発にて原子力緊急事態宣言が出される。第二原発より半径三キロ圏内にて避難指示、三～一〇キロ圏内に屋内退避指示が出される。）

午前八時三十分　通常診療を行なう。診察、薬を求めて、一〇〇名超の患者が来院する。人手不足の状態が続く。

――地震、津波関連の外傷者は一六名であ

り、重傷者はいなかったが、津波被害に遭い、全員が低体温であった。この日の外来総数一二九名である。また、行き場を失った大勢の人たちが休んでいる状態だった。

（午前九時二十八分　第一、第二原発周辺の三町内約二万人が避難を開始する。）

午前十時　海上自衛隊のヘリコプターにて患者一名を移送する。

午後一時　日勤で勤務していた看護助手の家族が心配して迎えにくる。放射能への不安が高まっている。

（午後三時三十六分、福島第一原発一号機が水素爆発する。）

午後四時　市の災害広報車が第一原発の事故発生を伝えて回る。以降、病棟の出入りを制限し、換気扇やエアコンは止め、外気の侵入を防いだ。

（午後五時三十九分、避難指示が福島第二原発より半径一〇キロ圏内に拡大する。）

（午後六時二十五分、福島第一原発の避難区域が一〇キロ圏内から二〇キロ圏内に拡大し、南相馬市小高区・原町区の一部も避難区域に含まれる。）

＊この頃より病院でも遅番を欠勤、夜勤途中で無断帰宅する職員が出始める。

［三月十三日日曜日〜十四日月曜日］

市の避難要請に動揺が広がる

通常診療。医薬品を含め物流が完全にストップし、供給再開の見通しが立たない。長期処方を止め、原則二週間処方とした。南相馬市は、十五日から市民をバスで避難誘導することに決定。職員にも徐々に原発事故への不安が広がり始めた。

◎経過メモ

三月十三日

午前八時三十分　処方を原則二週間に制限し通常診療を行なう。

午後十時五十六分　放射線科にてコンピュータX線撮影の画像に黒点が出現する――翌十四日に業者に確認し、空気中に漂っていた放射性物質が映しだされたものと確認される。

＊この日の外来総数は五九名であった。厚寿苑では発熱、排便困難者が増え始める。

三月十四日

午前八時　朝の外来申し送りで、「震度五以上・津波警報」が出たときは病院集合と決まる。

午前八時三十分　外来は避難のために薬の処方を求める患者で大混雑となる。外来は「内科」「外科」に大別して、診療を行なうことにする――この日の外来総数は二五〇名であった。

＊薬剤科は二五〇枚もの処方業務のかたわら、電話回線の不通と医薬品卸の被災のため、地震以降に配達不能となった医薬品の確保に奔走する。運よく、福島の卸業者と連絡が取れ、一時的ではあるが、医薬品を納入してもらう。

＊厚寿苑では、入所者を施設内の運動施設に下ろし、リハビリを施行して、入所者の気分転換をはか

る。その間に、通所ホールを環境整備し、ベッド二台を並べて三名で使用できるようにする。その結果、経管栄養や褥瘡《じょくそう》の利用者だけではなく、尿道カテーテル挿入者や誤嚥《ごえん》リスクのある利用者もベッドに臥床《がしょう》できるようになった。

（午前十一時一分、三号機水素爆発が起きる。桜井勝延市長より、南相馬市全域に「避難要請」が出される。）

午後五時　患者の食事に保存食が多くなり、スタッフの間で物資の不足が心配されるようになる。

午後六時　避難のため、職員が徐々に減っていく。

［三月十五日火曜日］

職員の避難は自主判断に

通常診療を開始したが、午前十一時、二〇～三〇キロ圏内に屋内退避指示が出た。七〇パーセントの確率で再び大地震が起きると予測され、原発事故の拡大が懸念された。度重なる余震が不安を呼び、院内もパニック状態寸前となっていた。昼休み、職員の避難は自由意志に任せることにした。

退院、退所が可能な方にその要請をしたが、退院九名、退所五名にとどまり、入院患者六九名、入所者五三名が残ることになった。

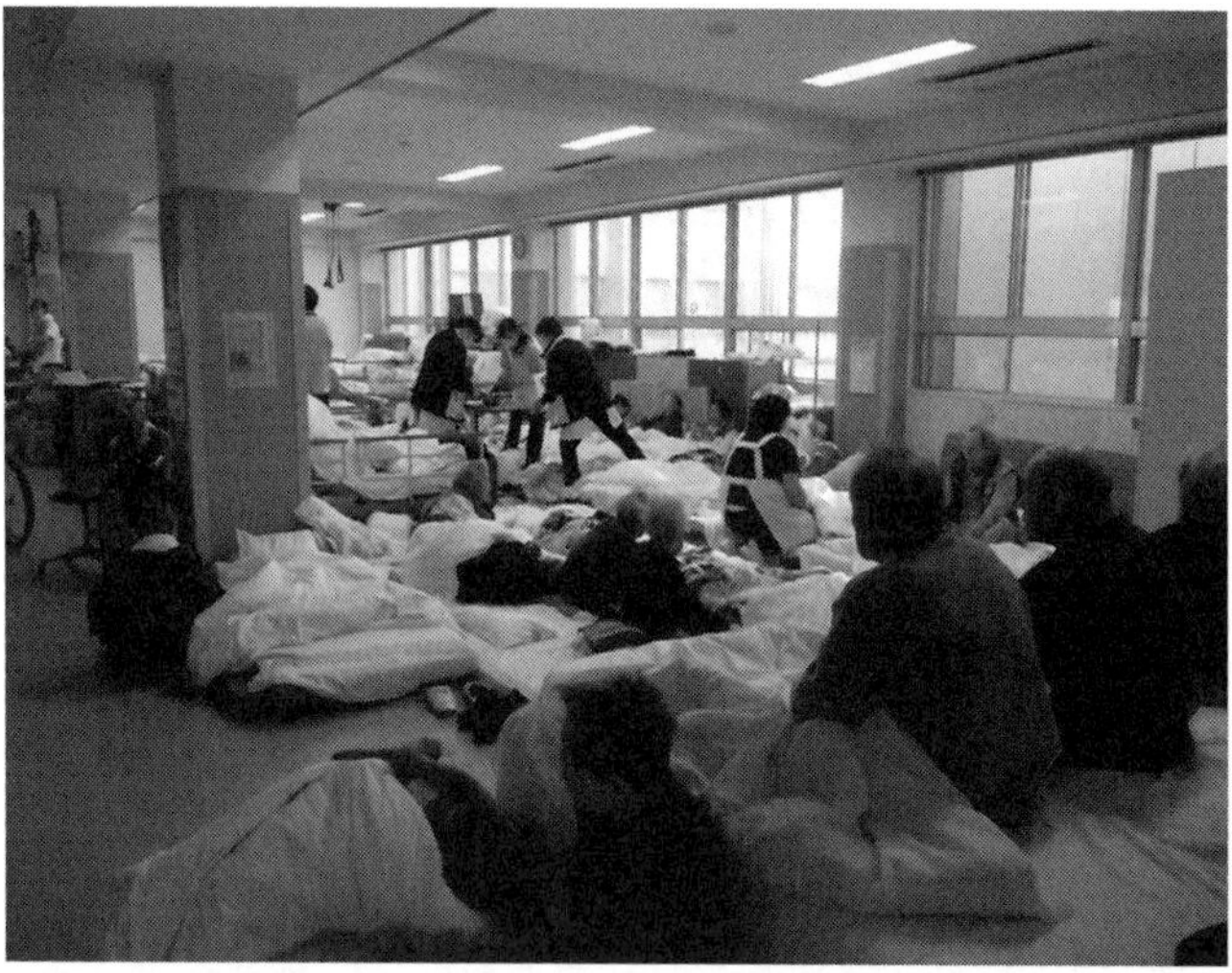

通所ホールのリハビリテーション室に移された厚寿苑の入所者たち

◎**経過メモ**

（午前六時過ぎ、福島第一原発二号機、四号機で爆発音が確認される。）

（午前九時三十八分、福島第一原発四号機で火災が発生する。）

午前十時　食料・物資不足のため、栄養科職員が原町区まで買い出しに出かける。二週間分の食料を確保できる。

（午前十一時、福島第一原発から半径二〇～三〇キロ圏内に「屋内」退避指示が出される。南相馬市小高区・原町区・鹿島区の一部、飯舘村《いいたてむら》の一部が含まれる。）

午後一時　部署ごとの管理者を集めた緊急会議が開かれ、「自主避難」についての意思確認を各部署で職員に行なうことに。また、朝夕、それぞれ午前八時半、午後五時半に全体ミーティングを行なうことが決まる。

午後三時　病棟の職員の約半数が「自主避難」を選んだため、勤務体制を二交代制とし、人数を減らして、やりくりすることにする。紙オムツ、栄養剤の在庫が少なくなったため、やむをえず、使用回数を減らす。

＊本日から南相馬市主導で、バスによる集団避難が行なわれ、外来、病棟ともに職員の数が減った。避難のために薬を必要とする患者は多く、外来者総数は一二九名であった。

＊訪問看護師が全利用者宅をまわり、訪問看護ステーションの一時休止及び電話での相談は可能なことを伝えた――電話対応はその後、十九日の病院一時閉鎖によっても途絶えず、四月十一日の病院再開まで続く。

【三月十六日水曜日】

入院患者、入所者の避難を決定

通常診療を断念せざるをえないところまで追い込まれた。物流がストップ、放射性物質への恐怖、職員の減少が要因であった。医薬品一ケ月、食料は一週間分の備蓄しかなかった。

周囲の住民の多くが避難する中、余震は収まらず放射性物質に対する不安は募るばかりだ。

この日一二七名（休職者六名を含む）いた職員は六一名に減少していた。

午後、入院患者、入所者全員を避難させることを決めた。ＪＡ福島厚生連本所《ほんしょ》を通じ福島県防災対策本部に連絡、避難先、移送方法を確保してもらうことにした。
外来も急患以外は二週間処方のみ対応とし、避難先での薬剤確保の便を考え処方箋を渡した。

◎経過メモ

（午前五時四十五分、福島第一原発四号機にて、二度目の火災が発生する。）

午前八時三十分　ミーティングにて各科の職員の数を確認。職員はほぼ半数に減少しており、医師は三名、看護師は外来三名（看護部長含む）、訪問看護師二名、二階療養病棟六名、三階一般病棟一〇名が避難せずに勤務を行なう。薬剤科・放射線科・検査科は所属長のみとなる。理学療法科は二名、栄養士及び調理師は四名、そして厚寿苑では看護師五名、介護員二名となる。

午前八時四十分　周辺の開業医が全員不在となり、内服薬がなくなった患者で外来が混雑しているため、外来は処方を中心とした診療に変更する——外来患者総数は一四七名だった。

午後〇時　一般病棟では配膳時のみ、エレベーターが使用可となる。また、午後には徐々に職員の中に自主避難者が増え始める。

午後五時三十分　栄養科でも避難者が増えており、職員四名で八〇食（患者食＋職員食）をつくる。

午後六時三十分　物資を運んできたＪＡ福島厚生連本所職員に、看護師長が人員の減少および物資不足の窮状を訴える。

［三月十七日木曜日］

徹夜で移送の準備

避難先が決定。会津中央病院五〇名、塙厚生病院八名、坂下厚生病院六名、高田厚生病院五名の入院患者を受け入れてもらうこととなり、厚寿苑入所者は、なごみの郷一九名、久慈の里一三名、伊達市にある特別養護老人ホームコクーン二一名の受け入れとなった。

◎経過メモ

（未明、ルース駐日米大使が福島第一原発の状況悪化に伴い、半径五〇マイル〈約八〇キロ〉圏内に住む米国民に圏外に避難するか、避難できない場合は屋内に退避するように声明を出す。）

午前八時三十分　病院職員は約三分の一にまで減少する。厚寿苑は入所者五三名に対し、スタッフが三名しかいない。ミーティングにて、入院患者の避難を検討していることがスタッフに伝えられる。

午前九時　少なくなったスタッフで外来診療に対応する。残薬が少なくなってきたため、処方を一週間に限定する――外来患者総数は一八七名だった。

午後五時三十分　ミーティングにて、患者の受け入れ病院への避難と、病院の一時閉鎖の決定が伝えられる。

午後八時　患者の転院先の詳細が決定し、職員に伝えられる。患者の荷物整理や、リストバント作成、

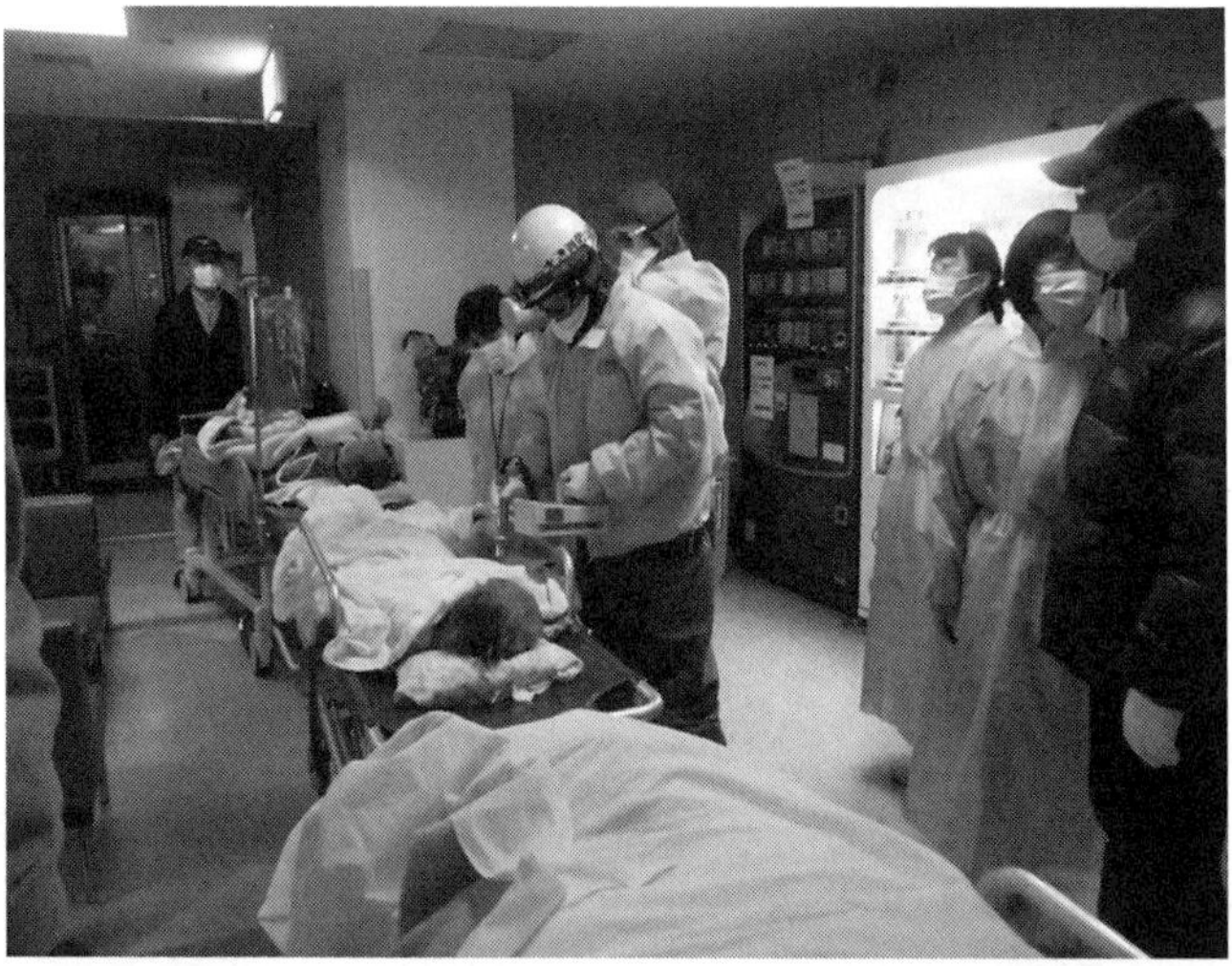

大型バスが到着し、救急隊が放射線スクリーニング後に患者の移送を開始。ほとんどの患者は0.1マイクロシーベルト以下であった。救急隊は完全防護服とマスク装着だった

そして看護サマリーの作成など、残った職員全員が深夜まで転院準備に奔走する。三階一般病棟では看護師二名で三八名分の看護サマリーを作成する。

[三月十八日金曜日]

救急車と自衛隊車両による移送

朝から移送の準備に皆奔走する。入院患者は各県救急隊の救急車で、入所者は自衛隊の医療車両での移送となった。小雪の降る中、最後の自衛隊車両を見送ったのは、午後九時を回っていた。この日ヘリで運ぶはずだった人工呼吸器管理の患者が残ることになった。一人だけの病棟は、暗く淋しく悲しかった。普段聞こえないコンプレッサーの音が病棟中に響いていた。

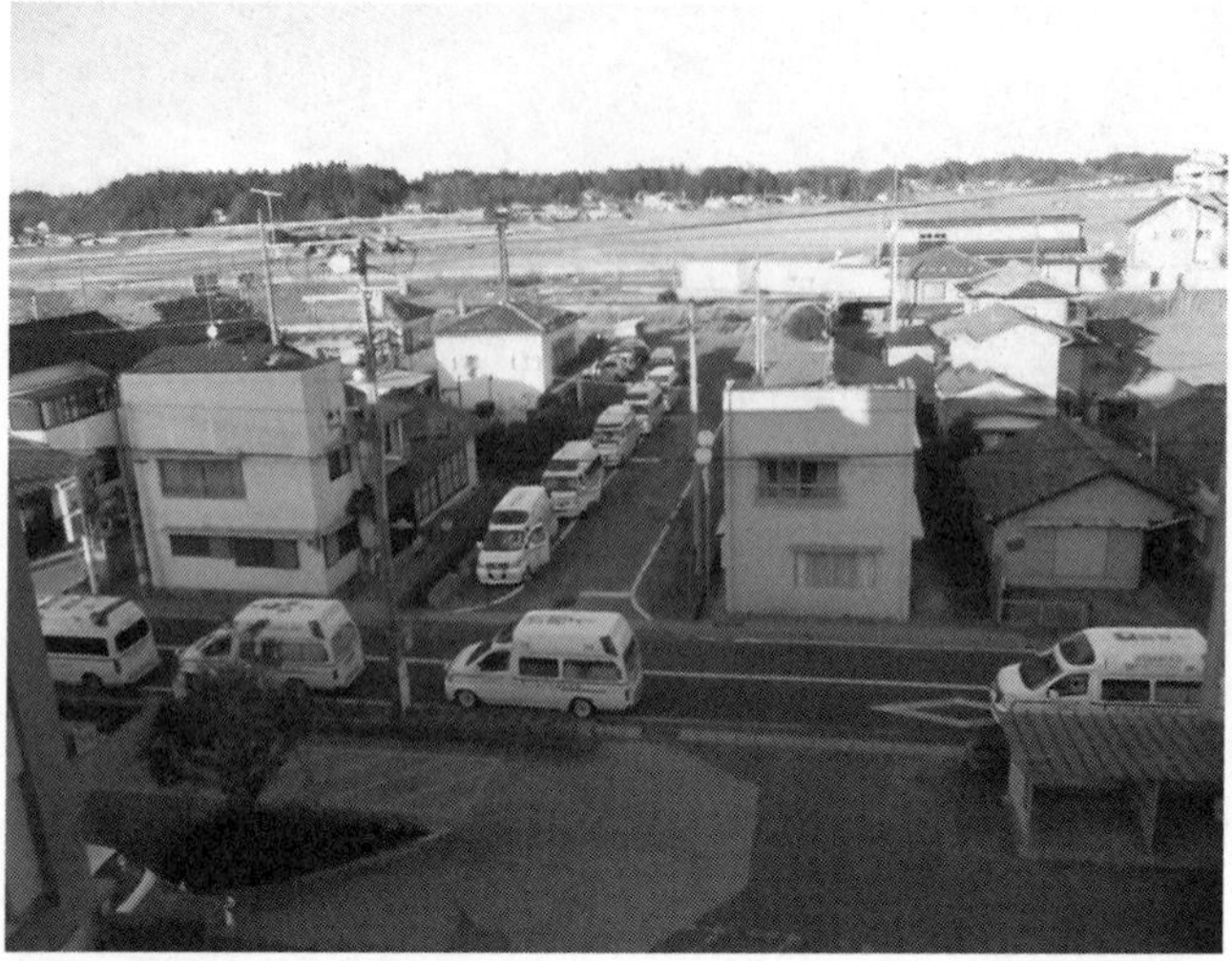

病院正面玄関前にて待機する救急車

◎経過メモ

午前八時三十分　ミーティングにて患者の転院作業の確認を行なう。病棟では名前、行き先の書かれたリストバンドを患者に装着する。

午前九時三十分　救急車二九台、大型バスが到着し、入院患者の移動を開始する。

午前十時　人工呼吸器装着患者一名を一五キロ離れた相馬市内の臨時ヘリポートに救急車で運ぶが、自衛隊のヘリに人工呼吸器装着のための電源がなく、移送を諦めて病院に戻る。院長が県災害対策本部と連絡調整を行ない、もう一度ヘリを飛ばすかどうか明日判断することになる。

午後四時　警察車両バス二台が到着し、厚寿苑の入所者一三名が受け入れ先の「久慈の郷」に出発する。

午後四時三十分　自衛隊バス二台が到着し、厚寿苑の入所者二一名が受け入れ先の「コクーン」

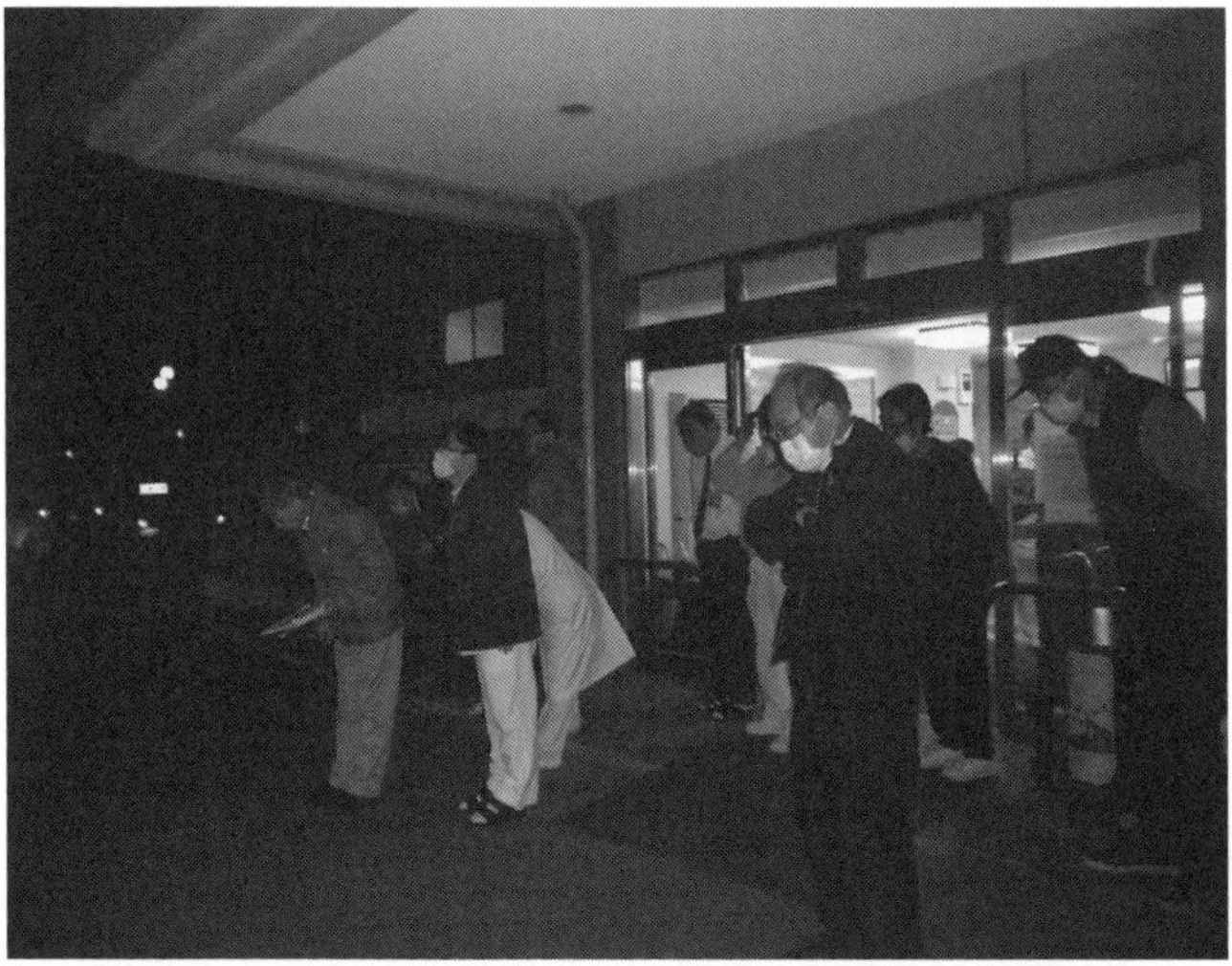

午後９時過ぎ、自衛隊車両で運ばれていく最後の入所者を見送る職員

に出発する。

午後五時　救急車三台が到着し、厚寿苑の入所者三名が受け入れ先の「なごみの郷」に出発する。当初は救急車一二台が配車される予定であった。

午後九時三十分　自衛隊の装甲車が到着し、厚寿苑の入所者一六名が受け入れ先の「なごみの郷」に出発する。入院患者は、人工呼吸器装着患者と一九日に退院予定の患者の二名のみとなる。

【三月十九日土曜日】

ついに外来、病棟の閉鎖

最後の患者を防災ヘリで会津に送った。持参した酸素ボンベと人工呼吸器の酸素の配管が違うため繋がらずアンビュウバックを押しながら

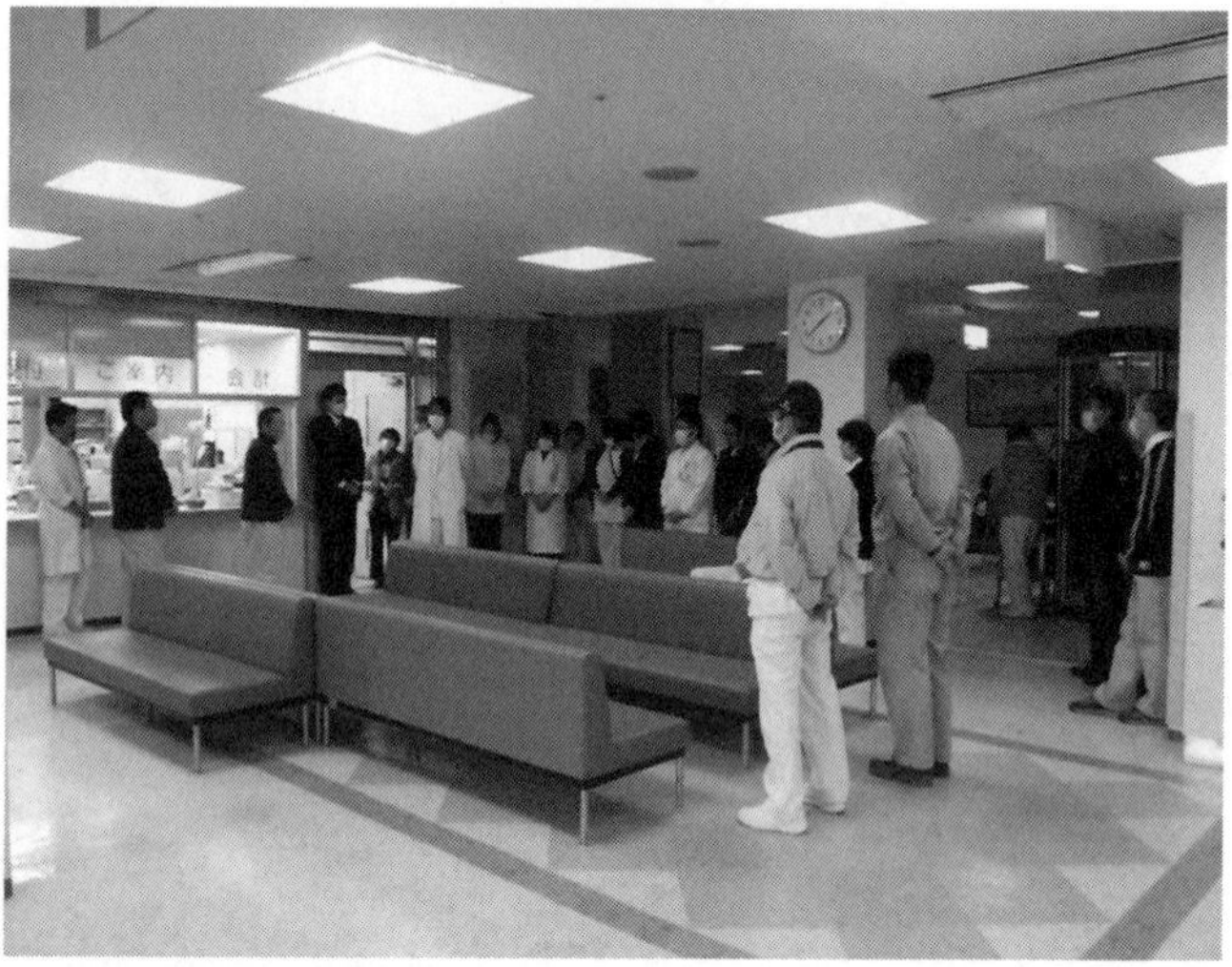

病院の一時閉鎖を告げる渡邉院長の話に聞き入る職員

の飛行だった。運よく帰りもヘリに乗せてもらった。上空から見た相馬、鹿島の景色に声を失った。

最後まで残ってくれた職員と、病院の再開と互いの無事を祈り解散した。

病棟閉鎖とともに外来も完全閉鎖させてもらった。スタッフのローテーションを組めないこともあったが、患者と入所者全員を無事避難させたことで緊張の糸が切れたせいかもしれない。最後の一人になっても外来を続けるとは言えなかった。

◎**経過メモ**

午前八時三十分　救急車に人工呼吸器の患者を乗せ、ヘリポートとなった相馬東グラウンドへ向かう。院長と看護部長が付き添い、千葉県警のヘリで無事に移送する。

午前十時　最後の入院患者が退院する。すべて

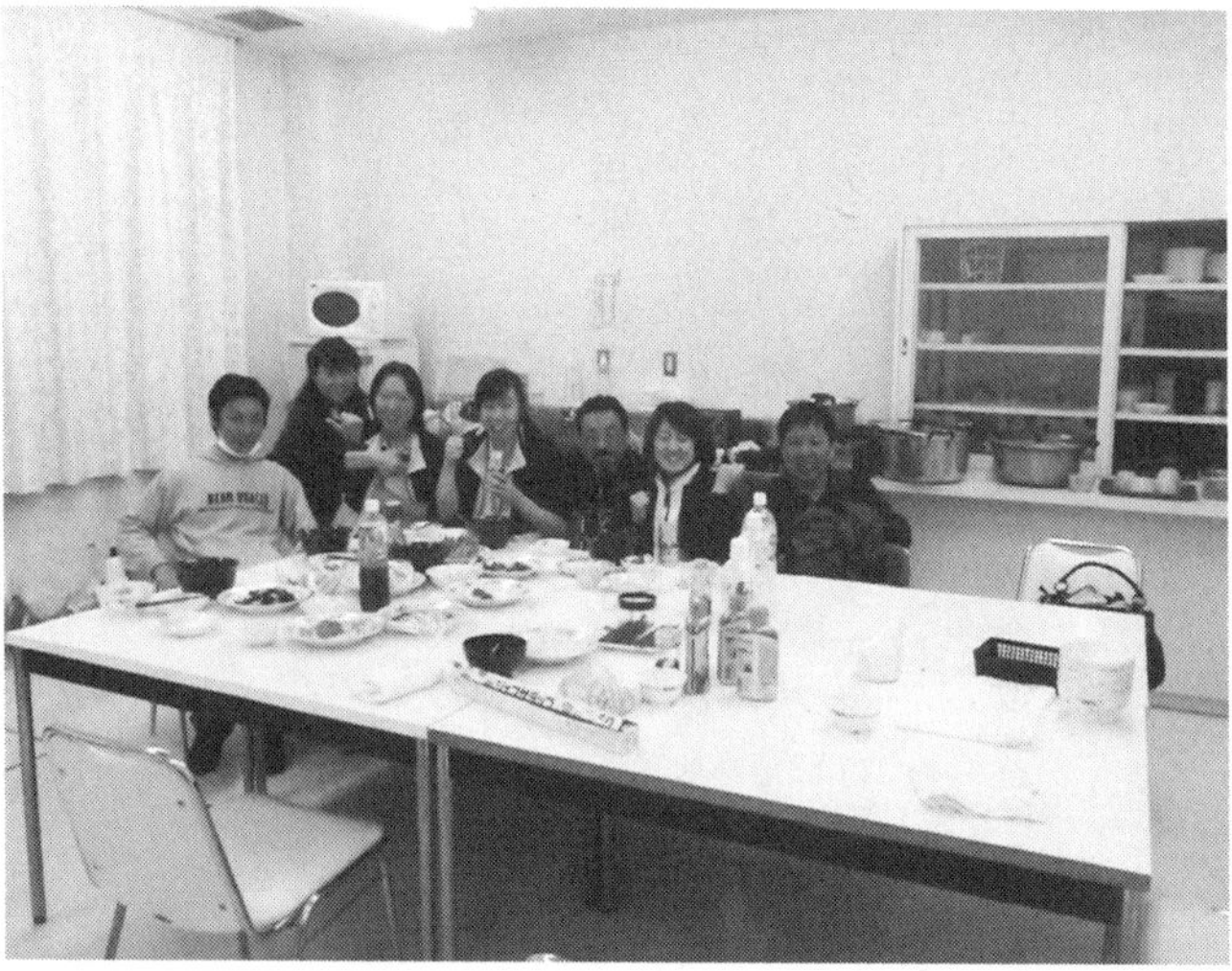

病院閉鎖後も残った職員たちと——向かって右から３人目、渡邉院長（3月20日撮影）

の患者、入所者を病院から無事に送り出すことができた。

午後一時三十分　一階受付・事務所前にて、院長から病院の一時閉院の挨拶のあとに解散となる。

＊七名のスタッフがその後も病院に泊まり込み、病院再開まで、点検・巡回にあたる。

［診療再開に向けた動き］

診療再開の条件は、閉鎖せざるをえなかった要因を取り除くことだった。医薬品、食料、ガソリンなどの物資は、ＪＡ福島厚生連本所、地元ＪＡを通じ調達できる目処がついた。

最も心配していた原発事故も、パニック状態から徐々に平静さを取り戻し、二週間もすると避難先から地域住民、職員が戻り始めた。

ほぼ全員の職員が、病院の再開に合わせて戻ると答えてくれた。頼もしく心強い後押しだった。四月上旬に再開できるように準備を始めた。

外来の再開

四月十一日内科、外科の外来再開。多くの患者が駆けつけてくれた。外来に活気が戻り、仕事ができる喜びを改めて感じた——その後、四月二十五日眼科、五月二日整形外科、六月六日皮膚科と順調に再開することができた。

病棟の再開と県の対応への疑問

入院、入所者の受け入れを準備していた四月五日、突然、県からみなし三〇キロ圏内であるから入院、入所は認められないと通達された。

福島第一原発から二〇~三〇キロ圏内は屋内退避指示（四月二十二日から緊急時避難準備区域、九月三十日に解除）が出されていた。この区域は、自主的に避難可能な者以外の居住が制限され、子ども、妊婦、要介護者、入院患者は入らないようにすること、保育園、小中学校、高校は休園、休校と定められていた。

第一原発から三三キロ離れているわれわれの病院、老人保健施設が三〇キロ圏内とみなされた理由が理解できなかった。県によれば、県災害対策本部を通じての避難は国に報告済みで撤回は

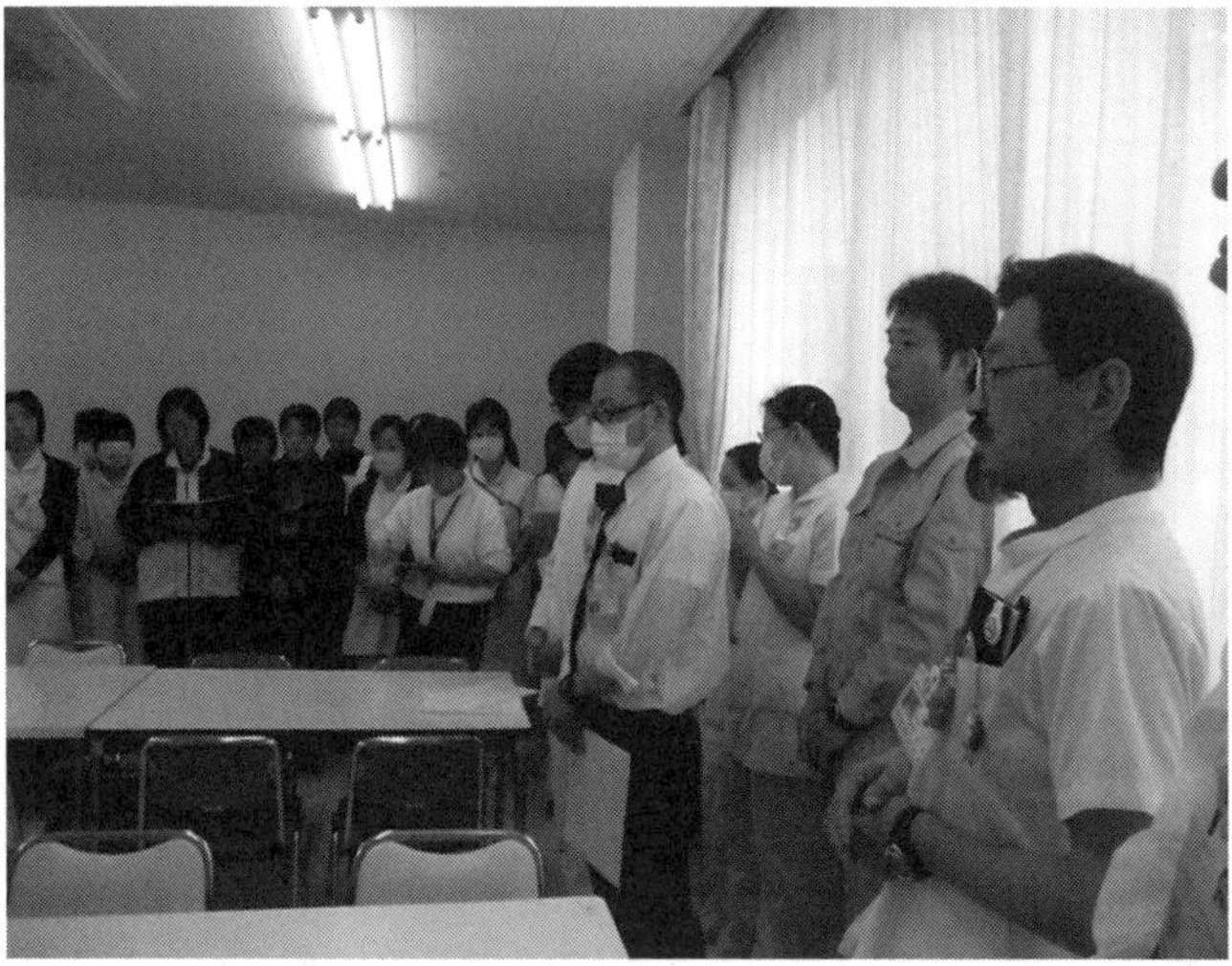

4月11日、診療再開の日の朝礼

できない、との説明だった。

今後の状況次第で避難区域が拡大し、入院患者、入所者の安全確保ができなくなる可能性は残るものの、納得はできなかった。南相馬市の人口七・一万人は、一時は一・五万人まで減少したが三・五万人までに回復していた。そこには入院治療を必要としている人たちがいた。休校となっている小中学校から二五〇〇人もの子どもたちがバスで通い、仮設住宅の建設が急ピッチで進んでいる地域で、なぜ入院診療が許可されないのか理解できなかった。

県が、厚生連、相馬地方市町村会からの要請だけでなく、厚生労働省、県選出の国会議員の働きかけに対してもかたくなに解除を拒んだ理由はいまだによくわからない。もっともわれわれは、JA福島厚生連本所の了解のもと、外来再開に合わせ少しずつ入所者を戻し、入院患者も入れていた。

四月二十七日夕方、いとも簡単に入院が許可された。まず避難させた患者を戻すようにとの指導付きで。その日の読売新聞に、〝みなし三〇キロ圏〟のことを取り上げた記事が載った。急な方針の転換がはかられたのは、福島第一原発三〇キロ圏で規制、地元で入院できない／三三キロでも入院認めず、せめてここには入院を認めるべきでは、との記事によるものなのか。ならば、新規入院患者を優先させるのが筋と言うものだ。避難した患者、避難先の病院に迷惑をかけるのを承知で、新規入院患者を受け入れることにした。

五月連休明け、一般病棟の再開を発表した。七月に一般病棟に戻した療養病棟は六月一日から再開した。八月以降は、一日あたり入院七〇名前後、入所六〇名前後で推移している。外来も、仮設住宅への巡回バスを増発したこともあり、一日あたり一七〇名前後まで回復している。

◎経過メモ

三月二十五日
官房長官会見にて、福島第一原発より半径二〇～三〇キロ圏内の住人へ自主避難の要請がある。
四月一日
病院再開に向けて、ミーティングが行なわれる。
四月五日

受け入れ先の「コクーン」にいる入所者を厚寿苑に戻すために迎えに行くが、県災害対策本部から入院・入所が許可されずにそのまま避難継続になる。

四月七日

事務室にてミーティングが行なわれる。各施設に移した患者、入所者に付き添った看護師や介護職の現況報告がある。

四月十一日から内科及び外科の外来診療を再開するにあたり、当面は夜間、土日祝日及び救急外来は受付できないこと、入院についても七二時間をこえてはならないこと、南相馬市全体で一〇床のみという制限が課されることなどの確認が行なわれる。

四月九日

依然、県災害対策本部から入院・入所が許可されないが、ＪＡ福島厚生連本所の了解のもと、「コクーン」に避難していた入所者を徐々に戻し始める。

四月十一日

内科及び外科の外来診療を再開する。この日の外来は新患が二五名、再来が二〇八名だった。外来のみでの診療開始であり、勤務者が不足するような事態にはならなかった。

この日、官房長官会見にて、「計画的避難区域」及び「緊急時避難準備区域」の設定が発表される。

四月十二日

相双保健事務所より炊き出しの要請があり、十二日から四日間にわたって、病院の管理栄養士二名、調理師五名、運転士一名によって、炊き出しを行なう。避難者から「やっと温かいおかずが食べられた」と喜ばれる。

四月十七日

外来にてリハビリが再開される。

四月二十一日

福島第一原発より二〇キロ圏内が「警戒区域」に変更される。また、福島第二原発の避難指示区域は、半径一〇キロ圏内から八キロ圏内に変更になる。

四月二十二日

福島第一原発より二〇キロ圏内の「警戒区域」の外側に、新たに「計画的避難区域」が指定される。葛尾村《かつらおむら》、浪江町、飯舘村の全域と川俣町《かわまたまち》、南相馬市の一部地域の住民はおおむね一ケ月のうちに区域外へ立ち退くことを求められる。また、これまで屋内退避の指示が出ていた半径二〇~三〇キロ圏内で、今回、計画的避難区域に指定されなかった広野町《ひろのまち》、楢葉町《ならはまち》、川内村と田村市、南相馬市の一部については「緊急時避難準備区域」とし、緊急時に屋内退避や自力での避難ができるよう準備をするとともに、引き続き自主的避難、特に子ども、妊婦、要介護者、入院患者などの避難を求めた。

四月二十五日

眼科の外来診療(週二回)が再開する。

四月二十七日

県より入院・入所の許可が下りる。
五月二日
整形外科の外来診療（週四回）、夜間休日診療、そして一般病棟四〇床の入院診療を再開する。
五月二十七日
循環器科の外来診療を再開する。
六月一日
療養病棟四〇床の入院診療を再開する。
六月六日
皮膚科の外来診療（週一回）を再開する。
七月一日
病床不足を改善するため、療養病棟を一般病棟に変更する。
九月三十日
南相馬市全域にて「緊急時避難準備区域」が解除される。

「危機的状況は今なお続く」

われわれの病院、施設は、避難、閉鎖から紆余曲折はあったものの診療を再開し、なんとか震災前の状態に回復できた。この間の職員の奮闘ぶりは特筆するものがあった。無理な注文にも快く応えてくれた。献身的な働きがなければ、何もできなかった。この場を借りて、改めて全職員に感謝の意を表したい。

また、本所をはじめJA福島厚生連全体で対処くださったことにも感謝するとともに、長く記録に留めておきたい。職場を失い、居住地を追われてなお、駆けつけてくれた双葉の方々も同様である。

相馬市・立谷秀清市長、南相馬市・桜井市長、東京大学医科学研究所・上昌広教授からの多大なる支援も忘れてはいけない。誰もが地域医療を守るために立ちあがってくれた。

震災・原発禍が残したもの

いま言ったように、われわれの病院、施設は、なんとか震災前の状態に回復できた。しかし南相馬市全体を見ると、どうなのだろうかと考えさせられる。

震災の年の九月三十日緊急時避難準備区域が解除、二〇一二年四月十六日には小高区に出されていた警戒区域が解かれている。また、一時、一万五千人までに減った人口も最近になり四万五、六千まで回復している。一見、復興の途をたどっているかのように見えるかもしれない。

しかし内実は違う。病院周辺を見れば、小高区から避難してきた人たちが入る仮設住宅が依然として多く残ったままである。小高区には日中出入りできるようになったものの、水道は使えず、人影も当然少ない。夜間の滞在が許されていないから、多少の生活の不便を我慢してでも、そこで生活するわけというにはいかないのである。戻りたくても戻れない状態は続いている。

また、震災前から減った人口（二万五〇〇〇人）のうち、二万人は三九歳以下の子どもをもつ若い年代といわれている。実際、原町区の小学校は除染を行なって再開したところ、生徒の数は震災前の半分にも達しなかったそうだ。

お年寄りの数はほとんど変わりないものの、このように若い人がいなくなっているから、六五歳の老齢人口の割合は、震災前四人に一人だったのが今は三人に一人になっている。高齢化率としては三〇年後の数字とされていたものがすでに現実となっているのである。

数字だけでは、私たちが直面している問題、現実はなかなか見えてこないにちがいない。

南相馬では今年もすべての農作物の作付をとりやめた。ここ鹿島でも農家の主役はお年寄りで、田植えと稲刈りを若者が手伝うというならいだったのが、震災以来その若者がいない。作付できない田畑は荒れるよりしかたなく、意欲を失ったお年寄りは、日がな一日こたつに入りテレビを見て過ごす。運動不足から血圧は上がり、糖尿病などの生活習慣病を悪化させている人が少なくない。

ところが、入院加療が必要となった場合、あるいは老人保健施設の世話になりたくとも、今度は空きベッドがない。なぜか。医療や介護現場で働き手となる若い人たちが集まらないため、南相馬市の病院や老人保健施設では以前のように稼働できていない（二割から五割の稼働率）ところが多いからである。特に南相馬に八ケ所あった老人介護施設のうち、二ケ所は閉鎖されたままであり、三ケ所はまだフルに稼働するに至っていない。相対的な老齢人口の増加が今や重くのしかかっている。

フル稼働できているわれわれの厚寿苑にしても、常に入所待ちで、今やその待機人数は二六〇人を超えている。以前であれば八〇人ほどだったのがである。同様に、同じ鹿島区にある特別養護老人ホームで三〇〇人待ち、原町区にある特別養護老人ホームでは四〇〇人待ちと耳にした。これは異常としか言えない状況である。

もちろん、こうした事態に手をこまねいてはいられない。南相馬市では「地域医療あり方委員会」を発足し、議論を重ねているところだ。二〇年、三〇年先を見据えた相双地域の医療、介護、福祉のあり方を、厚生連、県、自治体が一緒になり、構築すべきときだと考える。

われわれの三・一一からの回復は、まだ始まったばかりだ。

最後に、当院から避難先の病院に送った六八名の転帰について書いておかなければならない。実に、その四五パーセントの三一名が避難先の病院で亡くなっている。

また、避難先から当院に戻ってきた四人に一人がやはり亡くなっている。五月はじめに入院診療を再開したその頃は、周辺で入院させられるベッドが少なかったこともあり、新規入院患者を優先させた。避難先の患者を実際に戻し始めたのは、緊急時避難準備区域が解除された十月以降だった。結果的に戻す時期が遅くなってしまったわけで、そのことと、患者の死亡との関係にはよくわからない部分もあるが数字自体は事実である。

これらのことから言えるのは、震災後も少なくない人たちが亡くなっているということだ。福島は、宮城、岩手といった被災三県の中でも、震災による関連死と思われる人の数がいちばん多いとされている。二〇一二年九月末現在で一一二一名にものぼり、第一原発周辺の市町村の住民がその中でも圧倒的に多いという。

災害医療の厳しい現実を突きつけられた感がする。今後、患者避難のあり方などを考える上で銘記しなければならないことと考えるのである。

※「経過メモ」については、『双葉・鹿島そして未来へ』（ＪＡ福島厚生連、二〇一二年）に掲載された職員一九名の手記をもとにまとめたものである。

2◆診療所でおこったこと

手記とインタビューから（1）

空白の四日間――高濃度放射線汚染の実態

関根俊二〔談〕

◉医師　◉震災時：浪江町国民健康保険津島診療所院長　◉勤務歴：一五年　◉現在：二本松・浪江町国民健康保険津島仮設診療所院長　◉家族構成：義母と妻、一男一女　◉一九四二年生まれ

津島に押し寄せた避難者たち

そのとき、浪江町国民健康保険津島診療所の関根俊二院長は、いつもと変わらぬ午後の外来診察中だった。かつて経験したことのない激しい揺れと同時に電気が止まる。その後も断続的に大きな余震に見舞われたが、海岸線から二七、八キロ離れた津島地区では、大きな被害も発生しな

かった。関根院長は通常よりも早めにスタッフを帰らせたという。

「テレビもラジオも使えませんでしたから、巨大な津波によって甚大な被害が出ていることなど知る由もありませんでした。夜、自宅に戻った頃に電気が復旧し、テレビが見られるようになって初めてこれが大震災であることを知ったのです」

平日は診療所の隣にある専用住宅で寝泊まりしている関根院長だが、休診となる週末は郡山市の自宅で家族と過ごす。三月十一日もまた当然のように自宅に戻っていた関根院長は、翌朝、その被害の大きさを肌身に感じることになる。

十二日朝六時、関根院長の自宅の電話が鳴り響いた。診療所の近辺に住んでいるスタッフから、興奮した声で「至急戻ってほしい」と告げられる。車を飛ばして駆けつけると、診療所は無数の患者で埋め尽くされていた。

「沿岸部の町から津波の被害にあった住民が津島地区に避難してきました。あらゆる生活用品を流されてしまった人が多く、薬を求めて私の診療所に押し寄せたのです」

避難者のなかには医師や看護師もおり、患者対応に忙殺されていた関根院長を見かねて、患者のケアを手伝ってくれたという。通常、同診療所で診察する患者は一日平均三五人程度だが、他の医療機関が休診でサポートが得られなかった十二、十三両日については、四〇〇人近い患者を診なければならなかった。関根院長を含め、約八人の医師で対応したが、通常の診療とは異なる困難があった。

「処方すべき薬がわからないということが最大のハードルでした。特に高齢の患者は、薬の名前はもちろん、自分の病気すら理解していないこともあります。一つひとつ確認し、間違いのないよう処方しなければなりませんから、通常の診療よりもはるかに時間がかかってしまいます」

習慣的に「お薬手帳」などを持参している患者でも、避難時に持ち出し忘れ、あるいは津波で流されてしまっているケースがほとんどだった。沿岸部から避難してきた開業医がかかりつけの患者を診察するケースもあったが、「なぜ自分の患者の薬がわからないのか」と罵《ののし》られた医師もいたという。しかし、患者一人ひとりの処方薬まで記憶しておくのは不可能だと関根院長は語る。

「薬の色や形などを説明すればわかってもらえると考える患者さんは多かったのですが、数千種類もある薬の中から、病名も病態もわからずに薬を特定できるはずがありません。私たちだけではなく、被災地のほとんどの診療現場で薬剤情報不足によるパニックが起きていたようです。それだけに、患者さんには薬剤情報だけはしっかりと持ち歩くように指導するようになりました」

震災関連死三〇〇〇人

また、重症の救急患者の場合は、より高度な治療を行なうことが可能な病院への移送が必要となる。今回の震災では、外科的治療が必要な急性期患者はほとんどいないとされていたが、寒さやストレスなどによって慢性期疾患を急性増悪《ぞうあく》させ、重症化するケースは少なくなかったという。

「しかし、移送しようにも救急車がないんです。仕方なく、消防車の荷台部分に布団を重ねて紐で縛って固定し、患者さんを運んだこともありました」

透析《とうせき》患者への対応も難しかった。同診療所には透析設備はない。しかし、透析の必要な患者は次々と送られてくる。近隣で透析に対応する病院のうち、実際に機能している施設は二本松市の社会保険二本松病院だけだった。

「電話をして受けてもらえるか相談したら、断られる確率が高いですからね。黙って送り続けましたよ。数十人単位だと思います。結局、全員透析していただきました。後でその病院の先生には怒られましたが、やむをえない措置だったと思います。日本はこれまでにさまざまな災害を経験し、そのたびに災害医療の体制を整えてきたといわれますが、実際にはまったく役に立たない体制しか築かれていないということです」

災害医療の体制不備が、「関連死」という形で多くの犠牲者を生み出したと関根院長は指摘する。

「入院中の病院や在宅から避難し、行く先々でたらい回しにされ、あるいは極めて環境の悪い避難所で寒い夜を過ごし、その結果として体調を悪化させ、亡くなった人は双葉郡だけで三〇〇人にのぼるとされています」

マスコミも沈黙

こうして関根院長たちが患者対応に追われ続けた三月十二日、午後三時三十六分。福島第一原子力発電所一号機が水素爆発を起こした。避難者の数はさらに増え続け、計八〇〇〇人以上の避難者を学校や公共施設などで受け入れた。津島地区の住民は約一五〇〇人だから五倍以上の人数ということになる。浪江町役場は、町の機能そのものを最も安全性が高いと考えられた内陸に位置する津島地区に集約する方向で動いていた。

「十二日から十五日までの四日間は、津島に避難してくる人の数もこの診療所に送られてくる患者さんの数も増え続けていきました。十四日には福島第一原発三号機でも水素爆発が起き、住民の不安はひたすら大きくなっていったのですが、東電からも政府からも放射能汚染に関する情報は何ひとつもたらされませんでしたね。屋内退避の一言だけです」

この時点での国の避難指示は、原発から半径二〇キロ圏内。津島地区は圏外になる。情報も指示も与えられないなか、診察室に押し寄せる患者を診つづけながら、関根院長はある違和感を覚えていた。窓の外を往来する警官や自衛隊員が防護マスクを付けて作業している。

「これは後になってわかったことですが、この四日間に津島地区の放射線濃度は上がり続けてピークに達していました。また、津島地区は他の地域よりも放射線濃度が高く、つまり、避難してきた人たちはわざわざ放射線濃度が高い地区に誘導されてしまったのです。そして、政府や東電は、SPEEDI《スピーディ》などによってそうした放射能汚染の詳細な情報をもっていたにもかかわらず、私たち住民には一切提供されませんでした」

三月十五日、浪江町役場は二本松市への全町避難を自主的に決めた。

関根院長にはどうしても許せないことがある。震災後の春先、関根院長は取材に訪れたさまざまなメディアに、津島地区の放射能線の状況やそれが公にされなかった事実を訴え、報道してもらおうと試みた。関根院長が診療所で以前から使用していたガラスバッジ線量計は、(積算で)一〇〇マイクロシーベルト(〇・一ミリシーベルト)以下は感知しないため通常は「〇」しか記録されない。しかし、福島第一原発一号機の水素爆発が発生した三月十二日から全町避難する十五日までの四日間で、八〇〇マイクロシーベルトを検知していた。非常に高い濃度で汚染されていたこうした事実についても詳細に説明し、そのたびにマスコミはカメラですべてを記録して帰るが、放送されることは一切なかったという。

「SPEEDIの情報隠蔽《いんぺい》問題などについて、次々と真実が明るみに出るなかで、少しずつ風向きが変わり、報道にも乗るようになりました。しかし、この津島地区の『空白の四日間』が報道されたのは十二月二十一日です。もっと早い段階でマスコミが取り上げてくれていれば、高濃度に汚染された津島地区に取り残された人たちの内部被曝《ひばく》をしっかり検査し、フォローできていたはずなのです」

避難先に仮設診療所を設置

十五日早朝に診療所に届いた全町避難の知らせについても、その根拠に政府や東京電力からの情報提供があったわけではなかった。あまりに情報が与えられなかったことに不安を募らせた浪江町役場が自主的に決定した。

「今になって振り返れば、汚染状況を知りながら避難勧告を出さなかった政府や東電に対する怒りは収まりませんが、当時はもちろんそこまで想像する余裕はありませんでした」

大移動が始まった。移動手段をもたない避難者や津島地区住民のために役場はマイクロバスによるピストン輸送も行なっている。その最中にも診療所には患者が訪れ、関根院長たちは同日の午後まで診療を続けた。

避難先の東和町では小学校や地区センターなどの公共施設が避難所として提供された。自主的に他の地域に避難する者も多かったが、約三〇〇〇人が東和町の避難所に入った。どの施設も決して十分な広さは確保できず、要介護者や寝たきり高齢者がひしめき合うように寝かされていた。この状況に危機感を抱いた診療所スタッフが、全町避難から一夜明けた十六日、郡山に帰っていた関根院長に電話をかけた。

「仮設診療所を作るから戻ってくれと言うんです。もちろん、断る理由はありませんでした」

設置許可などの行政手続きや必要な物品の手配などスタッフは手際よく準備を進めたが、それでも丸二日の時間を要した。薬品や医療材料などを確保するため、放射能汚染が広がっていることを承知の上で津島の診療所まで車を走らせてもいる。

避難所の一つとして利用されていた東和生きがいセンターの一画に設置された仮設診療所で診療が開始されたのは十九日朝だった。すぐに患者の長い行列ができるようになり、関根院長の多忙な日々も再開した。もちろん、浪江町から避難してきた他の医師たちも協力している。家族とともに避難していた手塚クリニックの手塚徹医師も加わった。

「しかし、その間にもっと苦労した人もいるんです」

と関根院長は笑う。浪江町の全町避難から仮設診療所がオープンするまでの四日間、東和生きがいセンターの向かいに立地する診療所、東和クリニックには一日二〇〇人を超える患者が殺到していた。

「いきなりまったく情報のない患者さんを大量に診るのはとても大変だったと思います。私たちの診療が始まってからは一〇〇人くらいずつ分担して診るようになりました」

岳温泉診療所にて

四月に入ると二次避難が始まった。避難生活が長引くなかで、決して環境がよいとは言えない避難所での生活は高齢者や病人の負担が大きい。二次的な被害を大きくしないために少しでも快適な環境での生活が望まれ、仮設住宅が完成するまでのつなぎとして、県内各地のホテルや旅館などが提供されることとなった。仮設診療所もまた移動が求められ、関根院長はスタッフとともに設置場所を検討した。

「仮設診療所が最も効果的に機能するためには、避難者の数と既存の医療資源とのバランスに配慮する必要がありました。猪苗代《いなわしろ》や裏磐梯《うらばんだい》に避難した人が多かったのですが、それらの地域は医療施設も充足しています。避難者の数が比較的多いにもかかわらず、医療施設がほとんど存在しなかったのが岳《だけ》温泉でした」

岳温泉では、観光協会会長の協力を得て、旅館内に仮設診療所を設置した。関根院長は旅館に住み込み、手塚医師とともにフルタイムで診療を担った。

〝非常時〟の対応ができない行政

震災から二ケ月が経ち、二次避難の生活も一ケ月を超えた頃、仮設住宅への入居時期が具体的に見えてきた。二本松市内には浪江町民のための仮設住宅が一一ケ所で作られ、七月から入居が始まるという。関根院長たちは、最も規模の大きな安達運動場の仮設住宅地に仮設診療所を設置できるよう町や県に要望を出し、了解を得た。七月の入居時に合わせて診療を開始するために図面や書類を用意し、県に働きかけたという。しかし、安達運動場で仮設診療所が開設されたのは九月十五日のことだった。

「非常事態だということを役人はまったく理解していないんですね。平常時と同じような手続きで進めようとしかしない。何度問い合わせても『県議会で予算執行の議決が必要だ』と答えるばかりでした」

仮設住宅の建設も計画より遅れたが、それでも仮設診療所がオープンする一ケ月前には安達運動場に避難者の入居が始まっていた。避難者たちは仮設住宅から岳温泉の仮設診療所まで通院していたという。

「本来であれば、こういうときこそ、県のトップが強権を発動すべきではないでしょうか。しかし、被災地で暮らしていて、県政のトップが私たちの生活のために何かをしてくれたという実感はまったくありません」

それは原発事故についても同様だと関根院長は憤る。

「知事も原発立地四町の首長もマスコミの前に出るときは被害者然として、政府や東電を非難するばかりです。しかし、それを認めたのは彼らです。四〇年を超えた原発の更新を認めたのも彼らです。一言くらい謝るべき立場にあるのではないでしょうか。現在に至るまで彼らの謝罪は一度も聞いていません」

福島の医療人材流出が加速している

安達運動場の仮設診療所が開設してからというもの、関根院長は二本松駅前のビジネスホテルに宿泊し、週末は郡山の自宅に帰る生活を続けている。この生活がいつまで続くのか見当もつかないが、自分がここから逃げ出すことができないことは十分承知している。不透明な将来を見通そうとしたとき、一番の不安材料は人材の問題だ。仮設診療所には二本松市内の一一の仮設住宅から患者が集まる。その数は今も一ケ月に一〇〇〇人を超える。岳温泉で診療していたときの二倍を超える数字だが、医師を含めたスタッフの数は変わっていない。

「現在、医師を募集しているのですが、よい反応はありません。若い人材は県外に流出してしまった人も多く、戻っては来たがらないようです」

福島県全体としても医師の不足数は四八〇人に達する。看護師もまた医師同様に震災以前から不足していた地域だ。人材不足が過重労働を生み、過重労働の負担に耐え切れず人材が離れていくという悪循環を東北の多くの医療現場が経験してきた。

「放射能汚染による風評被害が福島の医療の人材不足を加速させてしまうことのないよう、国も県も迅速に効果的な施策を進める責任があるはずです」

国に対しても、県に対しても、東電に対しても、マスコミに対しても、理不尽なこと、納得のいかないことに対しては意見を闘わせてきた関根院長。それは最後まで仮設の現場に止まることを決意した者に与えられた権利であるのかもしれない。


避難生活から間もなく二年が経過しようとしている。この間診療所で診ている患者には、高血圧症・高脂血症・糖尿病等の生活習慣病が増え、高齢者では認知症、廃用症候群の悪化および増加が見られている。

仮設住宅での生活から一日も早く脱することが望まれる。

一人の死亡者も出さなかった救護所での活動

井坂晶［談］

◉医師　◉震災時：富岡中央医院院長　◉現在：坪井病院勤務の傍ら富岡町立仮設大玉村診療所院長をつとめる　◉家族構成：妻と二人　◉一九四〇年生まれ

双葉郡の医療提供体制

双葉郡富岡町は、町のほぼ全域が福島第一原発から一〇キロ圏内に含まれ、警戒区域として全町避難を余儀なくされている。県内外に避難した町民は約一万五〇〇〇人。仮設住宅は一二ケ所に分散し、うち最大規模となる大玉村の仮設住宅には富岡町仮設診療所が開設された。

同診療所の立ち上げに尽力した井坂晶医師は、震災から一年半が経過した今もなお週に一度、外来診療に当たっている。県内屈指の高度機能病院からの常勤医としてのオファーを「仮設診療所での診療を継続させてくれるなら」という条件付きで承諾した。

「仮設診療所が存在し続けるかぎりは、ここでの診療から逃げるわけにはいかない」

と井坂院長は語る。町のかかりつけ医として、多くの富岡町民が自分を頼っていることを、わかりすぎるほどに理解し、双葉郡医師会長としての使命から逃げるつもりもない。

井坂院長が富岡町に赴任したのは一九九一年。妻の実家である富岡中央医院を継承し、医療資源の不足する地域で総合的な一次診療の提供を目指して、旧ホテルを改築し診療所とした。同医院は、福島第一原発から約八キロの場所にある。

「ちょうどローンが終わったところだったんですけどね。仮に富岡に帰れるようになったとしても、七、八年後だとすれば私はもう八〇歳です。再び診療所で頑張れる年齢じゃありませんから、再建はありませんね」

病院からの常勤医としてのオファーを受けた理由はそこにもある。ただ、本当に富岡町に住民が戻れるようであれば、どのような形であっても貢献したいという思いも強い。医師の不足の顕著な地域で地域医療を守ってきた自負と危惧があるからだ。

「震災以前から福島の医療はすでに崩壊状態にありました。特に浜通りの医師不足は深刻な問題であり、その中でも双葉郡は全国平均の三分の一程度しか医師がいないのです」

人口一〇万人当たりの医師数は全国平均で約二二〇人だが、福島県は一八〇人と大幅に下回る（いずれも二〇一〇年データ）。福島市や郡山市が含まれる中通りこそ二七〇～二八〇人と充足しているが、浜通りの双葉郡では一〇万人当たり七七人の医師で地域医療を守ってきた。そして、限られた医療資源で効率的かつ安全な医療提供を実現するため、双葉郡では大きなプロジェクトが始まろうとしていた。

「県立大野病院と双葉厚生病院の統合です。基幹病院の再整備を図るため、組織の再編やスタッフのトレーニングなどが行なわれ、四月一日からスタートする予定でした」

その矢先となる三月十一日、東日本大震災が発生した。

着の身着のまま、二度の避難

富岡町東部は太平洋に面した海岸線を有している。マグニチュード九・〇の激震が生み出した津波は、同町で最大二一メートル超に達したともいわれている。海岸線から五キロ程にある富岡中央医院にまで津波の被害が及ぶことはなかったが、町内全域のライフラインが途絶した。電話やテレビなどの情報入手手段も完全に失われている。井坂院長も診療を中止、患者を避難誘導したのち帰宅させ、職員を帰した。被害状況や避難指示などの情報が届くのを待った。

「夕方になってようやく有線の町内放送から『屋内退避』の指示が聞こえてきました。ただし、町内放送の機器も各地で破壊・寸断されていたようで、情報が届いていない住民も多かったです」

翌朝六時、再び途切れ途切れの町内放送が流れた。川内村への全町避難が呼びかけられたが、理由が明らかにされない。井坂院長は、町の災害対策本部に直行し、初めて福島第一原発が危険な状態にあることを知った。

「放射能汚染の可能性があるのであれば、一刻を争いますから、着の身着のままで川内村に避難しました。これほど長期の避難になるとは考えもしませんし、誰もが軽装で逃げました」

富岡町の西端に接する川内村の避難所までは約二五キロ。通常なら車で三〇分程度の距離だが、全町民が我先に避難を目指す幹線道路は渋滞を極め、井坂院長が川内村に到着したのは正午を過ぎていたという。

井坂院長は、避難所には向かわず、村内唯一の医療施設である川内村国民健康保険診療所に直接入った。予想した通り、薬を求める避難者で溢れていたが、休診日であったため同診療所の勤務医はいない。井坂院長より早く同村に避難していた富岡町の開業医がすでに診療を始めており、井坂院長も加わった。しかし、福島市に自宅があるというその医師は、やはり家族に対する不安が大きくなり、午後になると同村を離れた。

一人残された井坂院長は、計三〇〇人の患者に対応することになる。病院や介護施設から運ばれてきた人も少なくなかったが高度な急性期医療や入院医療に耐えられる設備は整っていない。できるかぎりの対応に徹するなか、避難所になっていた体育館に避難していた別の開業医がサポートに駆けつけてくれた。

翌十三日には、いわき市の自宅にいた同診療所の医師と連絡を取り、三人で避難者の診療に当たった。そして、十四日十一時、福島第一原発で二度目の水素爆発が起きた。富岡町は二度目の全町避難を指示した。

重症化しそうな患者の早期発見に努める

「飯舘村《いいたてむら》のように、ある程度時間が経ってから計画的避難区域として避難が指示された地域の人たちは、しっかりと準備をして避難ができただろうと思います。しかし、富岡町民には準備する時間も避難生活を想像する時間も与えられず、本当に何ももっていなかったんです」

二度目の避難場所とされたのは、郡山市の大規模イベント施設「ビッグパレットふくしま」。井坂院長は、知人のいる会津で一夜の休息を取り、また、まだ物資が豊富だった会津で生活用品を購入してから、十六日夕方、避難所内の救護所に入った。二五〇〇人（富岡町と川内村の住民で一時は二七〇〇人にも達した）の避難者を抱える県内最大級の大型避難所の医療供給体制は極めて乏しかった。

「いたのは富岡町と川内村の保健師で、患者対応に追われていた」

DMAT（災害派遣医療チーム）が入った形跡はあった。しかし、災害時の超急性期医療を担うDMATの役割と救護所で求められる慢性期医療とは相いれないことから、早々に立ち去ったと考えられた。ただ、慢性期疾患を抱える高齢者の避難所生活が長期化すれば、命に関わる問題に見舞われることが明白だった。井坂院長は、早急に避難所における保健医療の提供体制整備を進めようと考えた。

「まず、避難所の中にいた富岡町の開業医に声をかけました」

夜の森サクラクリニックの佐藤正憲医師は富岡町の開業医仲間であり、気心も知れている。夜の森中央医院の堀川章仁医師も十八日から合流してくれた。診療班とラウンド班に分かれ、訪れた患者を診るとともに、避難所内に潜在するケアが必要な人を早期に抽出する。重症化しそうな患者は郡山市内の病院で受け入れてもらった。

「できるかぎり早く対応することで、死亡者を少しでも減らすことができます。ラウンドしながら『大丈夫ですか』と一人ひとり声かけすることも私たちの重要な役割でした」

一階から三階まで一回りするのに二時間半を要した。

医師よりも早く活動していた富岡町と川内村の保健師とも連携しながら、避難者の健康状態の把握に努めた。しかし、医師三人体制ではさすがに限界がある。二十日から二週間ほど、東邦大学のDMATがサポートに入ってくれた。

救護所医療はDMATの仕事ではないが、救護所の後方病院として連携していた星総合病院の星北斗理事長が、窮状を見かねて出身大学に要請してくれたためだ。四月十日以降は、日本医師会と県の災害対策本部を通じて、JMAT（日本医師会災害医療チーム）の支援が受けられるようになった。

医師の充足が図られる一方で、当初の最大の問題は薬だった。避難所に用意された在庫はわずかだったため、薬を求める患者にも二、三日分しか処方できない。郡山市の保健所と連絡を取り、少しでも融通してもらうことで時間を稼いだ。次第に薬剤の流通環境は改善し、支援に入ったJMATからも入手できるようになる。郡山市医師会の協力によって薬剤師が避難所に入るようになると、薬関連の問題はほとんどなくなっていた。

四月上旬、感染症の蔓延《まんえん》を心配していたところ、案の定ノロウイルスに感染した患者二人が確認された。北海道公衆衛生班や県中保健所（県中保健福祉事務所）による指導を受けながら大事に至らずに済んだ。インフルエンザや結核も出たが、迅速な対応で拡大することはなかった。

こうして井坂院長を中心に整備されたビッグパレットふくしまの救護所医療は、八月三十一日に閉鎖されるまで、一人の死亡者も出していない。

阪神・淡路に何を学んだのか

六月に入ると、郡山市や三春町、いわき市などで仮設住宅ができ始めた。親類・知人の家に身を寄せ、あるいは県外で新しい生活を目指すために避難所から離れる人も増え、救護所の業務も当初の慌ただしさはなくなっていた。ＪＭＡＴの支援を六月いっぱいで打ち切ることを決めた頃、井坂院長の頭には次の段階の不安が膨らみ始めていた。

「阪神・淡路のときには、仮設住宅での孤独死や認知症、要介護度を悪化させてしまう人が相次ぎました。それだけに、仮設住宅での生活には早くから保健・医療の専門家による訪問やケアが重要であることを学んだはずですが、県行政の動きにそうした配慮がまったく感じられなかったのです」

井坂院長たちは四月二十五日の段階で、仮設住宅における仮設診療所の開設を県に要請していた。しかし、予算が執行されるには七月七日の県議会で可決されなければならない。仮設住宅への住民の入居が始まるなかで、井坂院長は県議会の議決を待ったが、同日に迅速な取り組みを求めると、「町議会の議決が必要」という答えが返ってきた。七月二十日の議決後には、「入札を行なう必要がある」とさらに待たされた。大玉村の仮設住宅地内で仮設診療所の工事が始まったのはお盆を過ぎた頃、九月上旬竣工し、届け出手続きなどを経て、開設は十月一日までずれ込んだ。

その一方で、井坂院長たちは大玉村の富岡町仮設住宅への入居が始まった六月上旬から定期的に仮設住宅を訪れ、各戸をラウンドして体調管理や不安の除去に努めた。仮設診療所開設が大幅に遅れていたことから、八月一日から敷地内の集会所で外来診療を行なってもいる。また、ラウンド時には住民から「仮設住宅に必要な機能」について要望を聞き、生の声を行政に届けた。

仮設住宅は一つの村、コミュニティとして成立させるために、それに必要な要素をすべて注ぎ込む必要がある。しかし、県の対応には「建物を作り、人を入れてしまえばそれでいい」という考え方が感じられたと井坂院長は振り返る。

「行政の縦割りが、そのまま災害時対応に反映されていましたね。医療、介護、福祉が仮設住宅にどのように組み込まれるかについても、各担当者がバラバラに対応しています。仮設居住者に不可欠な日用品の買い物ができる店舗が組み込まれていないことも、同じような視点の欠如が原因にあるでしょう。コミュニティとして求められるあらゆる機能をシステマティックに組み込む方策を用意しておかなければ、今後の災害時にも同じことが繰り返されるでしょう」

待たされるだけ待たされて完成した診療所も、国庫補助の三〇〇〇万円では十分な機能を装備することはできない。井坂院長は、ビッグパレットふくしまからともに仮設診療所へと異動した堀川医師、佐藤医師と話し合い、富岡町の自院に一時帰宅して超音波診断装置や心電計などを持ち帰り、最低限必要な機能を整備した。

「仮設診療所の建物だけで二〇〇〇万円はかかっていますからね。三〇〇〇万円という金額は、聴診器一本で診療しろということです。国も県も現場のことは何も理解していません」

医療従事者としての使命感に救われた

大玉村の富岡町仮設診療所では週に内科診療三日、歯科診療二日、朝八時半から夕方五時までの診療とラウンドを行なう日々が続いた。五月に坪井病院に赴任してからは、週五日の病院勤務と週一日（木曜日）の仮設診療所業務に追われている。仕事に没頭することで、むしろ気が楽になる面もあったと井坂院長は語る。

「何もしなかったら、将来の不安や現状に対する不満で精神のバランスを狂わせてもおかしくないような状況だと思うんです。妻も私とともに各地を転々としながら、慣れない土地のアパート暮らしが続いたとき、軽いうつ状態になりました。それだけに私自身は、医療従事者としての使命感があることに救われている部分も大きいと感じます」

あっという間に過ぎ去った一年間は、今後のことを考える余裕も与えてくれなかった。将来に目を向けようとすると、自分の人生以上に双葉郡の未来に対する不安で頭がいっぱいになる。

「放射能汚染の問題もあるでしょうが、それ以上に、将来が見えない。帰れない場所があるなら、そこを明確にして国で買い取ってほしい。それ以外の場所は、『〇〇までに必ず帰れる』と国が明言してくれれば、その日に向かってみんな頑張れるんです」

原発事故をシンボリックに利用して、ナショナルセンターなどを包含した放射線医学の世界規模の医療クラスターを福島に築き上げるという構想はあるが、遅々として進まず、きれいごとばかりが先行する構想に同調するつもりもない。

「福島医大の周辺ではなく、双葉郡で作るというのなら賛成です。企業が入り、役人が入れば、商業施設も開発され、道路も整備されます。住民が戻るための町の再興と医療クラスターの開発を重ねればよいのです。原発事故によって最も大きな被害を受けた人たちに恩恵のない形では意味がないのではないでしょうか」

双葉郡の中で、帰宅困難な町がいくつか生まれることは避けられないとしても、それ以外の町が再興し、住民が戻ってこられるようにするために必要なことは何か。その重要な要素として医療の充実があることは確かであり、井坂院長はその実現に向けて闘い続ける。

そして間もなく震災より二年が経とうとしている。

今回の災害・原発事故は国難であり人災であることをしっかり受け止め、復興に全力を尽くしてくれることを国に、政治に願ってやまない。

故郷・南相馬を離れて

菅野弘之［談］

◉医師　◉震災時：かんのキッズクリニック院長　◉現在：かんのキッズクリニック（仙台市若林区）院長　◉家族構成：妻、二女　◉一九六〇年生まれ

まさかの大災害に発展

東日本大震災により福島県内で最も多い犠牲者を出したといわれる南相馬市。しかし、その犠牲者は海岸線から二キロ以内に集中している。行政機能や主要な商業施設が集中するJR常磐線原ノ町駅周辺では、観測された震度も五弱であり、建物にも大きな被害は生じなかった。原町区の、かんのキッズクリニックでは、発災後も診療を継続していた。

「大きな揺れでしたが、棚から物が落ちた程度でしたし、電気も通じていました。水道だけが止まったのですが、貯水槽で対応できたので診療の継続に支障はありませんでした。家族や自宅を心配して帰宅した患者さんは数人いましたが」

まさかこれほどの大災害に発展するとは想像もできなかったと菅野弘之院長は当時を振り返る。診療を終えて隣接する自宅に戻っても、観葉植物が倒れていた程度で、壊れた物は何もなかった。

周辺の住宅にも大きな被害が出ているようには感じられない。翌十二日の土曜日も、菅野院長は通常通り午前の外来診療を行なった。相双地域では数少ない小児科専門クリニックであり、一日当たりの平均外来患者数は七、八〇人。二〇〇七年の開業以来地域住民から厚い信頼を集める立場であった。

異様な町の空気に違和感

十二日午後三時三十六分、福島第一原発の一号機建屋で水素爆発が起きる。南相馬市内にも屋内退避の指示が出されると、町は異様な空気を漂わせていく。ガソリンスタンドには長い行列ができ、スーパーやコンビニエンスストアでは食料の買い占めが始まった。違和感を覚えながらも、菅野院長も三台の自家用車にガソリンを補給し、家族とともに事態の推移を見守っていた。

かんのキッズクリニックの前には、相双地域と福島市を結ぶ県道一二号線がある。いつもはほとんど混雑しない道路が、福島方面に向かう車線だけ大渋滞となっていた。警察車両も次々と通って行く。

菅野院長は妻と二人の娘とともに唯一の情報源であるテレビを見ながら、いつでも避難ができるように準備を進めていた。そこへ、双葉町に住む親戚六名と、近くに一人住まいをしていた菅野院長の母が避難してきた。

「原発に近い親戚たちのことは気になっていましたので、避難してきてくれて安心しました。その時点では私自身はまだ、それほど深刻な事態だとは受け止めていなかったのですが、次に爆発が起きたらそのときこそは避難しないといけないと思い、ずっとテレビを注視していました」

秋田～東京と転々とする

十四日月曜日も菅野院長は通常通りに外来診療を開始した。いつもより患者は少なかったが、診療できる状態である以上は、患者を受け入れる責任があると考えていた。実際、避難するために薬を求める患者が切れ目なく訪れていた。そして十一時、三号機建屋で二度目の水素爆発が発生、事態は一変する。菅野院長は診療を中止し、職員および患者に帰宅するよう指示した。

「親戚が双葉町で議員を務めていて、原発に関連するある程度信憑性の高い情報が入ってきました。原子炉がかなり危険だということで、残るべきか迷ったのですが、年寄りや子どもたちの安全を第一に考え、十四日夜、秋田へ避難することを決めたのです」

菅野院長一家と母、親戚六人の計一一人。三台の自家用車にガソリンを補給しておいたことが幸いした。ただし、道中は大渋滞が続く。途中の福島市で弟宅に母を預け、秋田の親戚宅に到着するまでには六時間を要したという。

親戚の家とはいえ、長く世話になるのは難しい。ましてや一〇人の大所帯である。二日もすると気まずさを感じるようになった。二泊した三月十七日、閉鎖されていた秋田空港の運行再開が報じられた。菅野院長一家と妻の両親は、飛行機で東京に向かうことを決める。飛行機のチケットは意外なほどあっさりと入手でき、菅野院長一行はその日のうちに東京・江東区に住む妻の妹宅に到着した。しかし、六人が住み込むには東京のマンションは手狭であったため、菅野院長だけは実妹夫婦の家に移動した。

「その後の数日間は、何をし、何を考えていたのか、よく覚えていません。朝から晩までテレビで原発事故の推移を見守っていました。パソコンが使えないので、情報収集のため携帯をスマートフォンに換えました」

二週間が過ぎた頃、この先の生活を考えなければと思うようになった。しばらくは自宅に戻れる目処も立ちそうにない。まずは子どもたちの教育の問題がある。小学校を卒業したばかりの長女は、ちょうど四月に開校する近隣の新設中学校に通う手続きを取った。幼稚園年長に上がるはずだった次女は、義妹宅マンション一階の保育所に入ることができた。

人が住めなくなった故郷

同時に自宅と診療所が心配になった。放射能汚染が拡大したら戻れなくなるかもしれない。その前に大事なものだけでも引き上げておきたいと考えた菅野院長は、三月二十九日、飛行機で秋田空港に入り、空港駐車場に預けてあった車で自宅に向かった。山形から高速を使って仙台東部道路に入ったとき、初めて今回の震災と津波の凄惨な爪痕を目の当たりにしたという。

「私は阪神・淡路大震災のときに医療支援チームとして被災地に入ったのですが、当時の神戸市長田区と同様でした。あらゆるものが破壊され、戦争の後の焼け野原のようになっていました」

仙台市内では、新たな生活を営むことも視野に入れ、住まいを探そうとした。しかし、家族と住める都合の良い物件は見つからない。住む場所を奪われた膨大な数の市民が家を求めていたのだ。今回の被災に関する認識の甘さを痛感したという。

国道六号線を通って南相馬に入ると、さらに悲惨な光景が広がっていた。津波で打ち上げられた船が道路際のあちらこちらに残されている。膨大な瓦礫が秩序もなく荒れ果てた平地に散乱していた。

「津波の被害が六号線沿いまで及ぶなんて、この地域に住んでいる人間には想像できませんよ」

途中、鹿島町近辺で検問を受けた。「自分の街に入るのに検問とは、いったい何事だろう」と思ったという。自宅周辺にたどり着いたときには日も暮れ、街灯の消えた街は暗闇に包まれていた。人の気配のない街がこれほど恐怖を感じさせるとは考えもしなかった。

荷物を整理しながら二日ほどを自宅で過ごした。食料も生活用品も南相馬市内では調達できず、隣の相馬市まで買い出しに行かなければならない。ガソリンも同様で、スタンドで二時間並んでも満タンにはしてくれない。郵便も宅配も止まっている。以前と同じ生活ができる状態ではないことをまざまざと感じた。

市内の開業医仲間と連絡を取り、お互いの無事を確認して安堵した。鹿島町で仮設診療所が開設されていることを知って協力を申し出たが、「子どもの患者はぜんぜん来ない」との話だった。

「それなら、たとえ患者が少なくとも、自分のクリニックを開けておいたほうが役に立てるのではないかと考えました」

三十一日、福島空港から臨時便で東京に戻った菅野院長は、自身の手帳（日記）に「四月五日クリニック再開目指す」とメモしている。

子どものいない街でクリニックを再開

実際にかんのキッズクリニックの診療が再開したのは四月十一日。子どもたちを東京の義妹宅に託し、看護師の妻を伴って戻った。市内に残っていた二人の事務職員が協力してくれた。しかし、初日の患者数はわずか二人。状況を考えれば仕方ないことだと菅野院長は受け止めていた。翌日の患者数は五人。その日のメモに菅野院長は「少しずつだが人が戻っている」と記している。

「今にして思えば、楽観的だったんですね。午前のみの診療でしたが、患者さんが増えたら午後も診療しようと考えていました。しかし、戻るどころか、実際には子どもたちを含む市民がどんどん市内を離れて行く状況でした」

薬品も、原発から三〇キロ圏内の卸売業者は閉鎖。福島市内の卸売業者に依頼し、自衛隊がそれを運んで来ていた。

一時間に一人来るか来ないかという患者を待つ毎日。半数は、これから避難するために薬を多めに処方してほしいという患者だった。その一方で、原発事故の報道は、事態収束に向けた道のりの不透明さばかりが強調され、今後も住民が離れていくことが予想できた。四月二十二日には、緊急時避難準備区域が設定され、南相馬市原町区もほぼ全域が含まれた。

五月十三日、菅野院長はクリニックを閉鎖し、事務職員を解雇するに至った。

「あのまま診療を続ければ赤字が膨らみ、倒産も避けられない状態になっていたと思います。復興後のことも考え早めに決断しなければならないと考えました」

東京での仮住まいと単身での赴任

東京では、親と離れて生活する二人の娘も情緒不安定になってきていた。妻とともに東京に戻った菅野院長は「何をしてよいのかわからない日々が続いた」という。自院を開業してまだ五年。多額の借り入れも残っている。福島県立医科大学の医局から勤務医の仕事を打診されたが、断らざるをえなかった。

「勤務医の仕事は主治医としての責任が生じ、一度引き受ければ簡単に辞めることはできなくなります。しかも勤務医の給料ではとても借り入れの返済はできません。南相馬に人が戻ってクリニックを再開できるんだろうか、いや、南相馬ではもうやっていけないかもしれない、ほかで開業を考えようか、と心は揺れました」

東京で新たに開業することも考え、近郊の物件も見て歩いた。しかし、少子化が進むうえ開業ラッシュが続く東京で、簡単に経営できるとも思えなかった。菅野院長の心は一ケ月ほど迷走したが、先も見えず、六月になって東京で住まいを借りることに決めた。借り入れの返済が一年の猶予を認められ、また、一年程度は生活できる蓄えはあったので、仕事をしないまま様子を見ようと考えるようになっていた。幸い、妻の妹宅近くのマンションを借りることができた。

「でも、一年後にはなんとか自立していなければいけない、というプレッシャーはずっとありましたね」

そんなとき、福島医大の医局から再び連絡があった。福島市の小児夜間救急を手伝わないかというもの。夜間救急であれば、個別の患者に対する継続的な責任は伴わず、昼間の時間を自分の再出発の準備のために使える。

「大学の仲間は、私の生活のことや、医師としてのカンが鈍ってしまうことを心配してくれていたようです」

七月一日から不定期で週に三〜四日、福島市夜間急病診療所で十九時から二十三時まで小児救急を担当することが決まった。時を同じくして、南相馬市立総合病院の小児科が外来の再開を決めた。菅野院長は、週一回診療を手伝うことにした。単身南相馬へ戻ることを決めたのである。

十月からは夜間救急の担当曜日を火曜から金曜の四日間に固定。火曜日の市立病院の外来と合わせ、火曜から金曜までは南相馬の自宅から各病院に通う。金曜の夜に車で四時間かけて東京の家族のもとに帰り、月曜の夜に南相馬に戻る。月に三日程度の乳幼児健診も担うことになった。生活のリズムは徐々に整い、十分とは言えないながら収入も安定していった。

南相馬にも人が戻り始めていた。市内の旧緊急時避難準備区域内の居住人口は、震災前は約四万七〇〇〇人だったとされる。それが一時期は八〇〇〇人程度まで減少したが、秋口には約二万八〇〇〇人にまで回復した。

「しかし、戻った住民の多くは自分の生まれた街で暮らしたいという気持ちが強い高齢者で、子どもはほとんど戻ってきていません。放射能汚染の影響を懸念する親の気持ちを考えれば当然だと思います。では五年先、一〇年先に戻ってくる保証があるのか。東電や政府の対応を見ていると、子どもを連れて戻りたいと考える親は少ないと思います」

子どもが極端に減ってしまった街に、それでも小児科専門医として残るべきなのか。苦悩の末、菅野院長は仙台で新しくクリニックを開業し、再出発を図ることを決めた。

相双地区の数少ない小児科医

菅野院長は、南相馬に生まれ育った。高校まで原町で過ごし、福島医大へ進学。小児科医を志したのは「やりたいことがずっと決められなかったから」と苦笑する。

「小児科は、子どもの病気をすべて診られることが基本です。その中で自分が専門とすべき分野も見いだせるだろうと思いました」

大学で小児科医として勤務するうちに、小児がん治療の道に踏み出す。福島県内で唯一小児がんの治療ができる場所は、必然的に県内の患者がすべて集まる環境だった。

「当時は骨髄移植《こつずいいしょく》が始まり、小児がんが治るようになった時代でもありました。ドナーを必要とせず、患者自身の血液から移植する幹《かん》細胞を得られる、末梢血幹細胞移植の研究に携わりました。名古屋や東京で勉強を重ね、福島の骨髄バンクにもかかわっていました」

やがて非常勤の小児科医として勤務していたＪＡ福島厚生連双葉厚生病院に、常勤医として着任。当時双葉郡には小児科の開業医もなく、小児科の常勤医のいる中規模以上の病院もなかった。双葉厚生病院時代の同僚には、のちに相前後して浪江町にクリニックを開業した外科の手塚徹医師もいた。

小児科医が常勤する唯一の病院に、患者は殺到した。七年間、大学からの応援を除いては、ほぼ一人で菅野医師は地域の小児科医としての務めを果たし続けた。

「そのころ私自身も子どもができ、定年のない開業医になる準備を進めていました。後任の小児科医が大学から派遣されるはずでしたが、臨床研修制度が始まったことなど人事的な悪条件が重なり、大学でも人手不足になって派遣してもらえなくなってしまいました」

結果として双葉厚生病院から小児科がなくなってしまった。双葉町で小児科を開業しようにも、重症者が出た場合に救急移送ができる病院がない。双葉厚生だけでなく時を同じくして南相馬市立総合病院からも常勤の小児科医がいなくなり、公立相馬総合病院の小児科医も人数が減っていた。そのような地域の事情も重なり、菅野医師は地元南相馬に戻って開業したのである。

「南相馬を見捨てるのか」と言われて

南相馬を離れ、仙台に拠点を移すという決断は、菅野院長にとって苦渋に満ちたものだった。子どものいない地域で小児科を経営しても、当然赤字になる。公立病院や大学病院では、使命として不採算医療を担うことも考えられるが、開業医にできる話ではない。

「現地の事情を知らない人からは『南相馬を見捨てるのか』とも言われました。被災した故郷の地域医療に貢献したいという気持ちは、もちろんあります。でも、大学や医師会や自治体が生活を保障してくれるわけでなく、一人の個人経営者としては自院の経営と生活は自分でなんとかしなければなりません。東電や国があてにならない以上、申し訳ないが子どものいるところに行くしかないのです」

不採算を承知で地域医療に貢献する開業医を経済的に支援する枠組みがあってもいい。震災復興という特殊な状況であればなおさらだ。小児科のない地域に子どもは戻ってこず、子どもが戻らない地域に未来はない。菅野院長は、行政側が地元の医師の流出に歯止めをかけようとしないことにも、強い疑問と悲しみを抱いている。

「私が南相馬から離れる話をしても、行政の担当者は『先生が出て行っちゃうのは仕方ないよね』と、止めようともしません。国も県も医師会も、地域医療再生というスローガンを掲げて、外部から人を招聘《しょうへい》することばかり考えていますが、外から来た人たちがこの地域に家族ぐるみで永住するでしょうか。どうやったら地元の医療者が踏みとどまれるかを考えるべきではないのでしょうか」

二〇一二年三月一日、仙台市若林区の大和町メディカルセンターに、新生したかんのキッズクリニックがオープンした。初期投資が小さくて済むクリニックモールである。開業すれば二重ローンを抱えることになるので借金は最小限に抑えたかった。二階建てビルの一階に二つの診療所と調剤薬局、二階に三つの診療所が入る。二階部分の二つの診療所が震災のため開業をキャンセルして空いていた。

「小児科として開業するはずだった医師が、被災して開業を断念したそうです。それを聞いて、これも何かの縁かな、と思いました」

診療は月曜から土曜午前までフル稼働する。仙台では家族で住める家が見つからないため単身赴任だ。週末のわずかな時間だけ東京の自宅に戻る。

「日曜の夜に仙台に戻ろうとするたびに下の娘が泣くんです」

将来的には仙台で家族いっしょに暮らしたいと考えているが、東電の賠償問題がクリアになっていないことが、大きな壁となっている。

自分の人生の復興に向けた新たな一歩を踏み出した菅野院長。若林区も海岸沿いは仙台市の中で最も大きな被害を受けた地域だ。同じく被災地で成長していく仙台の子どもたちのために、一生働きたい。震災から二度目の三月十一日を菅野院長は仙台市の自院で迎える。

インタビューから（4）

プライマリケア医としての再出発

手塚　徹［談］

◉医師　◉震災時：手塚クリニック院長　◉現在：浪江町国民健康保険津島仮設診療所臨時勤務　◉家族構成：妻、二男一女　◉一九六三年生まれ

寒さと空腹に耐えて

東西南北に広い面積を誇る浪江町だが、行政の主要機能や交通の起点は沿岸部に集中している。JR浪江駅、国道四号線、浪江町役場などが集まる幾世橋《きよはし》地区に、手塚クリニックは二〇〇六年九月、開業した。海岸線からは二キロほどしか離れていない。

小学校時代に福島市に移り住んだ手塚徹院長は、福島医大を卒業後、同大学附属病院、双葉厚生病院で研鑽を積み、地域住民のかかりつけ医として地域医療に貢献するために開業を決意した。

慢性期疾患に幅広く対応する一方で、外科専門医の専門性を生かして、急性期病院での外科的治療を終えた患者の退院後フォローを担う。二〇一一年三月十一日の発災時にも多様な患者が待合で手塚院長の診察を待っていた。

「非常に大きな揺れでしたが、スタッフにも患者さんにも被害はなく、すぐに診察を打ち切って、

患者さんや七人のスタッフには帰宅するよう指示しました」

　その日が卒業式であったために早くに帰宅していた中学二年生の次男は、四人の友人とともに自宅隣の駐車場で遊んでいた。揺れが起きた直後に手塚院長が様子を確認すると、五人が一塊になり、しゃがみこんで怯えていたという。

「電気も途絶えましたので、自家用車のエンジンをかけ、カーラジオをつけました。そのときに津波の危険が近づいていることを知ったのです」

　手塚院長は、息子とその友人四人、高校三年の長女と三頭の愛犬を二台の車に分乗させ、看護師である妻とともに海とは反対の方向に走った。最初の揺れからわずか三〇分後のことだ。一刻も早く沿岸部から離れることを優先し、生活用品や貴重品などを積み込もうとは考えなかったという。

　津波の危険が及ばない高台を目指して車を走らせていた手塚院長は、海岸線から一〇キロメートルほど離れた地域に立地する特別養護老人ホームオンフール双葉を目的地に定める。手塚院長自身が二週間に一度診療に訪れている施設でもある。

　当初は駐車場に車を止めたまま、津波が収まるまで様子を見るつもりだったが、施設スタッフの厚意で一室を開放してもらい、子どもたちを休めることができた。手塚院長自身は落下物で怪我をした施設利用者の手当てなどにも当たりながら、愛犬とともに車の中で時間を過ごした。

　日の沈む頃になって、寒さと空腹感が募ってくる。すでにライフラインは途絶えており、耐え難い寒さに室内の子どもたちも身を寄せ合った。施設では蕎麦を供してくれたのだが、実は息子の友人の一人が蕎麦アレルギーだった。

「生まれて初めて蕎麦を食べたらしく、自分でもアレルギーのことをよく理解していなかったようです。嘔吐を繰り返し、ひどい寒気を訴え続け、落ち着かせるまでが大変でした」

こうした想定外の事態に対処しながらも、カーラジオからの情報収集に神経をとがらせた手塚院長だったが、欲しい情報は何ひとつ伝わってこない。沿岸部の津波被害はどの程度のものなのか。自宅のある幾世橋地区には戻ることが可能なのか。ライフラインはいつくらいに復旧できそうなのか。

「津波の被害があれほどひどいとは想像もできませんでした。原発についてもトラブルが生じているという情報はありましたが、深刻な問題と感じさせる報道ではありませんでした」

翌十二日午前七時ごろ、長女とともに愛犬を散歩させていると有線の町内放送が流れた。原発事故による放射能汚染の可能性があるため、津島地区への避難を促す内容だった。ただし、その避難指示が国や東電の判断ではなく、町独自の判断だったと手塚院長は記憶している。

ただちにオンフール双葉に戻った手塚院長は、施設長に家族とともに避難する意思を伝える。この時点では、避難はごく一時的なものであるという感覚であったため、患者・高齢者を見捨てるという意識は希薄だったという。

「家族や子どもたちを避難させ、私ひとりが残るべきかとも思いました。ただ、この施設は私が主導できる組織ではありませんし、すぐに担当医のいる双葉病院と連絡が取れるようになるだろうと考えていたのです」

親戚宅を転々とした一週間

蕎麦アレルギーの子どもは親元に返せることになったが、まだ家族と連絡が取れていない子どもも二人が残っていた。

津島の避難所は、想像を絶するほどの人と車で溢れていた。駐車場に車を入れることすらできない。手塚院長は避難先を変更し、妻の実家である田村市都路町《みやこじまち》に向かった。津島から南に一五キロほど下った地域であり、電気が通っていたことから、同地域にも大熊町や富岡町からバスで避難者が押し寄せていた。（酒屋を営んでいた）妻の実家にも食料や布団の提供を求める避難者が絶え間なく訪れていた。中には酒を要求する者もいたという。

「着くとすぐにテレビを見ました。そこで初めて津波の惨状を知ることになったわけですが、それ以上に強い衝撃を受けたのは、同日（十二日）午後の水素爆発です。原発事故の状況が悪化の一途をたどっていると感じ、さらに遠くに避難することを決めました」

その日のうち、手塚院長たちは郡山市で産婦人科クリニックを営む妻のいとこの家に身を寄せた。行動を共にしていた子どもやその家族ともここで別れることになる。最後まで残っていた子どもも十四日には家族に引き渡せた。

妻のいとこ宅ということもあり長居はできず、同じく郡山市内に住む妻の妹夫婦宅に移った。同じ郡山でもこちらは水道が停まっており、また、他に避難してきた親類がいた。手塚家と合わせて犬が六頭、子どもたちも多い。水道が止まっているため食事や風呂なども不自由で、精神的にも肉体的にもストレスの強い生活が続いた。

「この頃一号機に続く四号機の爆発の影響もあったのでしょう、郡山市内も放射線濃度が高くなっていることが伝えられ、室内でも窓辺に近づかないよう放送がありました。義妹夫妻と話し、とにかく福島を離れることになりました。私たちは、仙台で被災し避難生活を送っている大学生の長男と合流しようと考えました」

後ろめたさはやがて大きな後悔に

十六日早朝、一家は郡山を出発した。義妹家族は千葉の親類宅を目指すとの話だった（後に聞いたところ、郡山に留まったそうだ）。手塚院長たちは、仙台に入るルートが遮断されていたことから、まずは新潟に入り、長男との合流場所を模索した。

「新潟県では、強制ではないのですが、放射性物質のスクリーニング検査を受けました。犬の足裏がやや高かったようですが、基準値を下回っているということで除染《じょせん》するには至りませんでした」

手塚院長はこの検査所で初めて風評被害というものを目にすることになった。

「検査所の係員に検査値の証明書の発行を求めている避難者がいました。福島から新潟に避難しようとしていたその人は放射能汚染を理由に宿泊拒否されたというのです」

自分たちの先行きにも大きな不安を感じながら宿泊先を探した。しかし、愛犬を連れて入れる宿がなく、安心できる犬の預け先も見つからなかった。ようやく見つけた犬同伴可の宿は山形県鶴岡の温海《あつみ》温泉にあった。百数十キロもの道のりも仙台に近い方向であったため、そこへ向かうことに決めた。深い積雪と時折激しくなる雪の中、宿にたどり着いたときには夜八時を過ぎていた。

「久しぶりの温かいご飯とお風呂、そして心休まる空間を得られたことに安堵しました。しかし、ひどい避難生活を送っている人たちには後ろめたくもありました。またちょうどテレビで双葉病院の患者が、医療スタッフがいないまま避難していたとの報道もあり、オンフール双葉に患者たちを残してきた自分と重なり、忸怩《じくじ》たる思いもありました」

翌日、仙台の長男から連絡があり、バスで山形市まで来られるという。翌十八日早朝、手塚院長は次男を助手席に乗せ、山形市まで長男を迎えに行った。鳥海山系、月山を越えて行く山道はひどい吹雪で思うように車が進まない。途中、雪崩で通行止めにもなった。路肩を示す赤いポールを頼りになんとか車を走らせ、無事に長男を宿に連れ帰ることができた。

久々に家族全員が顔を揃え、一緒に食事を取り、今後のことを話し合った。まずは子どもたちと愛犬を手塚院長の兄が住む名古屋に避難させることを決めた。放射能の影響が長期にわたることも十分に考えられたのである。

十九日朝、温海温泉を出発し、約六〇〇キロ離れた名古屋の兄宅には午後四時に到着。そこは、ここ何日間自分たちが身をおいてきたのと別な世界であった。穏やかな時間が流れていた。そのことに、わずかな戸惑いを感じた。しかし、直後に見たテレビニュースが手塚院長を現実へと引き戻した。浪江町津島診療所が二本松市東和町で仮設診療所を立ち上げたことが報じられていた。画面には見知った患者も複数映し出されていた。

危険は承知…でも放射能が怖い

手塚院長の心の中で別の思いが強く湧き上がってきた。

「家族全員が無事を実感できたとき、被災以降、家族の安全や私事ばかりを優先して逃げてきたという思いがくっきりと浮かび上がりました。それだけに子どもたちの安全を確保した後には、できる限りの貢献をしたいと考えるようになりました」

罪悪感も込み上げた。「あのとき、オンフール双葉に残るべきではなかったのか」と。のちに同僚の医師たちは、「残ってもやれることは限られていた」「全員が被害者なんだから気にする必要はない」と声をかけてくれたという。

「東和町には浪江町の臨時役場も設置されたことを知って、すぐに電話し、仮設診療所の診療に参加させてほしい旨を伝えました」

翌二十日午後、休息もそこそこに手塚院長は妻とともに車に乗り込んだ。

「兄には『二、三日ゆっくりしていけばよいのに』と言われましたが、自分では『ここが正念場だ』と思いました。兄も私の決意を聞いて『早めに動くことは良いことだよ、危険を承知で戻るのは立派なことだ』と背中を押してくれました」

新潟で一泊し、二十一日午後に東和町に到着。すぐに診療に参加した。

「実は最初はやはり放射能汚染が恐かったので、帽子に手袋、マスクなど完全防備で乗り込んだのですが、皆に『何をやってるんだ』と笑われました。宿舎になっていた旅館でも、最初はエアコンの通風孔から放射線が侵入してくるような強迫観念に駆られました。正確な情報に基づいた冷静な判断ができるようになるまでには、少し時間を要しました」

毎日、溢れるほどに押し寄せる外来患者を手探りで診療し、薬を処方する。避難所で雑魚寝のような状態で集団生活を送る人たちの健康状態を確認する。多忙な毎日に身を任せることで少しずつ「患者を放って逃げた」罪悪感を薄れさせることができたと感じている。

平凡な日常にこそ幸せがあった

四月十八日、二次避難の実施に伴い、手塚院長は妻とともに岳温泉の仮設診療所に移動した。九月に入ってようやく安達運動場の仮設住宅地内に診療所が設置され、浪江町で開業していた医師たちとともに七人体制で現在も診療を続けている。

仮設住宅では、慢性病を悪化させて急性症状の出る患者も多い。インフルエンザや風邪、胃腸炎などの患者は絶えなかった。公益目的一時立入で電子カルテなどを手塚クリニックから持ち出し、ようやく紹介状なども出せるようになっていった。手塚クリニックの門前薬局であった、きよはし調剤薬局の佐藤伸哉薬剤師が、もとの患者たちの居所や近況を丁寧に追跡し、いろいろと情報提供を行なってくれていた。

震災後、手塚院長のもとには何度も首都圏の病院から誘いがあったという。震災前から日本中が医師不足であり、提示される条件も決して悪いものではなかった。しかし、手塚院長はそれらの誘いを断り続けている。浪江に帰れると信じる患者たちをよそに、自分だけ東京で新しい人生を始めるとは言いづらい面もある、と苦笑しながら、手塚院長はプライマリケア（初期診療）医としての自身のあり方をこう語る。

「私は開業するとき、外科医ですがプライマリケア医として地域医療をやろうと思っていました。双葉郡は救急の受け入れも悪く、それを良くしていきたいという思いもありました。実際のところプライマリケアといっても格好の良いものではなく、病院を離れた外科医が田舎で一人体制でできること、でした。開業当初は患者も少なかったのが、五年たち、軌道に乗り始めてもいました。クリニックが順調な頃は、正直にいえば『プライマリケアなんてそんなに重要かな』と思うこともありました。自分の人生、何の劇的なこともなく、このまま年をとるのだろうな、と思っていたところに、あの震災が起こったのです」

震災前のマンネリ化し、ありがたみをなくした平凡な日常にこそ、幸せがあったのだと改めて気付いた。そして震災を転機と捉え、もう一度自身のプライマリケア医としてのあり方を見直し、勉強しなおす気持ちが芽生えてきたという。仮設診療所で行なっている外来診療や、仮設住宅を回る往診こそが、本来目指していた開業医の姿に近いと感じる部分もある。

「お年寄りたちは、もうだめだ、だめだと言いますが、『個々に元気でいることがあなたにできる社会貢献ですよ』と勇気づけるようにしています。もう放射線におびえて逃げだす気はありません。放射線の影響についても、住民の健康を守りながら、このあと何がおきるのか見届けたいという思いもあります」

今後三年で必ず帰れる、人もインフラも戻るならば、喜んで待つと手塚院長は語る。しかしそれが五年かそれ以上となると、浪江に帰ることは難しいかもしれないとも思う。

それでも、少しでもポジティブに現在を未来につなげたいと語る手塚院長であった。

解説　震災後の福島――医療の復興・再生への遠い道のり

前原和平

社団法人福島県病院協会会長／ＪＡ福島厚生連白河厚生総合病院院長

東日本大震災から一年一〇ケ月が経過した今、福島県ではいまだ一五万人を越える人々が避難生活を送り、旧警戒区域内の七病院は休止中である。このうち五病院が含まれる双葉郡四町（浪《なみ》江《え》、双葉《ふたば》、大熊《おおくま》、富岡《とみおか》）は向後五年間帰還しないことを決めた。

旧緊急時避難準備区域は解除されて一年三ケ月が経過したが帰還したのは避難住民の一割に止まり復旧は進んでいない。福島第一原発事故も完全に収束したとは言えず、病院を含む双葉郡地域社会の復興・再生はようやくとば口に立ったにすぎない。

また、放射線低線量被曝《ひばく》への不安から六万人弱の県民が県外に避難している。このなかには、子どものいる若い世代の医療スタッフも多く含まれ、県下病院において医療スタッフの不足が深刻化している。これからの福島県医療の復興・再生には遠い道のりが待ち構えている。

県下病院の被災状況

二〇一一年三月十一日午後二時四十六分に発生した東北太平洋沖地震は震度六強の揺れと大津波をもたらし、福島県において死者・行方不明者は一九八〇人に上った。

地震と津波により入院患者を全員あるいは一部転院せざるをえなかった病院が一二病院、さらに、東京電力福島第一原子力発電所（以下、第一原発）の事故により、地震は乗り越えたが原発事故による避難命令により、あるいは自主退避を余儀なくされた病院が一六病院に上る。

いずれの病院も地震と津波による被害は軽微であり、退避時には診療の続行が可能な状況にあった。これら計二八病院は、実に県下病院の二〇パーセントに当たり、福島県の病院医療に大きな崩落を生じた。

福島県病院協会では震災による被害を把握するため四月十八日から二十九日を回収期間とするアンケート調査を行なった。いまだ非常事態が続く中、会員の六〇パーセント（七六病院）から回答が寄せられた。以下、その結果をもとに被災状況を説明する。

福島県は図に示すごとく、七つの二次医療圏に分けられる。「沿岸部（浜通《はまどお》り）」は原発のある相双《そうそう》といわき、「中央部（中通《なかどお》り）」は福島市のある県北《けんぽく》、郡山市のある県中《けんちゅう》、白河市のある県南《けんなん》、そして会津と南会津であるが、ここでは会津と南会津を会津として一括する。浜通りと中通りは震度六強、会津は六弱であった。

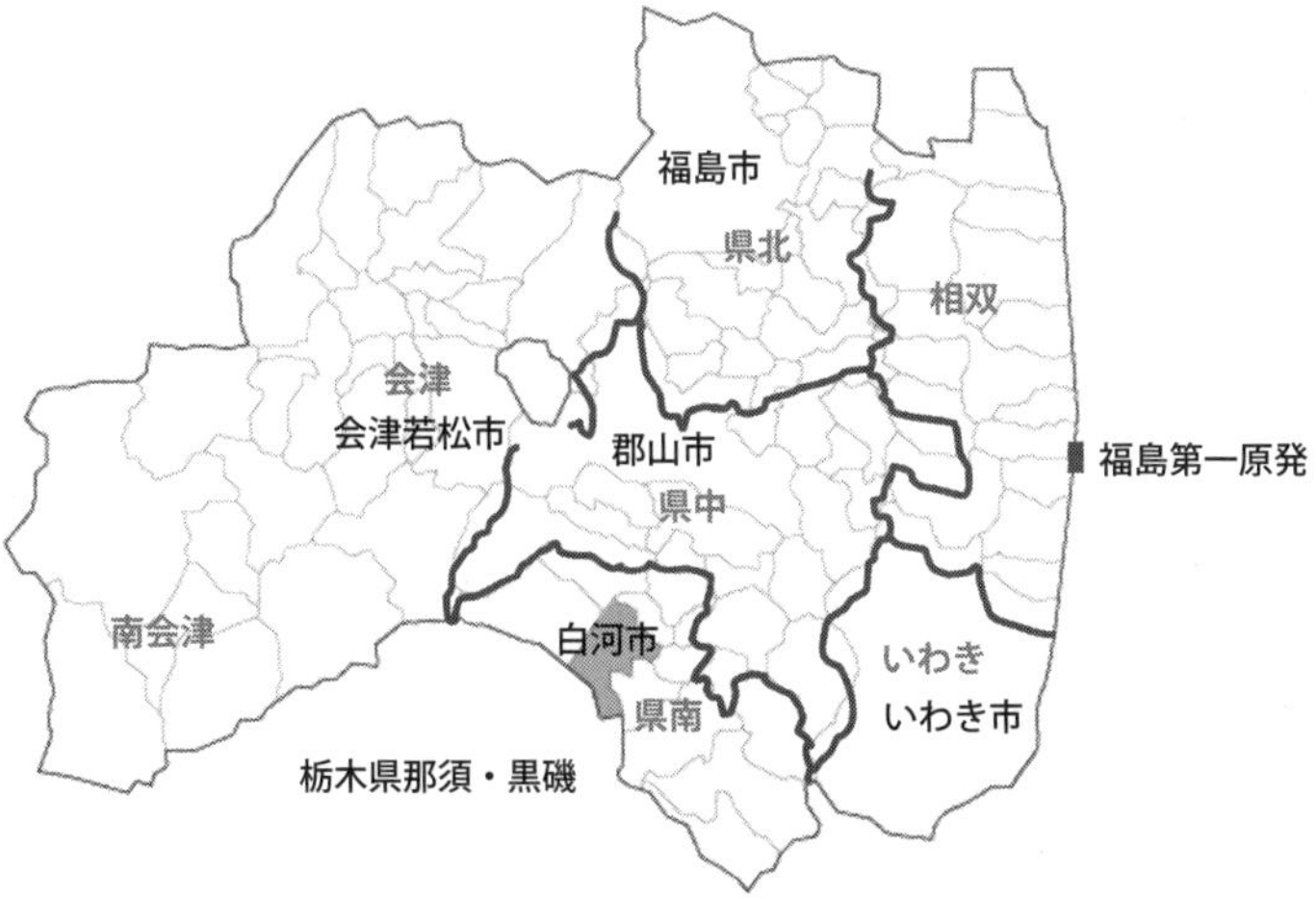
福島市
県北
相双
会津
会津若松市
郡山市
福島第一原発
県中
南会津
白河市
いわき
いわき市
県南
栃木県那須・黒磯

（1）地震と津波による被害

地震による建物損壊は郡山・県中が最も多く、入院患者を転院させた病院が六病院に上る。いわきの二病院は一階に津波が浸水したが全患者を転院させる事態に至っていない。地震・津波により全あるいは一部の入院患者を転院させた病院は全県で一二病院（一五パーセント）であった。

移送患者数は会津、県北で低いが、他の四方部ではいずれも地震当日入院患者の一〇パーセントを越え、県全体（回答七六病院）では一〇四九人の患者が移送された。十一日から十二日にかけて、患者を送った病院、受け入れ先となった病院ともに切迫した緊張感のもと、繁忙を極めた。

一方受け入れ患者数は一四一七人であった。被害の少なかった会津、県北、ならびに受け入れ能力の大きい郡山・県中に多数の患者が移送された。移送患者数に比して受け入れ患者数が四〇〇人ほど多いのは、無回答病院、あるいは高齢者入所施設からの移送と思われる。

建物の被害に鑑みて、幸いにも人的被害は最小限に止まった。県全体（回答七六病院）で殉職者一人、外傷一人、非出勤者では相双のみ死亡が五人おりいずれも津波の犠牲者であった。入院患者の死亡は四人、外傷が一〇人あり、院内にいた外来患者の死亡、外傷はなかった。

ライフラインの被害では断水が最多であり県全体の六割の病院で生じ、いわきでは全病院が断水して、透析《とうせき》医療が崩壊した。停電は県北で五割に上ったが、会津、県南では生じず、県全体では二四パーセントに止まった。会津では一病院の断水を除いてライフラインは保たれた。

建物の損壊、断水、停電などにより診療の縮小を強いられるなか、地震直後に通常診療を続けられた病院はわずか三〇病院（四二パーセント）であった。閉鎖・退避が五病院（七パーセント）、診療縮小に至った病院が三七病院（五一パーセント）に上った。

（2）第一原子発事故による被害

第一原発の事故を振り返ると以下のごとくである。

三月十一日：大地震により稼働中の一、二、三号機が自動停止したが、津波の襲来により非常用電源を喪失した。この結果、一、二号機が冷却機能を喪失し政府は午後七時三分、原子力災害特別措置法に基づく「原子力緊急事態宣言」を発表した。八時五十分、半径二キロメートル圏内の住民に避難指示、九時二十三分三キロメートル圏内避難指示、一〇キロメートル圏内屋内退避指示が出された。

三月十二日：一号機格納器の圧力が上昇し、ベント（弁開放）予定にて午前五時四十四分、一〇キロメートル圏内に避難指示が出された。ここから、五キロメートル圏内にある県立大野病院やJA福島厚生連双葉厚生病院などの全館退避が始まる。午後三時三十六分、一号機建屋で水素爆発が発生して損壊し、避難指示が二〇キロメートル圏内に拡大した。五時三十九分には第二原発一〇キロメートル圏内にも避難指示が出されて、圏内七病院の退避がはじまった。

三月十四日：午前十一時一分、三号機建屋で水素爆発

三月十五日：午前〇時二分、二号機でベント、六時〇分、四号機プール付近で爆発。六時十四分、二号機で爆発音、九時三十八分、四号機から出火した。午前十一時〇分、二〇～三〇キロメートル圏内に屋内退避指示が出された。この結果、住民、職員の自主避難が始まり、二〇～三〇キロメートル圏内の六病院、ならびに三〇キロメートル圏外近傍にある三病院の自主退避が始まった。

オバマ大統領は米国人に対し五〇マイル（八〇キロメートル）圏外への退避勧告を出し、他の諸国は大使館を通じて国外退避の支援をはじめた。このような状況下、浜通りの相双・いわきはもちろんのこと、中通りでも住民のみならず、病院職員に大きな動揺が生じた。

大規模な患者の移送

県の報告によれば二〇キロメートル圏内七病院五七五人、二〇～三〇キロメートル圏内六病院の七五八人を災害救助法に基づく公的手段（自衛隊、バスのチャーターなど）の支援のもと他病院に移送した（一三三三人）。送り先は本県医療機関三二病院三施設に七〇一人、八都県一〇九病院に五九八人とされる。一方、退避全一六病院の聞き取り調査によると、移送患者合計は一五六五人に上った。

大地震・津波の大移動から数日の間に再び前述のごとく原発事故により一五六五人もの患者の大移動が起きたことになる。地震時と異なり、会津、県北への移送が多い。県の報告では県内に七〇一人となっているが、アンケートによる受け入れ人数は八七〇人と多く、公的手段によらず自主退避をした病院の患者が含まれる。

移送による重症化、あるいは死期の早まった患者実数は調査していないが、避難施設で亡くなられた患者を含めて緊急退避による被害は深刻であった。さらに入院患者はもとより、病院職員は職場から着の身着のままの状態で避難生活が始まるという想像を絶する災禍であった。

協会のアンケートおよび聞き取り調査によると相双では二〇キロメートル圏内七病院が指示に従って退避をした。二〇キロメートル圏外の相双八病院、いわき市の一病院が自主退避をし、九病院が診療を縮小した。浜通りで診療に変化がなかったのは三病院（一一パーセント）だけであった。会津、中通りでは原発事故によって診療に変化は生じていない。

想定外の病院スタッフの職場離脱

福島県救急病院協会では、大震災前に被曝医療に関する研修会を開催はしたが、現実に事故が起きると病院スタッフの〝職場離脱〟という想定外の大問題に直面した。

放射線障害を恐れて職場を離脱した職員は決して少なくない。県全体（回答病院数四四）で七八八人、全職員数の五・二パーセントに当たり、このうち医師が二八人に上る。最終的な退職者は二二五人、一・五パーセントまで減少したが、離脱した職員のうち五六三人（七一パーセント）が離脱はしたものの病院に戻ってきたことによる。

職場を離脱した職員が相双、いわきに多いことは当然として、大気中の放射能が二〇マイクロシーベルトに達した県北、数マイクロシーベルトの郡山・県中でも多かった。病院の自主退避、あるいは診療縮小の理由として第一に挙げられたのが「職員の自主避難によるマンパワーの減少」であった。

こうして大地震当日十一日からの数日間に二八病院から三〇〇〇人に近い入院患者が移送された。正に大移動であり、このうち二〇〇〇人以上の患者は県内で受け入れた。連絡網の途絶えた大混乱のなか、病院が互いに協力しあって、難局を乗り越えたことは特筆すべきことと思う。この間、一般救急車受け入れに大きな問題は生じていない。

表１　被災後の患者数、収入の推移〈１事例〉

	原発事故	4月	5月	6月	7月
１日平均外来患者数	67 人	0人	0人	20 ～ 30 人（週２日）	20 ～ 30 人（週２日）
外来実患者数	852 人	0人	0人	82 人	154 人
１日平均入院患者数	20 人	0人	0人	0人	0人
収入		0円	0円	従来の１％	従来の２％

出所：東電原発事故被災病院協議会編『会議録（第１回～第 15 回）』（社団法人福島県病院協会）より）

大震災から今日まで

旧警戒区域の七病院は今も休止中であり、再開の目途はまったく立っていない。また、旧緊急時避難準備区域の六病院は、診療は再開したものの震災前に比して一五～六五パーセントの診療レベルに回復したにすぎず、職員の自主退職によるスタッフ不足が診療制限の最大の要因となっている（表1）。

病院職員を含めて住民の帰還は進まず、時間の経過とともに若い世代を中心に将来にわたって帰還をしないとする住民の割合が増えつつある。移送・転院された患者は、休止七病院はもちろんのこと、診療を再開した旧緊急時避難準備区域の六病院においてもいまだ完了しておらず、一人、二人という単位で遠隔地からの帰還が続いている。

（1）東電原発事故被災病院協議会の発足

東電原発事故被災病院協議会は、原発の事故により退避し、補償を要する病院を中心に構成される。

震災後一ケ月を経過した四月に双葉郡四病院（双葉病院・今村病院・小高赤坂病院・西病院）からの要請があり、二〇一一年五月十六日に被災一〇病院が福島県病院協会に参集して「双葉地区被災病院検討会（仮称）」を開催した。この会議において、会の名称を「東電原発事故被災病院協議会」とすること、他の被災病院の自由参加を認めること、福島県病院協会の特別部会として月一回の割合で開催することなどを取り決めた。（表2）

また、私から「原子力損害に対する補償要望」を提案し、今後の賠償請求に関する基本的方針について協議した。以後、私を座長として、月一回の割合で開催し現在に至るが、これまでの活動を項目別に述べる。

施設基準緩和措置を要望

第一は施設基準緩和措置要望である。原発事故による自主退職者増加により看護基準などの施設基準が保てなくなるという危機的状況は、退避病院に限らず県北、県中の病院でも同様であった（表3）。そこで、六月十六日、厚生労働省医政局に緩和措置を要望した。

七月十七日から全県下病院協会会員に自主退職者数と施設基準に関するアンケート調査を実施した結果、県北、県中を含む二三病院がすでに基準を満たせないか満たせなくなるという衝撃的

表２　東電原発事故被災病院協議会・構成病院一覧

（2013.1 月現在）

	病院名	退避の状況	現在の避難区分	診療状況
1	南相馬市立小高〔南相馬市小高区〕	避難指示	避難指示解除準備区域	休止
2	西〔浪江町〕	避難指示	区域未確定	休止
3	双葉〔双葉郡大熊町〕	避難指示	帰還困難区域	休止
4	県立大野〔双葉郡大熊町〕	避難指示	帰還困難区域	休止
5	JA 福島厚生連双葉厚生〔双葉郡双葉町〕	避難指示	区域未確定	休止
6	今村〔双葉郡富岡町〕	避難指示	区域未確定	休止
7	小高赤坂〔南相馬市小高区〕	避難指示	避難指示解除準備区域	休止
8	南相馬市立〔南相馬市原町区〕	自主退避		診療再開
9	雲雀ヶ丘〔南相馬市原町区〕	自主退避		診療再開
10	小野田〔南相馬市原町区〕	自主退避		診療再開
11	渡辺〔南相馬市原町区〕	自主退避		診療再開
12	大町〔南相馬市原町区〕	自主退避		診療再開
13	高野〔双葉郡広野町〕	退避せず		診療継続
14	JA 福島厚生連鹿島厚生〔南相馬市鹿島区〕	自主退避		診療再開：震災前のレベルに復帰
15	相馬中央〔相馬市〕			
16	四倉〔いわき市〕	自主退避		診療再開：震災前のレベルに復帰
17	菅波〔いわき市〕	自主退避		診療再開：有床診療所に縮小の予定
18	磐城中央〔いわき市〕			
19	石井脳神経外科・眼科〔いわき市〕			
20	磐城済世会（松村総合、舞子浜、長春館病院）〔いわき市〕			
21	いわき市病院協議会〔いわき市〕			

註１：■＝福島第一原発より 20km 圏内（旧警戒区域）　▒＝同 より 20 ～ 30km 圏内（旧緊急時避難準備区域）　□＝同 より 30km 圏外

註２：「旧警戒区域」は 2012 年４月１日に警戒区域一部を解除、「旧緊急時避難準備区域」は 2011 年９月 30 日に避難指示解除

表3　病院の常勤医、看護師の自主退職者数　(2011年7月20日現在)

		相双	いわき	県北	郡山・県中	県南	会津	合計
	回答病院数	8	7	16	8	5	10	54
常勤医	震災前の人数	69	178	590	331	74	200	1442
	自主退職者数	19	31	47	27	1	0	125
	自主退職希望者数	0	0	6	5	3	0	14
看護師	震災前の人数	613	1370	2600	1671	553	1447	8254
	自主退職者数	116	113	96	62	5	15	407
	自主退職希望者数	11	12	42	12	3	3	83

出所:東電原発事故被災病院協議会編『会議録（第1回～第15回）』(社団法人福島県病院協会)より)

なものであった。このデータを厚生労働省に提出してご検討いただき、九月七日に二〇一二年三月までの時限立法として施設基準緩和措置が講じられた。この措置はさらに本(二〇一三)年三月までの延長が認められている。

逸失利益に基づく賠償請求

第二は東電への賠償請求である。文部科学省原子力損害賠償紛争審査会から中間指針が公表されたのが八月十日、東電の医療法人への本補償が決定したのが九月一日のことであった。震災後、実に五ケ月半が経過していた。

九月十三日には国の仮払いが観光業の風評被害のみを対象とすることが閣議決定された。これに対して、医療法人も対象とするよう野田佳彦内閣総理大臣(当時)宛要望書を提出したが、認められなかった。

東電との協議は二〇一一年九月十五日と二十三日の二回にわたった。合意書に記載された「なを、上記金額の受領以降は…一切の異議・追加請求を申し立てることはありません。」の文言削除などを条件に部分的合意に至り、九月二十八日に八月末までの逸失利益《いっしつりえき》（震災前の収入から現在の収入を差し引いたもの：休止病院においては現在の収入はゼロ）の請求手続きに入った。

こうして、最初に賠償金が振り込まれたのが十一月十四日のことであり、休止病院においては大震災後、実に八ケ月以上もの間、一切の収入を絶たれたのであった。さらに十月二十日には、三〇キロメートル圏外の県下病院が「風評被害のサービス業」として賠償請求可となった。

破綻寸前の状況

第三は三〇キロメートル圏内一三病院の運営資金不足である。特に旧警戒区域内の休止している私的四病院においては、賠償金以外に収入の道がないにもかかわらず、二〇一二年八月末までの賠償金の使途は自主退職者に対する退職金四九パーセント、負債の返済二五パーセント、法人税一四パーセントであった。

二病院では二〇一二年一月の失業給付延長措置と社会保障費（年金、健康保険）の支払い猶予の打ち切りにより、失業給付の受け取りと年金の退職金仮払い制度を活用するため全職員を解雇して破綻寸前の状態に陥った。また、旧緊急時避難準備区域の六病院では前述のごとく診療を再開はしたもののスタッフ不足が診療を制限して医業経営は極めて厳しい状況にある。

原発事故被災病院に対する課税阻止に関しては、あらゆる機会に訴えてきたが実現していない。

所得税法では営業損害に対する賠償金への課税が明記されている。しかし現在は平時ではない。そもそも賠償対象が限定され十分でない上に、被災者は賠償金から税を支払うしかない。ましてや国の責任も問われるなかでの課税はありえない。

福祉医療機構の貸付基準緩和、二〇一二年七月の東日本大震災事業所復興支援機構（二重ローン救済法改訂版）などいくつかの補助、融資制度が図られはした。しかし、いずれも具体的な事業案が必須であり、先行きの見えない旧警戒区域内の休止病院にとっては活用を困難なものとしてきた。このようななか、県によって福島県地域医療再生基金から現在までに四病院に二億円の融資が図られたことは幸いであった。

二〇一二年八月三十一日、東電廣瀬直己社長宛に「病院は社会共通資本であり、病院が復興・再生するためにはどうしたら良いかという視点から賠償すべきである」という旨の要望書を提出した。逸失利益の補償の一括支払い、財物（建物、土地）の補償、過剰退職金の賠償、法人への慰謝料、病院にも「特別の努力」（避難生活中の収入を賠償金から差し引かないこと：現在個人と中小企業のみに認められている）を認めるべきといった内容である。現在、一括支払いと財物（建物、土地）の補償に関して交渉が進行中である。

各政党への支援申し入れ

第四は、政党への要望である。被災病院への支援を求めて二〇一二年四月十八日には自由民主党本部自由民主党政務調査会に、六月十五日には民主党幹事長室を訪れ輿石東民主党幹事長（当時：以下同じ）宛要望書を樽床伸二幹事長代行に、また各省庁の大臣室を訪れ、小宮山洋子厚生労働大臣、平野達男復興大臣、松下忠洋内閣府特命担当大臣（金融）に直接にお会いして要望書を手渡した。その結果、財務省主税局による個別相談や金融庁の銀行に対する返済猶予措置指導など一定の前進を得ることができた。

二〇一二年四月一日に警戒区域が解除され、年間空間積算線量二〇ミリシーベルト未満の避難解除準備区域の除染に二年、仮の町の入居に二～三年を要すると報道された。一五万人を越える人々の避難生活は現状のまま二年は継続することになるだろう。病院の将来を決めるのはしばらく先のことになるであろうが、東電原発事故被災病院の困難が今も継続し、むしろ増悪している事実を広く皆さんに知っていただきたい。

（2）医療崩壊の危機

派遣に頼るしかない医療スタッフ

自主退職者の増加による病院スタッフの不足は、県下病院の最大の問題である。病院勤務医数は震災前、二〇一一年三月一日の二〇二六人から二〇一二年四月一日一九六三人へと六三人減、八月までにさらに一五人減少しており、現在でも家族が他県で暮らし単身赴任しているような潜

表４　医師、看護師数の変化

医師数	2011 年震災前	2011 年震災後				2012 年	
	3月1日	8月1日	増減	12月1日	増減	4月1日	増減
相双	120	61	-59	61	-59	70	-50
いわき	261	258	-3	258	-3	260	-1
県北	678	695	17	693	15	677	-1
郡山・県中	607	594	-13	578	-29	586	-21
県南	110	116	6	113	3	114	4
会津	250	257	7	253	3	256	6
県全体	2026	1981	-45	1956	-70	1963	-63

出所：東電原発事故被災病院協議会編『会議録（第１回～第 15 回）』（社団法人福島県病院協会）より）

在的自主退職者が少なからずいると推定される（表４）。県病院協会の調査からはこのおよそ倍の退職者に対して、大学医局から半分程度が補充されたものと考えられる。

現在、支援事業を介して他県から異動した医師は、福島県立医科大学災害支援講座から三病院に七人、福島県ドクターバンクから四病院に四人、全国医学部長病院長会議から一人の計一二人、また看護師派遣に関しては福島県在籍派遣システムにより一病院に一人、県から二人の計三人にすぎない。

看護職員（看護師、准《じゅん》看護師、看護業務補助者）は二〇一一年十月時点までに二〇〇〇人が県外へ流出した。二〇一二年十月現在で福島県から一万六九七〇人の児童が県外に避難しており、児童を持つ中堅の看護職員が主体と推定される。

二〇一二年の看護学校の県内定着率が六割と震災前と不変であったことは幸いであるが、東京での県主催の説明会では参加者が一〇人に満たなかったことが報道されたように募集はままならない。

今後は日本病院会等のホームページに福島県ドクターバンク、ナースバンクをリンクする予定であり、全国の有志に応募いただきたいと願っている。

また二〇〇七年に八〇人であった福島県立医科大学の定員は二〇〇八年度より漸増して二〇一三年度は一三〇人を募集する。人材育成には時間がかかるが、地元から人材を育てることがゆくゆくは本県の復興、県民の健康を守ることにつながっていくことを期待したい。

双葉医療圏構想の挫折

原発のある相双医療圏には二つの特徴があった。一つは精神科の病床が多かったことである。避難区域三〇キロメートル圏内には九〇一床の精神科病床があり、全病床二七一三床のおよそ三分の一を占めていた。雪の降らない温暖な海沿いの地が精神病の療養に適していたからであろう。入院の三割は他の医療圏からの患者であった。現在、稼動しているのはわずか二病院で一〇〇床に満たない。精神科の診療能力は人口減以上に低下し、一般外来に精神科患者が受診せざるをえない状況に陥っている。

もう一つは、双葉医療圏の医師不足と救急医療体制の不備であった。これを解消すべくＪＡ福島厚生連双葉厚生病院と県立大野病院が統合して、正に四月一日に開院する予定であった。ＪＡ福島厚生連は開院に向けて三月十日に人事異動を内示し、奇しくも三月十二日、東日本大震災の報道と同日の新聞に掲載されたのであった。

現在、二病院は休止中であり統合は延期されたままの状態にある。双葉医療圏の救急医療基幹病院として期待された統合病院「ふたば中央厚生病院」は夢と消えた。準備を進めてきた私どもJA福島厚生連にとっては断腸の思いである。

肉体・精神的疲労の広まり、ストレスがもたらす影響

復興を進める上で医療機関が果たす役割は、避難生活を送る一五万人を超える県民の心身の健康を守っていくことにある。本県の地震、津波による死者・行方不明者は被災三県の中で最も少ないが、災害関連死は二〇一二年三月時点で七六一人と三県の中で最も多かった（表5）。「避難所生活などでの肉体・精神的疲労」が五九パーセントと原因の第一に挙げられ、岩手、宮城両県の三九パーセントを大きく上回っている。さらに四月から、災害関連死は三〇〇人も増えて八月には一〇〇〇人を超えた。これに関連して相双地区では高齢者の要介護度が上昇していることが報道されている。

前述のごとく除染《じょせん》や仮の町構想など現在の計画からすれば、少なくともこれから二年間は仮設住宅や借り上げ住宅での避難生活が続くと考えなければならず、在宅リハビリテーションをはじめ十分な健康支援の継続が必要である。

昨年末、県が発表した今年度の学校保健統計調査速報によれば、福島県の子ども（五～一七歳）

表５　被災三県震災関連死

	震災関連死	死者	避難住民
福島	761 人	1605 人	16 万人
宮城	636 人	9512 人	13 万 7000 人
岩手	193 人	4671 人	4 万 4000 人

出所：東電原発事故被災病院協議会編『会議録（第１回～第 15 回）』（社団法人福島県病院協会）より）

は二〇一二年四月一日時点で男女ともに四つの年齢区分で全国一肥満率が高かった。全国的に子どもの肥満率が低下傾向にあるなか、福島県では二〇一〇年に比して大幅に上昇しており、原発事故に伴う屋外活動の制限による運動不足が原因と推定されている。

旧警戒区域を除いた福島県民の被曝線量は、内部被曝を含めてリスクはほとんどないというのが医療界の認識であるが、避難生活と放射線健康被害への恐れは確実に県民の健康を蝕《むしば》み始めている。

現在まで一般住民及び医療職に対するＰＴＳＤ（心的外傷後ストレス障害）の全県にわたる系統的調査はなされていないが、いくつかの小規模調査によれば阪神・淡路大震災に比して、またこの度の大震災においては岩手県と宮城県に比して福島県のＰＴＳＤの頻度が高いことが報告されている。

さらに最近の報道によれば県内の児童虐待数が二〇一二年には一〇九件と二〇一一年の六二件から急増して過去最多となった。実の両親による虐待が八割を占め、避難生活のストレスの影響が疑われている。

大震災後二年が経とうとしている今、避難生活と放射線健康被害への恐れは県民の心をさらに侵しつつある。現在県によって心のケア事業が行なわれているが、精神的ケアのさらなる充実と推進が必須である。

＊　＊　＊

本書を読んで思うことは、非常事態のなか誰もが自分の職務に忠実であろうとした事実である。通信が途絶え、刻々と変化する状況の全体像を誰ひとり把握できないなか、最善を尽くして患者を守ろうとしたことに心から敬意を表したい。また行政、警察、自衛隊および消防と、情報不足や役割の違いにより誤解や衝突も生じたことであろうが、現場の誰もが全力で役割を果たそうとしたことは明らかである。

一年一〇ケ月が経過した今、あの数日を俯瞰して、三〇〇〇人もの入院患者が県内のみならず関東、新潟を含む病院になんとか移送収容されたことをむしろ称賛したい。

最後に、地震と津波の犠牲になられた方々、そして避難にともない重症化して不幸な転帰をとられた方々のご冥福を心からお祈りして稿を閉じる。

あとがきにかえて

遠くを走るダンプが豆粒にみえるくらい、更地が海に向かって広がっていました。少し高台になったところでは押し寄せた海水が突き抜けた窓もそのままに、放置された家々が続きます。

南相馬の津波に襲われた地域は、がれきこそ片付いていましたが、集落があったと思しき場所に今は枯草がまばらにあるだけでした。

津波を逃れた場所でも、南相馬市の半分ほどは避難指示解除準備区域（年間積算線量二〇ミリシーベルト以下）として昼間の立ち入りのみ許され、そこで寝泊りすることは許可されていません。飯舘村に近いところには、「居住制限区域」（年間積算線量二〇ミリシーベルト超五〇ミリシーベルト以下）、「帰宅困難地域」（年間積算線量五〇ミリシーベルト超）といった区域も存在しています。

その避難指示解除準備区域にある小高駅。駅前には「あの日」の朝、生徒たちが置いた自転車がそのままになっていました。周囲に人気はまったくなく、窓は暗く、聞こえるのは鳥のさえずりだけ。「街が死ぬ」とはこういうことかという思いにさせられます。

「街」は「あの日」のまま、置き去りになっていました。

変わらぬふるさとへの思い

「一年前と復興の状況はまるで変わっていません」

患者さんとともにヘリで脱出し、その後三日間、二本松の避難所でほとんどが寝たきりの患者の診療と近隣の病院への転院のための作業にあたった双葉厚生病院の林晃医師はため息をつくように語りました。

現在勤めている鹿島厚生病院の近くには小高地区の仮設住宅があり、林医師は原発事故で避難を余儀なくされた患者さんと接する毎日を送っています。鹿島区には二〇〇〇戸あまりもの仮設住宅があるとうかがいました。また住人のほとんどが高齢者だそうです。

「帰りたい」。いまだそう話す高齢者は多いと言います。

「自宅に住むことはできなくても、警戒区域のすぐ外に宿泊施設をつくり、せめて日中は家や畑に帰ることができないだろうか」

林医師の言葉からは、被災者のふるさとへの思いの深さが伝わってきます。

双葉厚生病院の看護部長だった西山幸江さんは、双葉厚生病院が閉鎖となったあと、塙《はなわ》厚生病院に移り、現在も看護部長を務めています。

双葉厚生病院があった双葉町は、現在も警戒区域に設定されており、町長が認める公益目的一時立入以外の立ち入りは禁止されています。警戒区域解除の見通しは立っていません。

一年前（二〇一一年十一月）のインタビューでは「双葉に戻りたい。再び仲間と働きたい」と話していた西山さんですが、一年を経て「もう戻れないという現実を認識できてきました」と話します。

時間が経つにつれ、新しい環境にもなじみ、新たな友達もできて自分らしく振舞えるようになってきましたが、「今居る場所はふるさととは違う」という気持ちが拭えないと言います。

ふるさとや当たり前の生活がどれだけ心の支えになっていたのか。それは体験しないと、実感できないことかもしれません。ただ、共感することはできます。

そして、なぜ彼らが避難しなければならなかったのか、そして帰ることができないのか。それをこれからも考えていかなければなりません。

「私たちは原発事故により、自分たちには何の落ち度もないにもかかわらず、すべてを捨てて逃げなくてはならず、そしていまだに戻ることも許されません。それに対して政府がきちんと対応していないことに怒りを覚えます」と林医師は話しています。

西山さんも「あの事故はまったく何も想定していないなかで起きました。でもまだその重大さが医療従事者の間でも実感できているとは言い切れません。私たちの経験を伝えることで、次への対応に生かされることを望んでいます」と話します。

帰還をあきらめない、ということの意味

南相馬を訪れる前に、二本松市に仮設された津島診療所（浪江町国民健康保険津島仮設診療所）で、

西病院の西貞隆院長と、手塚クリニックの手塚徹院長にお会いすることができました。

ちょうどこの日（一月二十三日）、浪江町では避難区域の再編案がまとまっていました。西病院のある権現堂地区、手塚クリニック、きよはし薬局のある幾世橋《きよはし》地区は、避難指示解除準備区域への再編が検討されています。といっても、そこに実際に人が住めるようになるまでには、除染《じょせん》などを経て最低五年、それ以上の時間が必要です。津島診療所のある津島地区は、あまりにも高い放射線量のため、帰還困難区域に指定されたのを取材から戻り知りました。

西院長は現在、伊達市の梁川《やながわ》病院で週五日、仮設津島診療所で週一日、避難してきた浪江町の人々も含め、患者と向き合う日々を過ごされています。

「ひとりひとり、持っている思いや事情は違います。帰らないという人もいる。帰れないという人もいる」

西院長はそう前置きしてから、

「私は、何があっても帰ります」

と静かな口調で言い切りました。相双《そうそう》医療圏は、南相馬市に病院が集中しているため過剰病床地域に指定されており、浪江以外での新規開業は経営的に難しいそうです。浪江町が再開されるならば、浪江町にただ一つの病院である西病院が帰らなければ、インフラとして成り立たない。

そのような事情もさることながら、西院長は、自身の医療者としての使命、生き方として「帰ることを選ぶのが自然なこと、当たり前のことなのです」と語りました。

懐かしいふるさとだから、ではない。いわゆる絆や居場所を求めているのでもない。まして、悲壮な覚悟などではまったくないのだといいます。

「大変でしょうといわれますが、私たちはそのような現実に生きているということです。残された人生で、できること、求められることをしようという淡々とした思いです。与えられた時間の中で、帰還をあきらめないこと。それが私自身の生きる証であり、生きることの意味です。そのときが来たら、高塚事務長をはじめ、思いを同じくするスタッフはついてきてくれるでしょう。誰にも強制はできないし、するつもりもない。だれもが、それぞれが一番いいと思う生き方を探すしかないのです」

手塚クリニックの手塚院長は、福島市内で新規開業に踏み切ることを決め、準備を開始されていました。ご自身の中で目安としていた五年以内の町への帰還が望めないことからの判断でした。けれど、浪江町への帰還を完全に諦めたわけではないそうです。

「仮設津島診療所には浪江町からの避難者が福島市や郡山市からも訪れます。気になるのは、四〇代五〇代のまだ若い人の中に、さまざまな事情もあるでしょうが、働かずにいる人がいることです。高齢者も外出しないまま肥満になり、体が動かなくなっている人も多い。その方たちを見ているうちに、『被害者意識で生きていくのは、やはり違う』と思うようになりました」

自身が新たな一歩を踏み出すことで、浪江の人たちにも「原発被害者で終わってはいけない」と伝えたいと、手塚院長は語ります。

「東電も賠償問題では、住民をあきらめさせにかかっているようなところも感じられます。それに対して、筋は通すべきです。しかし僕ぐらいの年代の人間は、人生を賠償にかけるようなことがあっては本末転倒です。どこかで考えは切り替えるべきだと思います」

浪江のクリニックを開業して五年目の災害。残債もあり、新たに開業することへの不安はもちろんあるといいます。

「福島市は浪江町からの避難者が最も多く、開業予定場所の近くにも仮設住宅群が三つあります。しかし経営的にうまくいくかは未知数です。失敗したら仕方ない、と割り切ってやるしかない。人生、何があるかわからないのですから」

発災時に中学生だった息子さん（二男）は高校生となり、現在、手塚院長の母校の野球部で、ピッチャーとして活躍しているそうです。浪江町でリトルリーグの指導もしていた手塚院長は、新しいクリニック兼住居の一角にブルペンをしつらえたい、と笑顔になりました。ご家族とともに名古屋、福島と避難生活を重ねてきた三頭の愛犬は、セラピー犬の試験を通り、避難者の心を癒す活動にも参加しているそうです。

二〇一三年秋の開業を目標に前進する手塚院長に、仮設津島診療所の患者たちも、「先生がいなくなると困る」と言いながらも、応援してくれているそうです。診察の合間に補償や助成金などについて語っていく患者さんもいるそうで、診療所は、浪江の人々がこれからを考える情報交換の場としても存在しているようでした。

「伝えてください。忘れ去られないように」

南相馬を離れる前、小高区で、通りかかったとあるクリニックの医師にお話をうかがうことができました。自宅とクリニックに風を入れに来ていたと話すその医師は、私たちに気さくに想いを語ってくださったあと、こう付け加えました。

「津波や地震の被害については、どこにいても想像がつくでしょう。でも、原発のことだけは、ここに来ないと、わからないでしょう？　この地域のことは、世間から忘れられようとしている。どうか、伝えてください。忘れ去られないように」

医師の胸では、放射線の線量計が揺れていました。その示す数値を、私たちは最後まで尋ねてみることができませんでした。

記録をまとめるなかで、医療者の皆様の〝どこまでも患者さんとともにあろう〟という強い思いに触れ、あの日、そこで何が起き人々が何を思っていたかを記録として留め、後世に語り伝えることが本書の役割だろうという思いをもっていました。そして、本書のまとめとして、二本松と南相馬を訪れたことで、そう確信できた気がします。

人かげの消えた街からの帰り、私たちは「道の駅」に立ち寄り、地域の物産をたくさん買い求めました。地元の人たちの、ふるさとへの思い、ふるさとを絶やしてはいけないという思いが、あふれているようでした。

最後になりましたが、当初刊行予定だった昨年の三月から遅れること一年、辛抱強く待っていただいた取材関係の方々、それぞれの病院の関係者の皆様に、お詫びとともに感謝の意をお伝えする次第です。

二〇一三年立春の日に

星野美穂／椎崎亮子

本書の取材、編集にあたっては、多くの方々の協力をいただきました。とくにつぎにあげる方々には、深く感謝申し上げる次第です。

阿部仁子　天野有一　小野寺みつ江　加藤陽一　木田利美　重富秀一　鈴木美恵子
西貞隆　西尾照美　藤田正太郎　横山泰仁　渡部重康（以上、敬称略）

構成（編集）者紹介

１章担当

星野美穂（ほしの・みほ）

1966 年埼玉県生まれ。医療系専門雑誌の取材記者を経てフリー。製薬企業が医師や薬剤師向けに発行している冊子や、患者・生活者向け医療・介護の雑誌・WEB マガジンなどの取材・執筆を手掛ける。医療系マーケティング会社でのインタビュアとしても活動。

２章担当

椎崎亮子（しいざき・りょうこ）

1967 年東京都生まれ。歴史・文化系雑誌編集者を経てフリー。2001 年ごろより医療系雑誌・サイト等の記事執筆・編集を手掛ける。編集・『がん闘病とコメディカル』福原麻希著　講談社現代新書他 / 執筆・オアシスナビ介護マガジン http://www.oasisnavi.com/wordpress/ 他　動物福祉・保護ボランティアとして 3.11 震災後福島でも活動。

３章担当

大根健一（おおね・けんいち）

1968 年千葉県生まれ。医療経営情報誌の編集記者を経てフリー。医療現場や医療関連シンポジウムなどの取材・執筆のほか、ウェブやアプリの企画・広告記事等を手掛ける。劇団 tea for two 主宰としても活動。

解説者紹介

前原和平（まえはら・かずひら）

群馬県出身。1950 年生れ。

1975 年東北大学医学部医学科卒業。1983 年東北大学医学部大学院修了。群馬大学医学部第二内科医員（1977 年）、東北大学医学部第一内科助手（1985 年）を経て、1993 年福島県立医科大学第一内科助教授。2002 年より白河厚生総合病院院長、現在にいたる。福島県立医科大学臨床教授。

福島県病院協会会長（2010 年～）、日本病院会理事、全国厚生連病院長会副会長、福島県地域医療連携協議会委員、福島県医師会代議員会議長等の役職を歴任。

あの日から起こったこと　大地震・原発禍にさらされた医療者たちの記録

二〇一三年三月二〇日　初版第一刷発行

編　集　はる書房編集部

発行所　株式会社はる書房
〒一〇一－〇〇五一　東京都千代田区神田神保町一－四四　駿河台ビル
電話・〇三－三二九三－八五四九　FAX・〇三－三二九三－八五五八
http://www.harushobo.jp/

構　成　星野美穂＋椎崎亮子＋大根健一
資料提供　双葉厚生病院　西病院　鹿島厚生病院
作　図　樋口潤一（放牧舎）
装　幀　ジオン　グラフィック（森岡寛貴）
組　版　閏月社
印刷・製本　中央精版印刷

ISBN 978-4-89984-132-6　C 0047